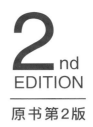

2nd
EDITION
原书第2版

Clinical Protocols in Pediatric and Adolescent Gynecology

原著 [美] S. Paige Hertweck　　[美] Maggie L. Dwiggins

小儿及青少年妇科
临 床 方 案

主审 石一复　　主译 许 泓

中国科学技术出版社
·北 京·

图书在版编目（CIP）数据

小儿及青少年妇科临床方案：原书第 2 版 /（美）S. 佩奇·赫特维克 (S. Paige Hertweck)，（美）玛吉·L. 德威金斯 (Maggie L. Dwiggins) 原著；许泓主译 . —北京：中国科学技术出版社，2024.7

书名原文：Clinical Protocols in Pediatric and Adolescent Gynecology, 2E

ISBN 978-7-5236-0622-3

Ⅰ . ①小… Ⅱ . ① S… ②玛… ③许… Ⅲ . ①小儿疾病—妇科病—诊疗②青少年—妇科病—诊疗 Ⅳ . ① R711

中国国家版本馆 CIP 数据核字 (2024) 第 073158 号

著作权合同登记号：01-2023-6274

策划编辑	靳　婷　延　锦	
责任编辑	靳　婷	
文字编辑	方金林	
装帧设计	佳木水轩	
责任印制	徐　飞	

出　　版	中国科学技术出版社
发　　行	中国科学技术出版社有限公司
地　　址	北京市海淀区中关村南大街 16 号
邮　　编	100081
发行电话	010-62173865
传　　真	010-62179148
网　　址	http://www.cspbooks.com.cn

开　　本	889mm×1194mm　1/16
字　　数	476 千字
印　　张	18.5
版　　次	2024 年 7 月第 1 版
印　　次	2024 年 7 月第 1 次印刷
印　　刷	北京盛通印刷股份有限公司
书　　号	ISBN 978-7-5236-0622-3/R·3245
定　　价	258.00 元

版权声明

译校者名单

主　　审　石一复

主　　译　许　泓

副主译　狄　文　刘志伟　俞超芹

译校者　（以姓氏笔画为序）

山　珊　卫晨萱　史　舒　朱晨锋　刘璟蓝　齐　英

孙　峰　孙亚兵　李　红　李　彧　李　森　李国静

杨乃萍　杨叶平　杨秉鑫　杨旖赛　吴丹丹　余若尔

余滢滢　宋维周　张　平　张　叶　张　健　张可可

张屹立　张琳娜　陈　澜　陈文雅　陈露婷　欧阳婧

金富锐　周　蒨　贾丽洁　顾卓伟　顾倪浩　钱志大

黄秀峰　梁　艳　蒋继兰　温玉娟　籍　敏

学术秘书　山　珊

内容提要

本书引进自 CRC 出版社，是一部有关小儿及青少年妇科（PAG）疾病的全面诊疗指南。本书为全新第 2 版，共 60 章，全面介绍了 PAG 的相关内容，特别是各类疾病的诊疗要点，涉及解剖学、遗传学、妇科学、小儿内外科、内分泌学、整形外科、影像学、药物学、精神和心理学、泌尿和生殖医学及护理学等诸多学科。书中较为全面地梳理了 PAG 各类疾病的诊疗流程，可帮助读者更为深入地领会 PAG 的各个方面，旨在为临床医务人员提供有价值的实用参考，从而促进这一亚专业更好地发展。全书结构合理、条理清晰，各章设有要点环节，内容简明扼要，诊疗重点突出，有助于读者轻松掌握 PAG 相关临床要点，适合各级妇科临床医务人员和妇幼保健工作者阅读参考。

主译简介

许泓，主任医师，教授，博士研究生导师，曾留学德国获博士学位。上海交通大学医学院附属国际和平妇幼保健院副院长，上海交通大学医学院妇产科学系教研室副主任。中国中西医结合学会生殖医学专委会副主任委员，中国妇幼保健协会生育保健分会常委，上海市医师协会妇产科分会副会长，上海市康复医学会女性健康专委会主任委员。

深耕妇产科领域 20 余年，潜心研究各类妇科疾病发病机制和临床诊治先进技术。在上海率先开展青少年妇科门诊，集中专业领域领军人才及妇科内分泌专科优秀人才，致力于同步优化青春期、育龄期、围绝经期女性内分泌相关疾病的系统诊治流程，建设妇科内分泌相关病种数据库，开展多项临床随机对照试验，并作为主委牵头组建了上海市康复医学会女性健康专业委员会，以期保护女性全生命周期的生殖健康。同时积极组建小儿及青少年妇科诊治团队（囊括新生儿科、妇产科、计划生育科、影像科、病理科等各领域的临床专家），努力引领学科发展。在临床工作中，所在团队组建了多学科联合诊治模式，致力于各类妇科疾病的早诊断、早治疗、早预防，建立了小儿及青少年妇科疾病的联合治疗和长期立体管理新模式并广泛推广应用。

在学术领域中，致力于探究生殖系统相关疾病的基础和临床难题，带领团队与国内外知名高校院所合作开展了子宫内膜异位症、妇科内分泌和生育力保护等系列研究。在教学活动中，致力于促进医、教、研协调可持续发展，为未来小儿及青少年妇科的队伍建设储备人才力量。获 2015 年全国妇幼健康科学技术奖（科技成果奖）一等奖、2022 年中国中西医结合学会科学技术奖二等奖、2020 年"仁心医者·上海市杰出专科医师奖"提名奖和上海交通大学"三八红旗手"等多项成果和荣誉。近年来，主持国家自然科学基金等国家级、省部级课题近 20 项，作为主要骨干参与国家重点研发计划、国家科技支撑项目和国际国内多中心临床研究等 10 项，获批专利 2 项。参编专著和教材 6 部，参编指南 5 项，发表 SCI 收录专业论文 50 余篇。担任核心期刊《中国计划生育和妇产科》常务编委，《上海医学》编委和多种 SCI 收录专业期刊审稿人。多年来，还通过持续扩大对外交流和投身科普，以易于理解的方式阐述复杂的医学概念，提高公众对女性健康管理的自我认知，以"青春期痛经"为主题的科普视频获得 2023 年上海首届新时代科普好医"声"医学科普创新奖。

中文版序

小儿及青少年妇科（pediatric and adolescent gynecology，PAG）在我国的发展历史源远流长，据我国古书记载，早在公元 6 世纪至 17 世纪就有小儿妇科的论述和总结，但此后发展缓慢。近 80 年来，PAG 在国外发展较国内更快，重视程度较国内更高。小儿及青少年妇科对女性一生的生殖健康至关重要。面向 21 世纪和人口老龄化，PAG 和老年妇科（geriatric gynecology，GG）是临床医学必须重视的两个亚学科。

在 PAG 的学科建设及临床发展方面，近年来国内业界人士虽有急切愿望和一些设想，但实施及发展均不尽如人意，涉及诸多方面问题，如观念问题、亚学科建设问题、专业队伍问题等，也涉及相关交叉边缘学科的支持和配合、学会建立、专业期刊创办、医学教材和参考著作出版、教学等问题。

目前在我国 PAG 尚属"拓荒"阶段，未被普遍重视。日常医疗工作中，广大医务人员或妇幼医师对此亦感生疏，导致临床医师既纠结又困惑，甚至出现推诿现象。在国内缺乏有关 PAG 的著作和有关诊疗原则、预防保健方面的参考资料之时，*Clinical Protocols in Pediatric and Adolescent Gynecology, 2E* 中文版的问世，无疑是"雪中送炭"。如果能初步领会 PAG 的总体情况而一览全貌，定会对 PAG 有更深、更广的理解，本书简洁、扼要、重点突出，必将对各级医务人员和妇幼保健工作有所裨益。

本书包含了 PAG 的重点、诊疗要点、鉴别诊断等方面，涉及女性器官、生长发育和疾病，以及解剖学、遗传学、妇科学、小儿内外科、内分泌学、整形外科、影像学、药物学、精神和心理学、泌尿和生殖医学及护理学等诸多学科，内容十分丰富，是值得相关学科医务人员参考的好书，也是提升自身专业知识水平的好书。

本书中文版在主译许泓教授及其团队青年才俊的共同努力下，按照原著作者的创意排版，保留其原创设想，不失为一大特色。主译及各译者按原著体例进行翻译，也体现了对原著者的尊重。国外作者的著作虽在国情、人种、民族、环境、病种、诊治上会与国内有不同程度的差异，但"他山之石，可以攻玉"，该中文版可为国内开展和发展 PAG 提供十分有用的借鉴和参考。

承本中文版主译上海交通大学医学院附属国际和平妇幼保健院副院长许泓教授之诚邀，老朽忝为主审，能先睹为快，甚感荣幸。兹作如上领悟，赧为序。期待能与广大同道共同为我国 PAG 的发展作出努力。

浙江大学医学院附属妇产科医院

教授、主任医师、博士研究生导师

译者前言

正如石一复教授在中文版序中所谈，小儿及青少年妇科在我国的发展历史源远流长。药王孙思邈尤其重视妇科和儿科，并提倡单独设科。孙思邈论曰：

夫生民之道，莫不以养小为大，若无于小，卒不成大。故《易》称积小以成大。《诗》有厥初生民，《传》曰声子生隐公，此之一义，即是从微至著，自少及长，人情共见，不待经史，故今斯方先妇人小儿，而后丈夫耆老者，则是崇本之义也。

近年来，小儿及青少年妇科在国外获得了长足的发展，而在国内的受重视程度仍显不足。

女性的全年龄周期囊括了新生儿期、婴幼儿期、青春期、育龄期、围绝经期和老年期。每个时期的女性有每个时期的特点，也有每个时期特有的健康问题。小儿及青少年时期的健康可影响女性一生。多位妇产科学界的资深学者、工作者都曾呼吁建立专业的小儿及青少年妇科团队。小儿及青少年妇科这一亚专科的建设需要多方一起努力，不仅需要新生儿科、妇科、围产科、儿科、计划生育科、影像科、病理科等，更需要社会学、伦理学、法学等专业人士，共同参与建设一支专业且全面的诊疗队伍。然而，受制于多方面因素，这一设想仍未实现。

小儿及青少年妇科这一领域专业著作的编写和出版恰能很好奠定该亚专业发展的基石，为临床工作者提供推动这一亚专科发展的理论基础及临床经验，是归纳，是梳理，更是沉淀和积累。珠玉在前，筚路蓝缕，所得有斆。

不同于之前该领域的著作更多关注于小儿及青少年妇科的理论基础，*Clinical Protocols in Pediatric and Adolescent Gynecology, 2E* 则更多关注于临床实践，初次读到顿觉耳目一新。主编 S. Paige Hertweck 及 Maggie L. Dwiggins 深耕于妇科学及儿科学多年，以其丰富的小儿及青少年妇科诊治经验，汇成该书，条目式的内容更便于临床查阅及使用。

我们参与该书翻译工作的目的是希望能为小儿及青少年妇科的亚学科建设略尽绵薄之力。译者不揣浅陋，抛砖引玉，以俟更多同仁一起加入这一亚专科的建设行列之中。

上海交通大学医学院附属
国际和平妇幼保健院

原书前言

本书对门诊与手术中常见和不太常见的小儿及青少年妇科（PAG）疾病进行了全面综述。我们特别以疾病名称的英文字母顺序排列本书内容，以便读者在办公室或急诊室环境中进行参考并快速取得所需信息。我们以带项目符号的文本格式列出了每种疾病的关键信息，来提示读者在后续的病史问询、体格检查，以及最终的诊治中需要注意的重点和要点。同时，我们提供了实用的照片、图例、表格和一些患者问卷，以帮助医学生和医生们更好地诊治 PAG 患者。

Clinical Protocols in Pediatric and Adolescent Gynecology, 2E 的编者中，包括了现任和前任的 PAG 研究员，以及他们的导师和同事。本书 1/3 的收益将用于支持北美儿科与青少年妇科学会（NASPAG）奖学金研究委员会，以加强 PAG 领域的研究。

在此，我们要感谢 Taylor & Francis 出版集团旗下的 CRC 出版社为我们提供出版 *Clinical Protocols in Pediatric and Adolescent Gynecology, 2E* 的帮助，并感谢本书的各位编者和我们的家人，正是因为有他（她）们的支持，我们才能顺利出版本书。

目　录

第 1 章　异常子宫出血
Abnormal Uterine Bleeding (AUB)

S. Paige Hertweck　Maggie L. Dwiggins　著

张屹立　译　　吴丹丹　周　蒨　校

一、要点

• 在青春期，异常子宫出血通常是由无排卵引起的（非器质性病变）。

• 无论患者提供的性生活史如何，都要考虑患者妊娠、性创伤和感染的可能。

• 在考虑异常子宫出血的 PALM-COEIN 分型［息肉（polyp）、子宫腺肌病（adenomyosis）、子宫平滑肌瘤（leiomyoma）、子宫内膜恶变和不典型增生（malignancy and hyperplasia）、凝血功能障碍（coagulopathy）、排卵功能障碍（ovulatory dysfunction）、子宫内膜局部异常（endometrial）、医源性（iatrogenic）、未分类（not yet classified）］前必须先排除盆腔炎性疾病和异位妊娠。

二、青春期女性的正常月经周期

1. 正常初潮年龄：12—13 岁。

2. 正常月经周期：21～45 天。

3. 正常经期长度：2～7 天。

4. 正常月经量：每日 3～6 个卫生巾或卫生棉条。

三、鉴别诊断

1. PALM-COEIN（器质性 – 非器质性病变）。

2. PALM（在青少年中很少见，只占 1.3%）。

(1) 子宫内膜息肉。

(2) 子宫腺肌病。

(3) 子宫平滑肌瘤。

(4) 子宫内膜恶变和不典型增生。

横纹肌肉瘤，分泌性激素的肿瘤（如卵巢颗粒细胞瘤）。

3. COEIN（在青少年中更常见）。

(1) 全身凝血相关疾病。

① 20% 伴大出血的青少年有潜在的出血性疾病。

② von Willebrand 病（血管性血友病）是最常见的出血性疾病。

③ 血小板聚集功能异常。

(2) 排卵功能障碍。

无排卵的原因：未成熟的下丘脑 – 垂体 – 卵巢轴（存在于 95% 的青少年）；多囊卵巢综合征（polycystic ovary syndrome，PCOS）；下丘脑疾病（如压力、慢性疾病、进食障碍）。

(3) 子宫内膜疾病。

(4) 医源性的异常子宫出血：包括应用抗凝血类药物、口服避孕药等激素类药物或抗精神病药物等干扰排卵的药物。

(5) 未分类的异常子宫出血。

四、诊断

病史

1. 月经史

(1) 初潮时间或年龄。

(2) 月经周期频率。

(3) 经期长度。

(4) 经期出血量。

2. 凝血功能障碍的评估（如果符合下述几项）。

(1) 经期长度＞7 天。

(2) 每 1～2 小时更换 1 次卫生巾或卫生棉条。

(3) 经血中含大量血块。

(4) 有因大量月经出血而弄脏衣服的经历。

(5) 贫血病史。

(6) 鼻出血、牙龈出血史。

(7) 止血后再出血史（如拔牙、手术）。

(8) 出血性疾病家族史。

(9) 需要输血的家族史。

3. 用药史

(1) 激素类避孕药。

(2) 抗精神病药物。

(3) 抗癫痫药物。

4. 不洁性生活史：衣原体感染可致异常子宫出血。

5. 可能影响排卵的健康状态变化。

(1) 体重改变。

(2) 营养习惯。

(3) 运动习惯。

(4) 体重焦虑。

(5) 慢性医疗问题。

五、体格检查

（一）生命体征

1. 脉搏、血压检查（贫血体征、体位）。

2. 身高、体重、体重指数（与无排卵相关的极端体重）。

（二）一般情况

寻找雄激素过多的体征（痤疮、多毛症、黑棘皮病）。

（三）甲状腺

触诊甲状腺是否肿大。

（四）乳房检查

评估性成熟度等级。

（五）腹部检查

评估是否有压痛或肿块。

（六）盆腔检查（可考虑使用最小号的阴道窥器）

1. 评估出血的解剖 / 外伤原因

(1) 排除阴道异物。

(2) 排除生殖道撕裂。

2. 评估子宫颈

(1) 排除炎症、损伤。

(2) 进行淋球菌和衣原体检测。

3. 评估子宫 / 附件大小

排除妊娠、卵巢肿块。

（七）盆腔超声

如果不确定盆腔检查是否充分或想进一步了解盆腔检查中的附件包块情况，或者是进行了医疗干预，仍持续出血（排除米勒管异常），可行盆腔超声检查。

六、实验室检查

（一）常规检查

1. 尿妊娠试验。

2. 血常规（血红蛋白＞11g/dl）。

3. 铁蛋白（理想情况下应＞30ng/dl）。

（二）月经来潮后反复 / 严重出血

1. 凝血功能

(1) 凝血酶原时间（prothrombin time，PT）。

(2) 部分凝血活酶时间（partial thrombopl-astin time，PTT）。

(3) 血管性血友病相关检验。

① 血管性血友病瑞斯托霉素辅因子活性检测。

② 血管性血友病抗原。

③ Ⅷ因子活性。

2. 促甲状腺激素水平

（三）假如发现慢性无排卵 / 不规则出血

1. 卵泡刺激素水平。

2. 催乳素水平（排除催乳素瘤）。

（四）假如异常子宫出血伴有严重的多毛、痤疮

1. 总 / 游离睾酮。

2. 硫酸脱氢表雄酮（dehydroepiandrosterone sulfate，DHEAS）水平。

3. 早上 7 点的 17- 羟孕酮（17 hydroxyprog-esterone，17-OHP）水平。

（五）假如担心早发性卵巢功能不全（**primary ovarian insufficiency，POI**）、女运动员三联征或饮食失调（根据病史），使用雌二醇（**estradiol，E$_2$**）

七、管理

（一）根据

1. 症状 / 体征。

2. 体格检查和实验室检查结果。

3. 是否存在贫血及严重程度。

排除妊娠、感染、结构性原因、甲状腺疾病后，可根据患者偏好 / 医疗状况制订医疗管理方案

（二）急性异常子宫出血

轻症病例（出血间隔 20～60 天，血红蛋白＞11g/dl，低铁蛋白）。

(1) 安慰患者不用过于担心。

(2) 记录月经时间（可借助手机软件）。

(3) 补铁。

(4) 如果性生活活跃，提供避孕措施指导。

(5) 如果无活跃性生活，但想要治疗。

① 提供激素治疗（表 1-1）。

② 提供非激素治疗：氨甲环酸，每隔 8 小时使用 1300mg，持续 5 天。

表 1–1　慢性异常子宫出血的激素治疗

药　物	给药方式	剂　量	频　率	用药方法
复方口服避孕药	口服	炔雌醇 10～50μg 与各种黄体酮组合	每日	周期或连续
孕激素制剂	口服	屈螺酮 4mg	每日	周期或连续
孕激素制剂	口服	炔诺酮 35μg	每日	连续
孕激素制剂	口服	醋酸炔诺酮 5～15mg	每日	连续
复方贴片	经皮	每日依托孕烯 0.12mg 或炔雌醇 35μg	每周	周期或连续 [a]
复方装置	经阴道	每日依托孕烯 0.12mg 或炔雌醇 15μg	每月	周期或连续
注射剂	肌内注射或皮下注射	长效醋酸甲羟孕酮 150mg 肌内注射或 104mg 皮下注射	每 3 个月	连续
植入剂	皮下注射	依托孕烯 68mg	每 3 年，最多 5 年 [b]	连续
宫内节育器	宫内	左炔诺孕酮 13.5～52mg	3～7 年	连续

a. BMI＞30kg/m^2 患者连续使用时需十分谨慎

b. 引自 Ali M, Akin A, Bahamondes L, et al.; WHO study group on subdermal contraceptive implants for women. Extended use up to 5 years of the etonogestrel-releasing subdermal contraceptive implant: comparison to levonorgestrel-releasing subdermal implant. Hum Reprod. 2016; 31(11):2491–2498; McNicholas C, Swor E, Wan L, Peipert JF. Prolonged use of the etonogestrel implant and levonorgestrel intrauterine device: 2 years beyond the Food and Drug Administration-approved duration. Am J Obstet Gynecol. 2017; 216(6):586.e1–586.e6.

(6) 3 个月内再次评估。

（三）血流动力学稳定的中至重度贫血病例（血红蛋白 8～11g/dl）

1. 关于记录月经周期的宣教。

2. 排除出血性疾病，假如怀疑 / 发现性传播疾病则对其进行治疗。

3. 补充铁的同时补充维生素 C 以帮助铁吸收。

4. 假如出血很活跃（表 1–2，治疗方案）。

(1) 推荐使用醋酸甲羟孕酮治疗，因为其顺应性更高、不良反应更少，使用更安全。

① 起始剂量每 8 小时 20mg，持续 7 天。

② 维持剂量每日 20mg，持续 21 天。注意：7 天后药物减量可能会有撤退性出血。

③ 在最初的 28 天治疗后，考虑长期替代方案（见下文）。

(2) 确定是否有雌激素禁忌证

① 严重的心脏病。

② 高血压控制不佳。

③ 血栓形成。

④ 先兆偏头痛。

⑤ 肝功能异常：假如不存在禁忌证，考虑用雌孕激素复方制剂；假如存在禁忌证，考虑用醋酸甲羟孕酮或炔诺酮。

注意：醋酸炔诺酮代谢为炔雌醇。20mg 醋酸炔诺酮相当于 30μg 炔雌醇。

5. 假如无活跃性出血

确定是否有雌激素禁忌证。

(1) 假如存在禁忌证：使用以下孕激素疗法之一。

① 周期性孕激素治疗。

② 醋酸甲羟孕酮每日 10mg，每月第 1～10 天用药。

③ 或者每日服用 1 片 0.35mg 的炔诺酮。

(2) 假如不存在禁忌证：单相口服避孕药（建议 30μg 雌二醇）。

(3) 重新评估 3 个月经周期。

（四）急性出血（伴低血压或血红蛋白＜8g/dl）

1. 快速静脉补液，维持患者生命体征稳定。

2. 住院。

3. 排除出血性疾病、性传播疾病。

4. 开始补充铁剂。

表 1–2　急性月经过多阴道大出血的药物和激素治疗			
药　物	剂　量	给药方式	起始频率
结合雌激素	25mg	静脉	每 4～6 小时
50μg 炔雌醇联合片 [a]	1 片	口服	每 6 小时
30～35μg 炔雌醇联合片 [a]	1 片	口服	每 6 小时
甲羟孕酮	10～20mg（每日最多 80mg）	口服	每 6～12 小时
炔诺酮 0.35mg	1 片	口服	每 8～12 小时
醋酸炔诺酮 [b]	5～10mg	口服	每 6 小时
氨甲环酸	10mg/kg	静脉	每 6～8 小时
氨基己酸	100～200mg/kg（每日最多 30g）	口服或静脉	每 4～6 小时

a. 大剂量炔雌醇可能导致恶心不适，可考虑同时使用止吐药

b. 20mg 醋酸炔诺酮，相当于 30μg 炔雌醇

改编自 Santos M, Hendry D, Sangi-Haghpeykar H, Deitrich JE. Retrospective review of norethindrone use in adolescents. J Pediatr Adolesc Gynecol. 2014; 27:41–44.

5. 血液科会诊。

6. 假如有休克症状，考虑输血。

7. 开始激素治疗（表 1–2）

(1) 确定是否有雌激素禁忌证（详见上文）。假如存在禁忌证：使用孕激素治疗。

(2) 假如不能耐受口服药物，则静脉给药。

① 治疗目标是在 24～48h 内止血。

② 如果在此时间范围内出血未得到控制，则考虑额外使用抗纤溶药物（表 1–2）。

8. 外科手术是最后的治疗手段

① 考虑吸宫和诊刮。

② 考虑在宫腔内放置 30ml 球囊以获得填塞止血效果，放置 24h，之后逐渐缩小球囊体积。

③ 假如上述方法失败，在这部分人群中行子宫内膜切除术或子宫切除术则是最后的选择。

参考文献

[1] Chu M, Zhang X, Gentzschein E, Stanczyk FZ, Lobo RA. Formation of ethinyl estradiol in women during treatment with norethindrone actate. J Clin Endocrinol Metab. 2007; 92:2205–2207.

[2] Haamid F, Sass AE, Dietrich JE. Heavy menstrual bleeding in adolescents. J Pediatr Adolesc Gynecol. 2017; 30(3):335–340.

[3] Hernandez A, Deitrich JE. Abnormal uterine bleeding in the adolescent. Obstet Gynecol. 2020 March; 135(3):615–621.

[4] Management of acute abnormal uterine bleeding in nonpregnant reproductive-aged women. American College of Obstetricians and Gynecologists Committee Opinion No. 557. Obstet Gynecol. 2013; 121:891–896.

[5] Menstruation in girls and adolescents: Using the menstrual cycle as a vital sign. American Academy of Pediatrics Committee on Adolescence, American College of Obstetrics and Gynecologists Committee on Adolescent Health Care. Pediatrics. 2006; 118:2245.

[6] Munro MG, Mainor N, Basu R, Brisinger M, Barreda L. Oral medroxyprogesterone acetate and combination oral contraceptives for acute uterine bleeding: a randomized controlled trial. Obstet Gynecol. 2006; 108(4):924–929.

[7] Use of hormonal contraception in women with coexisting medical conditions. American College of Obstetricians and Gynecologists Practice Bulletin No 206. Obstet Gynecol. 2019; 133:e128.

第2章 青少年妊娠
Adolescent Pregnancy

Ariel Cohen 著

张屹立 译 欧阳婧 钱志大 校

一、要点

• 妊娠的青少年最初的主诉可能比较含糊，对于所有有性行为的青少年，应高度怀疑妊娠的可能性。

• 应给所有妊娠的青少年提供妊娠方面的咨询：继续妊娠、将婴儿给他人抚养或终止妊娠。她们最初不太能够做出明确的决定。

• 这些患者分娩低体重儿（low birth weight，LBW）、发生早产（preterm birth，PTB）、出现性传播感染（sexually transmitted infection，STI）及罹患妊娠高血压疾病（妊娠期高血压、子痫前期和子痫）的风险增加。

• 青少年妊娠更容易出现胎儿先天畸形，包括中枢神经系统、胃肠道或肌肉骨骼系统畸形。

• 青少年患产后抑郁症（postpartum depression，PPD）的风险增加2～3倍，并且不太可能母乳喂养婴儿。

• 青少年妊娠的风险因素包括家庭因素（父母曾是青少年父母，兄弟姐妹是青少年父母，家庭功能障碍）、个人因素（初潮早、抑郁）、社会文化因素（同龄人是青少年父母、性虐待史、受教育不足、媒体信息、来自男性伴侣的压力、年长的性伴侣、缺乏生殖保健知识）。

• 研究表明，针对青少年妊娠的综合行动有助于预防其心理社会并发症和促进良好的妊娠结局。例如，对患有抑郁症的青少年进行集体产前保健和早期干预。

二、诊断

患者可以因为妊娠试验阳性就诊，但更常出现其他含糊的主诉（阴道和泌尿系统症状、腹痛、疲劳、晕厥、恶心和呕吐、抑郁症状）就诊。

对未采取可靠避孕措施的性活跃的青少年及出现少经或闭经的青少年进行尿妊娠试验（urine pregnancy test，UPT）。

三、病史

因为这是敏感话题，所以需注重问诊的私密性。

（一）包含月经初潮和月经周期的妇科病史

1. 你末次月经和前次月经的开始时间是什么时候？是否正常？

青少年可能会将胚胎着床或黄体囊肿破裂而发生的妊娠早期出血误认为是月经。

2. 你有性生活吗？是和男孩或女孩还是两者都有？你参加了哪些性活动？

3. 你如何避孕？你如何预防性传播疾病？

4. 你有没有可能怀孕？

5. 假如妊娠试验阳性，你会怎么做？

(1) 在完成诊断之前了解青少年对自己的父母身份/妊娠的看法可能会有所帮助，因为青少年很有可能在逐渐具体地思考这些问题。

(2) 青少年对妊娠影响的认知往往与现实不太相符。

（二）抑郁症筛查

1. 产后抑郁症的风险增加 2～3 倍。

2. 早期治疗干预可降低产后抑郁症的发生。

（三）用药史

注意致畸药物，如异维 A 酸（Accutane®）、甲氨蝶呤、睾酮。

四、体格检查

直接针对症状，筛查性传播疾病和高血压。

（一）生命体征

（二）乳房检查

可能发现乳晕充血、色素沉着。

（三）腹部检查

动作应轻柔，可触及子宫底。急腹症征象可能提示异位妊娠。

1. 妊娠 12 周前，宫底低于耻骨联合水平；妊娠 16 周时约在耻骨联合与脐之间；妊娠 20 周时约平脐。

2. 常因孕激素的作用出现耻骨联合压痛。

（四）盆腔检查

美国妇产科医师学会（American College of Obstetricians and Gynecologists，ACOG）推荐所有孕妇进行子宫颈性传播疾病检测。

1. 对于不同意进行盆腔检查的患者，有口交和（或）肛交的患者，可选择行阴道拭子采集或尿液样本采集用于核酸扩增试验（nucleic acid amplification testing，NAAT），还可以采集（或自采）咽拭子和（或）直肠拭子。

2. 子宫体积小于估计孕龄（estimated gestational age，EGA）和（或）附件压痛 / 增大可能提示异位妊娠。需要进一步评估（见"实验室检查"）。

五、实验室检查

（一）妊娠的临床诊断必须通过实验室检查来确定

1. 通过人绒毛膜促性腺激素（human chorionic gonadotropin，hCG）检查确认妊娠

(1) 尿妊娠试验：定性，妊娠 / 未妊娠 / 不确定；阳性 / 阴性 / 可疑阳性。

(2) 血清 hCG 定量：定量检测，需结合临床症状、后续系列实验室检查及影像学检查（见"选择哪种 hCG 检测"）。

2. 盆腔超声检查以确定宫内妊娠部位

(1) 一般在妊娠 4～5 周时进行阴道超声检测（根据末次月经推算），此时血清 hCG 一般在 1500～3200mU/ml。

(2) 如果患者出现下腹痛，应立即进行超声检查以排除异位妊娠。

（二）选择哪种 hCG 检测

1. 首选尿 hCG 检测

(1) 可检测出低至 5～10mU/ml 的尿液 hCG 水平（取决于试剂盒）。结果通常是阳性、阴性或可疑阳性。

(2) 在最后一次性生活后至少 14 天重复检测一次才能确定结果确实是阴性的。

(3) 仅能确认妊娠，而不能确定妊娠的部位。

(4) 严重肾病、高免疫球蛋白水平和低血清蛋白的患者中可能出现错误结果。

2. 血清定量 hCG

(1) 血清 hCG 水平具有较低的区分阈值，并提供定量结果。它对于评估不明位置妊娠（pregnancies of unknown location，PUL）、异位妊娠或自然流产（spontaneous abortion，SAB）有帮助。

① 经阴道超声鉴别是否为宫内妊娠的数值区间：1500～3200mU/ml。

② 正常宫内妊娠中，每隔 48 小时的血清 hCG 值应大致翻倍。

③ 血清 hCG 值应在自然流产后持续下降。

(2) 不同的检测方法可能会产生不同的血清 hCG 结果，如果要观察血清 hCG 的变化趋势，最好是使用相同的实验室和检验方法。

(3) 值得注意的是，妊娠滋养细胞肿瘤如葡萄胎，在年幼和高龄女性中更常见。如果血清 hCG 超过 3200mU/ml，并且超声提示混合回声（"暴风雪"外观），有助于做出此诊断，此时立即转诊给妇科医生处理。

（三）其他检验

1. 性传播疾病筛查

(1) 淋病和衣原体核酸扩增试验。

(2) 阴道毛滴虫核酸扩增试验或湿片法。

(3) 血清非螺旋体检测（如快速血浆反应素）和 HIV 抗体/抗原。

2. 产前优生检查

(1) 类型和筛查。

(2) 风疹和水痘 IgG。

(3) 乙型肝炎表面抗原和丙型肝炎病毒抗体。

(4) 尿液培养（如果估计孕周 >10 周）。

六、处理

（一）结合妊娠结局进行决策

1. 确诊妊娠后，将结果告知青少年。

(1) 了解青少年对检测结果的想法和感受。

(2) 矛盾、冷漠、恐惧、流泪或震惊是很常见的表现。

(3) 提供情感支持是关键。

(4) 了解青少年想如何通知她们的父母/监护人和胎儿的父亲。

2. 不管妊娠的青少年最初的计划如何，提供有关预产期（estimated date of delivery，EDD）、产前保健和孕期课程的实时信息；安排密切随访，因为青少年通常无法在妊娠初期就做出最终决定。

3. 如果当前的医务工作者不提供妊娠咨询或产前保健，请转诊至能提供妊娠咨询的医务工作者处。

(1) 以非评判的方式讨论如何抉择（父母身份、收养和终止妊娠）；提供对每种选择的资源推荐。

(2) 医务工作者应在预定转诊后约 1 周对与青少年进行随访，这有助于确保适当的后续行动。

（二）随访和转诊

1. 成为父母和收养

(1) 产前保健

① 医务人员应熟悉诊疗妊娠青少年的流程。

② 营养指导：妊娠的青少年有体重增加不良的风险，在整个妊娠期间需要足够的营养支持和体重增加。食品安全可能是一个问题。

③ 社会服务援助、经济支持和教育（孕妇课程）。

④ 如果可以：集体产前保健已被证明是有益的；增设夜间门诊或临床服务，以避免影响咨询者上学。

(2) 何时转诊到亚专科医生（围产科医生）

① 既往史：糖尿病、癫痫、心脏病、镰状细胞贫血或血红蛋白病、癌症或致畸药物使用史。

② 当高度怀疑先天畸形时。

2. 终止妊娠时机

(1) 选择终止妊娠的青少年应知道，美国有些州要求合法堕胎需经父母许可。

(2) 如果法官确定青少年是心智成熟的未成年人或终止妊娠符合未成年人的最佳利益，则可以司法回避。

(3) 没有法律要求在终止妊娠之前要通知胎儿的父亲。

3. 心理健康干预

早期干预是预防产后抑郁的最佳选择。

七、妊娠早期并发症

20%~25% 的孕妇会出现阴道流血，其中约 50% 会流产。

如果孕妇是 Rh 阴性血型，则需要在出血（点滴出血、流产、子宫排空）后 72h 内预防性肌内注射 Rho（D）免疫球蛋白（RhoGAM）以防止抗 Rh 同种免疫。

（一）异常妊娠和流产

1. 自然流产

在数小时内出现子宫收缩、出血、妊娠物排出。

(1) 先兆流产：宫颈口闭，妊娠可能持续，青少年可能误认为她们月经来潮和并未妊娠。

(2) 不全流产：宫颈口开，妊娠难以维持，应及时清宫治疗。

2. 流产合并感染

表现为发热和子宫压痛。由于会危及生命，需要紧急评估和治疗（抗生素、清宫）。

3. 稽留流产

超声检查见未存活的孕囊，参见放射学指南的 Doubilet 标准，进行清宫治疗或期待治疗（多数人会在 1～2 周内自然流产）。

4. 完全流产

出血停止，宫颈口闭，超声检查宫腔内组织很少，通常进行期待治疗。

（二）异位妊娠和未知部位妊娠

1. 未知部位妊娠

妊娠试验阳性，且 hCG 低于数值区间（1500～3200mU/ml），超声检查无宫内妊娠证据。

(1) 需要后续影像学检查和血清 hCG 确认是否为正常妊娠。转诊给妇科医生处理。很多最后确认为正常妊娠。

(2) 如果出现急性腹痛，应采取预防措施进行紧急评估。

2. 异位妊娠

除非有其他证据，否则出现腹痛和出血应考虑异位妊娠（见"第 52 章　输卵管肿块"）。

(1) 青少年罹患异位妊娠的风险增加，尤其是有衣原体或淋病病史的青少年。

(2) 借助血清 hCG 定量和超声评估。

(3) 如果符合未知部位妊娠的标准，并且实验室检查和影像学资料没有异位妊娠破裂或血流动力学不稳定的证据，则在每隔 48 小时进行血清 hCG 复查。

(4) 转诊给妇科医生治疗异位妊娠。根据 ACOG 指南，可采用手术治疗（清宫术、输卵管切除术或输卵管造口术）或甲氨蝶呤肌内注射。

(5) 罕见的异位妊娠（子宫颈、间质部、卵巢和腹腔）可能需要到三级转诊中心进行治疗。

参考文献

[1] Cox JE. (n.d.). Teen Pregnancy. In Emans SJ and Laufer MR (Eds.), *Emans, Laufer and Goldstein's Pediatric and Adolescent Gynecology* 2020 (7th ed., pp. 664–679). Philadelphia, PA: Wolters Kluwer.

[2] Cypher RL. Collaborative approaches to prenatal care: strategies of successful adolescent programs. J Perinat Neonatal Nurs. 2013 Apr–Jun; 27(2):134–144. doi: 10.1097/JPN.0b013e31828ecc40.

[3] Doubilet PM, Benson CB, Bourne T, Blaivas M; Society of Radiologists in Ultrasound Multispecialty Panel on Early First Trimester Diagnosis of Miscarriage and Exclusion of a Viable Intrauterine Pregnancy, Barnhart KT, Benacerraf BR, Brown DL, Filly RA, Fox JC, Goldstein SR, Kendall JL, Lyons EA, Porter MB, Pretorius DH, Timor-Tritsch IE. Diagnostic criteria for nonviable pregnancy early in the first trimester. N Engl J Med. 2013 Oct 10;369(15):1443–51. doi: 10.1056/NEJMra1302417.

[4] Panzarine S, Slater E, Sharps P. Coping, social support, and depressive symptoms in adolescent mothers. J Adolesc Health. 1995 Aug; 17(2):113–119. doi: 10.1016/1054-139X(95)00064-Y.

[5] Phipps MG, Raker CA, Ware CF, Zlotnick C. Randomized controlled trial to prevent postpartum depression in adolescent mothers. Am J Obstet Gynecol. 2013 Mar; 208(3):192.e1–e6. doi: 10.1016/j.ajog.2012.12.036.

[6] Soper JT. Gestational Trophoblastic Disease: Current Evaluation and Management. Obstet. Gynecol. 2021 Feb; 137(2): 355–370. doi: 10.1097/AOG.0000000000004240.

第 3 章　两性畸形和性别发育异常
Ambiguous Genitalia and Differences of Sexual Development (DSD)

Amy Williamson　著

杨秉鑫　译　　梁　艳　刘志伟　校

一、定义

性别发育异常（differences of sexual development，DSD）在一份关于两性畸形疾病管理的共识声明中被定义为"染色体、性腺或表型性别发育不典型的先天性疾病"。

二、要点

- 可能在任何时候被发现，包括产前、出生时、婴儿期、青春期或在对不孕患者进行评估期间。

- 对于患有 DSD 的儿童，在他（她）们具备知情选择能力之前进行不可逆的手术干预治疗是有争议的。

- 由于 DSD 临床表现的异质性、治疗选择及缺乏长期随访数据，应提供多学科治疗，包括小儿和青少年妇科、小儿泌尿外科、小儿外科、小儿内分泌学、儿科放射学、遗传学、心理学 / 精神病学、青少年医学、新生儿科、社会工作、护理工作、伦理学家和法律专家。

三、两性畸形

（一）定义

外生殖器外观的变异，不能明确是男性还是女性。

（二）新生儿

1. 这是一种新生儿的医疗和社会急症

2. 其中 75% 的患儿合并有危及生命的失盐性肾病，如果未被发现，可导致低血压、血管萎陷和死亡。

(1) 确保纠正电解质 / 内分泌的异常。

(2) 确定最可能的病因。

(3) 推迟进行性别认定。

① 明确告知父母，他们的婴儿是健康的，但由于外生殖器的外观不典型，将需要进行检查以确定病因。

② 称呼孩子为"你的宝宝或你的婴儿"，而不是女孩或男孩。

③ 请心理健康专家帮助教育家庭关于性发育的知识，并指导他（她）们如何与祖父母、兄弟姐妹和保姆相处。

④ 尽管孩子的染色体核型可以很早就被确定，但很难预测他（她）们的性别身份，因此性别鉴定应推迟到孩子做出决定之后。

（三）诊断

1. 46, XX DSD

(1) 与雄激素合成或作用相关的疾病，雄激素过多而卵巢正常

先天性肾上腺皮质增生症（congenital adrenal hyperplasia，CAH）：两性畸形最常见的病因。

① 在欧洲犹太人、西班牙裔、意大利裔或斯拉夫裔人群中发病率最高。

② 由胆固醇转化为皮质醇的酶缺陷引起。

③ 95% 的病例由 21- 羟化酶缺乏（CYP21A2 6p21.33）导致 17- 羟孕酮（17-OHP）升高、低皮

质醇、促肾上腺皮质激素（adrenocorticotropic hormone，ACTH）升高，甚至可导致危及生命的盐流失症。

④ 11-β- 羟 化 酶 缺 乏（CYP11B1，8q24.3）导致 11- 脱氧皮质酮升高、3-β- 羟类固醇缺乏（HSD3B2，1p13.1）导致 17- 羟基孕烯醇酮升高、POR（P$_{450}$ 氧化还原酶，7q11.23）、芳香酶缺乏（CYP19，15q21.2）、糖皮质激素受体（NR3CI，5q31.3）不常见。

(2) 肾上腺 / 卵巢肿瘤或雄激素药物导致的母体雄激素过多。

(3) 卵巢发育障碍（罕见）

① 需要生殖腺活检。

② 通常表现为睾丸或卵睾，缺乏米勒管结构。

③ 典型突变：SRY（Yp.11.3）、SOX9（17q24）、SOX3（Xq27.1）、NR5A（SF1 9q33.3）、RSP1（Ip34.3）和 WNT4（Ip36.12）。

(4) 其他

① 阴道闭锁（见"第 58 章　阴道畸形"）。

② 阴道发育不全（Mayer-Rokinansky-Kuster-Hauser 综合征，见"第 56 章　先天性无子宫无阴道综合征"）。

2. 46, XY DSD：男性化不全，有睾丸

(1) 雄激素反应障碍：AR（Xq12）雄激素受体缺陷。

① 完全 / 部分雄激素不敏感。

② 睾丸正常 / 女性或两性畸形（见"第 5 章 雄激素不敏感综合征"）。

(2) 睾丸发育障碍

① WT1（11p13）：发育不全的睾丸 ± 米勒管结构，女性或男性化不全的男性外生殖器；Frasier 综合征、Denys-Drash 综合征伴肾母细胞瘤。

② NR5A1（SF1 9q33.3）：发育不全的性腺 ± 米勒管结构，男性化不全的男性外生殖器；伴有肾上腺皮质功能不全。

③ SRY（Yp11.3）、SOX9（17q24）、NROB1（DAX1 Xp21.3）：发育不全的睾丸或卵睾丸 ± 米勒管结构，典型的女性或男性化不全的外生殖器。

④ GATA4（8p23.1）：发育不全的睾丸，米勒管结构缺失，通常表现为女性或男性化不全的外生殖器；合并心脏缺陷（ASD/VSD/TOF）。

⑤ ZFPM2（FOG2 8q23.1）：发育不全的性腺 ± 米勒管结构，通常为女性或男性化不全的男性外生殖器；合并心脏缺陷、膈疝。

⑥ MAP3K1（5q11.2）：发育不全的性腺 ± 米勒管结构，通常为女性或男性化不全的男性外生殖器。

⑦ DMRT1（9p24.3）：发育不全的性腺，米勒管结构缺失，典型的女性外生殖器。

⑧ DHH（12q13.1）、SAMD9（7q21.2）、ARX（Xp22.13）：发育不全的性腺，米勒管结构缺失，典型的女性或男性化不全的男性外生殖器。

⑨ MAMLD1（CXORF6 Xq28）：发育不全的性腺 / 正常男性内生殖器 / 男性化不全的男性外生殖器。

(3) 雄激素合成或作用障碍

① LHCGR（2p16.3）：睾丸正常，女性或男性化不全的男性外生殖器。

② DHCR7（11q13.4）：睾丸正常，正常到男性化不全的男性生殖器；Smith-Lemli-Opitz 综合征［小头畸形、典型面容、腭裂、并指（趾）和（或）多指（趾）］。

③ STAR（8p11.2）、CYP11A1（15q24.1）：睾丸正常，女性或男性化不全；类脂质性 CAH（原发性肾上腺皮质功能不全），青春期延迟或缺失。

④ HSD3B2（1p13.1）：睾丸正常，女性或男性化不全；CAH（原发性肾上腺皮质功能不全），类固醇激素 Delta 5/Delta4 的比值升高。

⑤ CYP17A1（10q24.3）：睾丸正常，女性或男性化不全；脱氧皮质酮增高引起 CAH 伴高血压。

⑥ POR（P$_{450}$ 氧化还原酶，7q11.2）：睾丸正常，正常到男性化不全的男性；CAH。

⑦ HSD17B3（9q22.23）、SRD5A2（2p23.1）：睾丸正常，女性到男性化不全的男性；男性化可能在出生后不久或青春期发生，睾酮（testosterone，T）/ 双氢睾酮（dihydrotestos-terone，DHT）的比

值增加。

(4) 结构性 DSD

① *AMH*（19p13.3）：睾丸正常，内部米勒管结构，正常男性外生殖器。

② *AMH*（12 q13.13）：睾丸正常，内部米勒管结构，正常男性外生殖器伴双侧隐睾。

3. 性染色体 DSD：核型不是 46, XX 或 46, XY

(1) 卵睾 DSD

① 超过 50% 的基因型为 46, XX，33% 为嵌合型 46, XY/46, XX 或嵌合型 46, XY/47, XXY 或 45, X/46, XY。

② 绝大部分生殖器模糊，但可以是男性或女性表型。

③ 同时存在卵巢和睾丸组织。

(2) 混合性性腺发育障碍症（mixed gonadal dysgenesis，MGD）：性染色体嵌合

① 45, X/46, XY 嵌合体。

② 50% 的 MGD 患者出生时生殖器模糊。

③ 常见 1 个发育不全的睾丸（不能产生精子）和一个条纹状性腺。

④ 条纹状性腺侧有单侧单角子宫 / 输卵管。

（四）诊断流程

1. 病史

(1) 家族史

① 两性畸形、不孕、青春期的异常变化：隐性的遗传特质出现在兄弟姐妹中，X 连锁疾病往往发生在家族中的男性并呈散发分布。

② 近亲结婚：增加常染色体隐性遗传疾病（如 CAH）的可能性。

③ 新生儿死亡可能提示既往存在漏诊的 CAH。

④ 母体发生男性化改变可能提示母体中有产生雄激素的肿瘤。

(2) 孕产史

① 既往妊娠情况不明。

② 既往妊娠结局为胎儿死亡 / 早期死亡。

③ 近亲。

④ 妊娠期间激素摄入 / 药物暴露，尤其是雄激素或孕激素。

(3) 母体雄激素过多的症状。

2. 体格检查

(1) 一般检查

① 面容异常、畸形特征提示多发性畸形综合征（宫内发育迟缓、身体比例异常）。

② 尿量、体重、血压。

③ 由 ACTH 升高引起的乳晕 / 生殖器皮肤色素过度沉着。

④ 失盐的表现，如皮肤弹性下降，啼哭时没有眼泪。

(2) 性腺检查

触诊腹股沟管、阴唇皱襞或阴囊是否存在性腺组织。

① 外展大腿，从腹股沟管线处开始，用手指沿每侧的腹股沟管向下触诊。将阴囊内的性腺推向对侧，对侧手轻柔地进行检查，注意性腺的大小及一致性。

② 腹股沟管下方可触及的性腺几乎都是睾丸，并排除女性性腺的诊断（CAH、Turner 综合征和单纯性腺发育不全），可能提示 XY DSD、XX 卵睾 DSD 或睾丸 DSD。

③ 未触及性腺的男性化女婴应考虑严重的 46, XX 型 DSD，如 CAH。

(3) 外生殖器

① 考虑使用 Prader 分期来描述女性生殖器的男性化（图 3-1），使用 Quigley 分期来描述不全男性化。

Prader 1 期：轻微男性化的女性，轻度阴蒂肥大，无阴唇融合。

Prader 2 期：表现为肛门生殖器比率 > 0.5 的后阴唇融合（从肛门到阴唇系带的距离除以肛门到阴蒂根部的距离）。阴蒂肿大，阴道口小，尿道口分离。

Prader 3 期：阴唇与单个泌尿生殖窦完全融合。

Prader 4 期：外形更像男性，阴囊空，阴茎

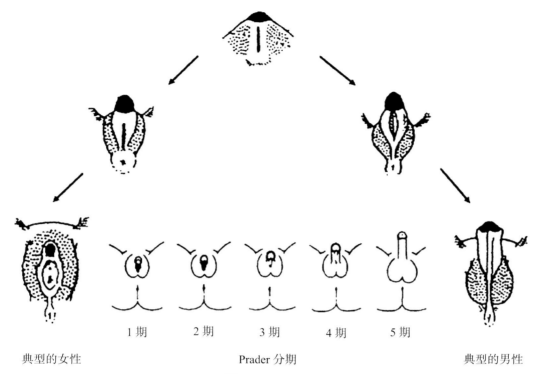

1 期　　2 期　　3 期　　4 期　　5 期

典型的女性　　　　　　Prader 分期　　　　　　典型的男性

▲ 图 3-1　**Prader 分期**

图片上部：XX 和 XY 胎儿发育早期中常见的外生殖器"中性阶段"示意图。图片中部：妊娠早期外生殖器性别分化示意图。图片下部：Prader 分期分为 1～5 期，其中 1 期是典型的女性，5 期是典型的男性。2～4 期表示两性表型 [引自 Jorge JC, et al. J Sex Med. 2008; 5(1):122–131.]

大小与正常阴茎相仿，可能有阴茎下弯畸形。在阴茎根部或阴茎体上有一个单独的小尿道或阴道开口，往往被认为是男性尿道下裂，但实际上是泌尿生殖窦。

Prader 5 期：完全男性化，阴茎形态正常，尿道开口位于或接近阴茎尖端。阴囊正常，但无内容物。

② 阴蒂：注意长度和宽度。异常可能表现为阴蒂肥大或尿道下裂。

足月男婴阴茎平均拉伸长度为（3.5±0.4）cm，测量从耻骨支到阴茎头尖端拉伸后的阴茎长度，同时注意阴茎体的中段直径，粗略估计，一个足月男婴的阴茎长度应该＞2.5cm。

新生儿阴蒂长度为 2.0～8.5mm，宽度为 2.0～6.0mm。

③ 尿道口：注意位置（阴茎头、体或会阴处）。

④ 阴唇阴囊皱襞：注意融合程度、皱褶程度；阴囊皱褶或阴唇皱褶伴有色素沉着增加，提示可能有 CAH，促肾上腺皮质激素水平升高；阴唇阴囊皱褶不对称伴单侧性腺，更有可能是混合性性腺发育障碍（一侧正常睾丸／另一侧条纹状性腺）。

⑤ 是否合并疝（可能包含子宫、卵巢或睾丸）。

⑥ 阴道口或泌尿生殖窦。

⑦ 直肠：评估通畅性，并注意直肠腹部检查时是否存在可触及的宫颈和子宫。

明确内部米勒管结构。由于母体的雌激素化，新生儿的子宫相对增大。

注意：存在尿道下裂、小阴蒂和（或）双侧隐睾需要进行 DSD 评估。

3. 实验室评估

(1) 如果血清电解质异常或疑似 CAH，则每天评估和随访血清电解质。

① CMP 治疗高钾血症、低钠血症和代谢性酸中毒。

② 出生后 4～15 天出现盐危象。

(2) 其他实验室检查

核型、FISH（Y 染色体上 *SRY* 的荧光原位杂交）、LH、FSH、睾酮、DHEA、雄烯二酮、DHT 和 17-OHP。

(3) 如果未触及性腺，应在出生 24h 后检测 17-OHP 水平。

① 通常在脐血中升高。

② 在所有 50 个州中进行包括 21- 羟化酶缺乏症在内的新生儿筛查。

③ 出生 24h 后降至 100～200ng/dl。

④ 17-OHP 水平 <1000ng/dl 被认为是正常的，>10 000ng/dl 可被诊断为 21- 羟化酶缺乏症 CAH。

⑤ 如果 17-OHP 升高，但未达到诊断标准，则在几天内重复检查，并监测体液和电解质。

(4) 如果存在 46, XX DSD 且病因不明，请按以下顺序检测。

① ACTH 刺激试验。

② 11- 脱氧皮质酮。

③ 11- 脱氧皮质醇。

④ 17- 羟基孕烯醇酮。

4. 实验室结果

(1) 46, XX 核型

① 17-OHP 升高 → 21- 羟化酶缺乏症。

② 17-OHP 正常，两性畸形的病因不明，进行 ACTH 刺激试验，单独评估 11- 脱氧皮质酮、11- 脱氧皮质醇和 17- 羟基孕烯醇酮，以确定是否存在另一种肾上腺酶缺陷症。

(2) 46, XY 伴米勒管结构缺失，T 正常 / 升高或 T/DHT 的比值升高 → 5α- 还原酶缺乏症。

hCG 刺激试验可能有助于确定 46, XY DSD 的缺陷。

(3) 若 17-OHP 正常、ACTH 正常 → 性染色体 DSD，性腺发育不全。

5. 影像学

(1) 腹部 / 盆腔超声。

(2) 在泌尿生殖道口逆行注射对比剂。

(3) 当超声或生殖道造影结果不明确时，考虑进行 MRI 检查。

(4) 考虑尿道或泌尿生殖窦内镜检查。

(5) 极少进行腹腔镜 / 开腹性腺活检。

（五）管理

多学科团队协作是理想的治疗方法，应包括遗传科、儿童内分泌科、儿童外科、儿童 / 青少年妇科、儿童泌尿外科和心理科。

CAH

(1) 目标

① 缺乏类固醇的替代治疗，同时尽量减少肾上腺性激素和糖皮质激素过量。

② 防止男性化。

③ 优化生长。

④ 保护潜在的生育力。

(2) 需要终身使用类固醇和盐皮质激素替代治疗

① 氢化可的松（Hydrocortisone，HCT）10～15mg/(m^2·d)，3 次 / 天。

② 如果无法吞咽药片，可使用分开或压碎的药片，不推荐口服溶液。

③ 监测婴儿体重、电解质、体液状态、血浆肾素活性（直到出生后第 4～15 天才出现失盐现象）。

④ 血钠降低、醛固酮降低、血浆肾素升高提示失盐。

可在配方奶中添加盐（2～4g/d）；使用醋酸氟氢可的松 0.05～0.1mg/d，应激剂量是糖皮质激素维持剂量的 2～3 倍。

体温 >38.3℃（>101 ℉）、呕吐或无法口服喂养、出现创伤，以及在手术前应给予应激剂量。

46, XY DSD 或性染色体 DSD（见"第 5 章雄激素不敏感综合征"）。

如果腹腔内有睾丸组织，应监测或切除。

(3) 手术治疗

① 除非医学上有必要，否则推迟对新生儿进行外生殖器矫正手术。

② 腹腔内的睾丸组织恶性风险增加，需要切除 / 监测。

注意：成年期的性功能要比儿童时期的生殖器外观更加重要。

早期手术干预会损伤性功能。

大脑的性发育受到雄激素的影响，并影响性别认同。一些CAH患者可能会形成男性性别认同。因此，阴蒂手术或变性手术应推迟到青春期或直到患者能够提供知情同意。

在任何手术干预前，应由心理医生进行性别认同评估。

最好与擅长治疗此类疾病的多学科团队协商后做出决定。

四、阴蒂肥大

（一）定义

1. 青春期前阴蒂大小

(1) 正常阴蒂头直径：3mm。

(2) 异常阴蒂头直径：＞5mm 或阴蒂指数（阴蒂头宽度 × 阴蒂头长度）＞35mm。

2. 青春期 / 成年期阴蒂大小（平均）

(1) 阴蒂头：宽 2～4mm，长 5mm。

(2) 阴蒂总长度：（头和体）16mm。

(3) 平均阴蒂指数：（阴蒂头宽度 × 阴蒂头长度）18.5mm。

（二）要点

- 阴蒂增大需要彻底评估。

- 可能是内分泌或性发育障碍的第一个征象，或者潜在的肿瘤。

- 阴蒂增大通常伴有其他男性化的体征，如多毛症、痤疮和声音低沉。

- 可能是神经纤维瘤病的表现（患者在阴蒂增大之前或同时有牛奶咖啡斑）。

（三）鉴别诊断

1. 雄激素暴露

婴儿的母体药物暴露。

2. 内源性、外源性

内源性如雄激素肿瘤，外源性如达那唑等药物。

3. 先天性病因 / 肿瘤

(1) 性腺发育不全。

(2) 46, XX 性发育障碍。

(3) 46, XY 性发育障碍。

(4) 肾上腺酶缺乏症（CAH）。

(5) 神经纤维瘤。

(6) 迷离瘤（异常或异位组织）。

4. 阴蒂肿块

(1) 表皮囊肿。

(2) 纤维瘤。

(3) 平滑肌瘤。

(4) 血管角化瘤。

(5) 假淋巴瘤。

(6) 血管瘤。

(7) 颗粒细胞瘤。

(8) 神经纤维瘤。

5. 阴蒂肿瘤（罕见）

(1) 横纹肌肉瘤。

(2) 神经鞘瘤。

(3) 内胚窦瘤。

(4) 淋巴瘤。

(5) 皮样囊肿。

（四）诊断

1. 病史

(1) 患者年龄

① 新生儿或婴儿：见两性畸形的评估。

② 儿童或青少年：关注迟发性肾上腺酶缺乏症或外源性与内源性雄激素产生。

(2) 阴蒂肥大的持续时间

(3) 任何相关的症状

① 阴蒂疼痛或刺激。

② 面部痤疮或多毛。

③ 腹痛 / 腹部肿块。

④ 神经纤维瘤。

⑤ 家族史。

2. 体格检查

(1) 身高 / 体重（绘制生长曲线）

(2) 皮肤：牛奶咖啡斑

(3) 雄激素过多的体征

① 痤疮（面部、胸部和背部）。

② 多毛症。

③ 黑棘皮病（颈部、腋窝和腹股沟处天鹅绒般的深色皮肤。表明有胰岛素抵抗，可能与严重的多囊卵巢综合征 / 高雄激素血症相关）。

(4) 腹部

① 是否存在男性盾状毛发分布（询问是否剃须 / 打蜡 / 脱毛）：Ferriman-Gallwey 多毛症评分系统（见"第 22 章　多毛症"）。

② 触诊肝脾是否存在增大、肿瘤或肿块。

(5) 骨盆

① 评估阴蒂大小。

② 评估外生殖器的正常外观。

③ 评估阴道是否有雌激素作用。

淡粉色伴白色黏液分泌物：雌激素化；

边缘薄的暗红色"处女膜"：萎缩。

④ 在患者同意的情况下，进行手指双合诊或直肠 – 腹部双合诊检查，以评估附件包块。

3. 实验室评估

(1) 总睾酮。

(2) 硫酸脱氢表雄酮（DHEAS）水平。

(3) 17– 羟孕酮（17-OHP）水平（上午 7 点钟检查）。

(4) 考虑进行核型检查。

4. 影像学

(1) 如果检查不满意或为了证实检查结果，可对卵巢和肾上腺进行盆腔超声 / 影像学检查。

(2) 如果影像学检查阴性，可能需要进行阴蒂 MRI 检查，充分显示阴蒂肿物，并制订治疗计划。

（五）管理

1. 如果阴蒂肥大伴有其他雄激素过多的体征，应按 PCOS/ 高雄激素血症进行检查。

2. 如果存在孤立性阴蒂肥大

(1) 如果怀疑是肿瘤的占位效应：应行切除活检。

(2) 如果阴蒂肥大且实验室检查结果正常：建议咨询儿科妇科医生 / 外科医生 / 泌尿科医生，很可能可在不进行任何治疗的情况下进行监测，必须等到患者具备知情选择能力的年龄后再接受任何的手术干预（图 3-2 ）。

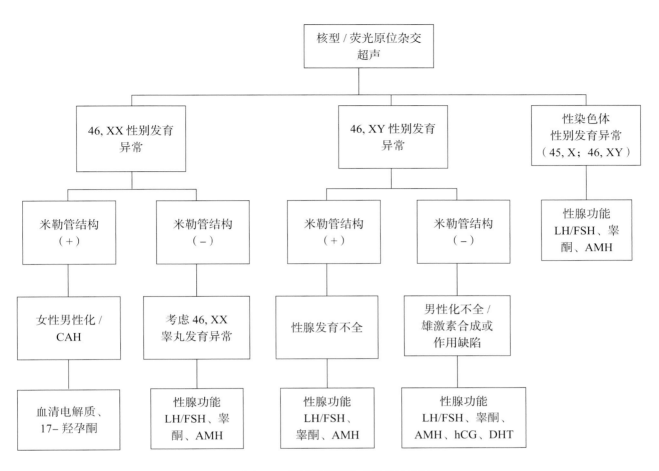

▲ 图 3-2　两性畸形新生儿的检查方法

LH. 黄体生成素；FSH. 卵泡刺激素；AMH. 抗米勒管激素；CAH. 先天性肾上腺皮质增生症；hCG. 人绒毛膜促性腺激素；DHT. 双氢睾酮

经许可转载，引自 McNamara E, Swartz J, Diamond D. Initial management of disorders of sex development in newborns. Urology. 2017; 101:1-8.

参 考 文 献

[1] Diamond D, Swartz J, Tishelman A, et al. Management of pediatric patients with DSD and ambiguous genitalia: balancing the child's moral claims to self-determination with parental values and preferences. J Pediatr Urol. 2018; 14:416.e1–416.e5.

[2] Hughes IA, Houk C, Ahmed SF, et al. Consensus statement on management of intersex disorders. J Pediatr Urol. 2006; 2(3):148–166.

[3] Jorge JC, Echeverri C, Medina Y, et al. Male gender identity in an XX individual with congenital adrenal hyperplasia. J Sex Med. 2008; 5(1):122–131.

[4] Krege S, Eckholdt F, Richter-Unruh A, et al. Variations of sex development: the first German interdisciplinary consensus paper. J Pediatr Urol. 2019; 15:114–123.

[5] Kremem J, Chan YM, Holm I. Ambiguous Genitalia in the Newborn and Disorders of Sexual Development. In Emans SJ, Laufer MR, Goldstein DP, eds. *Pediatric and Adolescent Gynecology* (7th ed.). Philadelphia, PA: Wolsters Kluwer, 2020.

[6] Kremen J, Renthal N, Breault D. Congenital Adrenal Hyperplasia. In Emans SJ, Laufer MR, Goldstein DP, eds. *Pediatric and Adolescent Gynecology* (7th ed.). Philadelphia, PA: Wolters Kluwer, 2020.

[7] Krishna KB, Houk C, Lee P. Pragmatic approach to intersex, including genital ambiguity in the newborn. Semin Perinatol. 2017; 41:244–251.

[8] McNamara E, Swartz J, Diamond D. Initial management of disorders of sex development in newborns. Urology. 2017; 101:1–8.

[9] Murphy C, Allen L, Jamieson MA. Ambiguous genitalia in the newborn: an overview and teaching tool. J Pediatr Adolesc Gynecol. 2011; 24:236–250.

[10] North American Society for Pediatric and Adolescent Gynecology position statement on surgical management of DSD. J Pediatr Adolesc Gynecol. 2018 Feb; 31(1):1.

第4章 闭 经
Amenorrhea

Allison Mayhew　著

余若尔　译　　吴丹丹　周 蒨　校

一、原发性闭经

（一）定义

年满 13 岁无月经来潮且无第二性征（尤其是乳房），或者第二性征（尤其是乳房）发育 3 年内无月经来潮，或者不论第二性征是否发育，年满 15 岁无月经来潮。

（二）要点

正常月经来潮依赖于具有适量下丘脑 – 垂体激素分泌的完整中枢神经系统（central nervous system，CNS）、正常反应的靶器官或卵巢和完整且通畅的下生殖道。

导致原发性闭经最常见的因素包括性腺发育不全（尤其是 Turner 综合征）、米勒管发育不全、生理性延迟（体质因素或由于慢性疾病影响）或多囊卵巢综合征。这些诊断涵盖了约 80% 的原发性闭经患者。

为了确定导致原发性闭经的原因，应在询问病史及体格检查时寻找是否存在上述缺陷（例如，检查乳房发育及子宫是否缺如）。

（三）诊断

1. 病史

(1) 评估中枢神经系统是否完整，或者是否存在任何中枢神经系统症状

① 询问是否有嗅觉障碍、头痛、恶心、视力变化。

② 头部外伤史、中枢神经系统放疗。

评估第二性征的发育情况（终末器官反应）。

③ 什么时候开始乳房发育 / 阴毛长出。

非西班牙裔黑种人女孩乳房发育的平均年龄为 9.5 岁，非西班牙裔白种人女孩乳房发育的平均年龄为 10.3 岁。

非西班牙裔黑种人女孩阴毛长出的平均年龄为 9.5 岁，非西班牙裔白种人女孩阴毛长出的平均年龄为 10.6 岁。

(2) 评估生殖道梗阻情况、患者是否存在周期性腹痛。

2. 体格检查

(1) 检查身高和体重并绘制生长曲线

持续性身高小于第 5 百分位数表明可能患有 Turner 综合征或生长障碍。

(2) 通过评估乳房及阴毛的发育情况完善性成熟评级和 Tanner 分期。

(3) 完成泌尿生殖系统检查确定下生殖道是否通畅。

检查阴道口：处女膜是否有孔隙（见"第 24 章 处女膜解剖：正常和异常处女膜"）。

如果初步盆腔外检查正常，应进一步检查上生殖道是否梗阻，如阴道横隔（见"第 58 章 阴道畸形"）。

① 将棉签放入阴道内以测量阴道长度。正常青春期阴道长度为 7.0～8.5cm。

② 通过将单指放入阴道触诊子宫颈或将小 Huffman 窥器放入阴道开口显露子宫颈以检查是否存在阴道横隔。

③ 通过盆腔超声观察子宫解剖结构。

(4) 评估阴道黏膜是否雌激素化

未经雌激素化的阴道上皮呈红色、薄而脆；雌激素化的阴道上皮呈粉红色、厚且潮湿。

（四）管理

1. 乳房未发育 / 子宫存在（图 4-1）

(1) 乳房发育不足表明雌激素分泌不足。

(2) 子宫存在说明流出道完整。

原因包括下丘脑 - 垂体 - 卵巢（hypothalamic-pituitary-ovarian，HPO）轴衰竭或性腺衰竭（见"第 40 章　早发性卵巢功能不全"）。

2. 乳房发育 / 子宫缺如（图 4-2）

(1) 乳房发育说明有雌激素分泌。

(2) 子宫缺如表明米勒管结构发育异常。

原因包括先天性发育异常（见"第 56 章　先天性无子宫无阴道综合征"）。

3. 乳房未发育 / 子宫缺如（图 4-3）

(1) 乳房发育不足表明雌激素分泌不足。

(2) 子宫缺如表明米勒管结构发育异常。

原因包括性腺功能衰竭、无性腺症或性腺发育不全。

4. 乳房发育 / 子宫存在（图 4-4）

(1) 乳房发育说明在青春期某个时间会产生雌激素。

(2) 子宫的存在表明上生殖道完整。

原因包括下生殖道梗阻或 HPO 轴异常，如处女膜闭锁（见"第 24 章　处女膜解剖：正常和异常处女膜"），如阴道横隔（见"第 58 章　阴道畸形"）。

如果 HPO 轴异常，应遵循继发性闭经指南处理。

二、继发性闭经

（一）定义

有月经史的青少年 3～6 个月无月经来潮

（二）要点

继发性闭经最常见的原因是妊娠。

其他常见原因包括应激、体重减轻、能量供应不足［饮食失调和（或）过度运动］，或者环境变化

评估

1. 近一次闭经持续超过 90 天。

2. 月经初潮后 2 年或 2 年以上持续月经稀发（周期＞35 天）。

（三）诊断

1. 病史

(1) 月经史

① 月经初潮是什么时候（美国女性平均初潮年龄为 12.2—12.7 岁）？

② 上一次正常月经是什么时候？

③ 正常月经持续时间和月经量是多少？

④ 有痛经史吗？

(2) 既往史

① 是否有慢性疾病（如克罗恩病）？

② 儿童时期是否得过疾病？

③ 儿童时期是否进行过放疗或化疗？

④ 现在及过去是否有使用药物？

(3) 手术史：是否有子宫手术史（包括诊断性刮宫）？

(4) 既往症状

① 血管舒缩症状（例如，潮热表明雌激素过低状态）。

② 雄激素过多的表现（痤疮、多毛症等）。

③ 溢乳（表明催乳素过多）。

④ 周期性腹胀 / 疼痛（表明子宫阴道梗阻）。

⑤ 头痛 / 疲劳 / 心悸 / 紧张（表明甲状腺功能障碍）。

⑥ 视力变化 / 恶心（可能与中枢神经系统病变相关）。

(5) 一般情况

① 营养 / 日常食物摄入。

② 近日体重增减情况。

③ 运动量。

④ 最近是否有生活变故 / 应激事件（去世、离婚、搬家）。

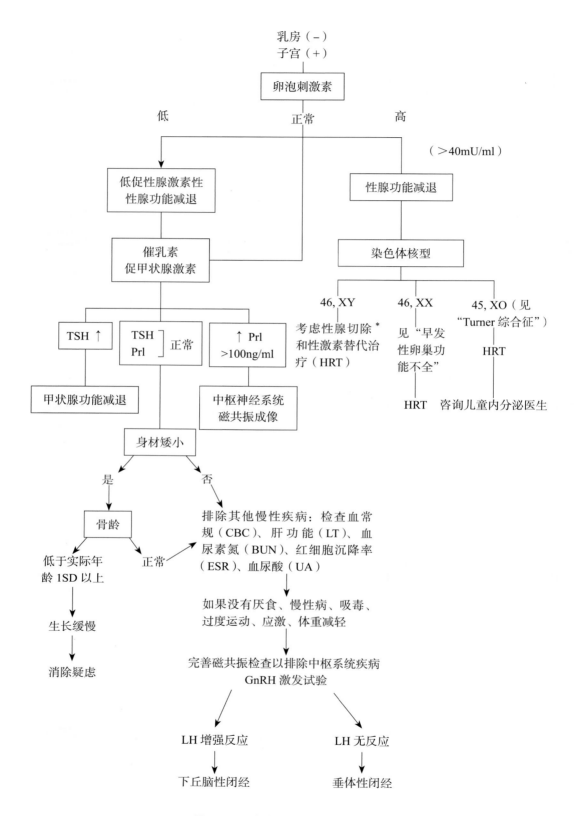

▲ 图 4-1　乳房未发育 / 子宫存在的管理
*. 防止腹腔内睾丸组织恶变
TSH. 促甲状腺激素；LH. 黄体生成素；Prl. 催乳素；GnRH. 促性腺激素释放激素

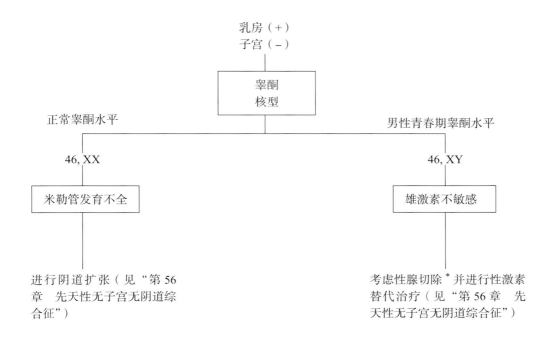

▲ 图 4-2　乳房存在 / 子宫缺如的管理

*. 防止腹腔内睾丸组织恶变

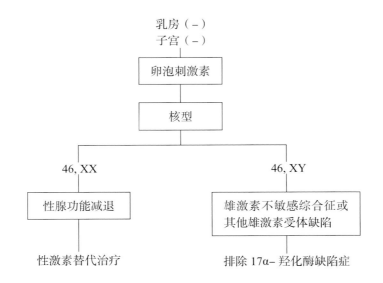

▲ 图 4-3　乳房未发育 / 子宫缺如的管理

(6) 性生活史：近期是否有性行为？

2. 体格检查

(1) 检查患者的身高 / 体重并绘制曲线

寻找显著的体重增长 / 减少，或者持续性＜标准生长曲线第 5 百分位数。

(2) 检查患者心率及血压

① 寻找可能与厌食症有关的心动过缓、低血压。

② 高血压可能与库欣病引起的雄激素过多相关。

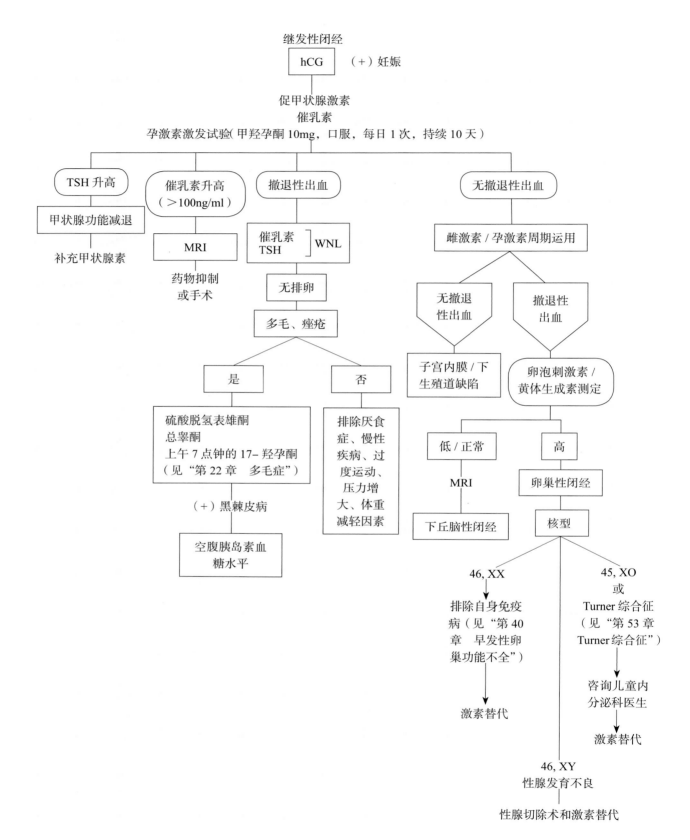

▲ 图 4-4 乳房发育 / 子宫存在的管理

hCG. 人绒毛膜促性腺激素；TSH. 促甲状腺激素；WNL. 在正常范围内；MRI. 磁共振成像

(3) 评估多毛症的症状

痤疮，面部毛发，颈部、腋窝黑棘皮病。

(4) 检眼镜、视野和脑神经检查

寻找可能与中枢神经系统肿瘤或病变相关的缺陷。

(5) 甲状腺触诊

评估甲状腺腺体是否肿大或不对称。

(6) 乳房检查

① 确定性成熟等级（Tanner 分期）。

② 触诊并评估溢乳情况。

(7) 腹部检查

① 检查是否有肿块、妊娠、压痛、条纹。

② 检查阴毛形状是否具男性特征。

(8) 泌尿生殖系统检查

① 确定性成熟等级（Tanner 分期）。

毛发过多可能表明雄激素分泌过多。

毛发稀疏或缺失可能表明有一定程度的雄激素不敏感。

② 检查是否有阴蒂肥大（雄激素过多的表现）。

③ 阴道雌激素水平评估。

未雌激素化的阴道上皮呈红色、薄而易碎。

雌激素化的阴道上皮呈粉红色，伴有稀薄的白色分泌物。

④ 如果允许，进行双合诊以确定子宫大小并排除卵巢肿块的存在。

盆腔超声可能能更好地检查子宫、卵巢等情况。

⑤ 查看是否有裂隙、皮赘或会阴瘘管。

异常情况提示炎症性肠病。

（四）管理

可以通过进行血清检测和孕激素激发试验完善检测（图 4-4）。

在孕激素激发试验时，患者应在服药后 2～4 天出现月经。

某些患者可能在停药 10 天后才出现撤退性出血。

没有月经 / 撤退性出血为阴性结果。

（五）治疗原则

1. 尝试恢复排卵功能

对于全身性疾病和（或）内分泌疾病，治疗基础疾病排卵功能即恢复。

(1) 甲状腺功能减退则进行甲状腺素替代治疗。

(2) 控制糖尿病患者的血糖。

(3) 外科手术或内科治疗催乳素瘤 / 高催乳素血症。

(4) 在垂体损伤或功能不全的情况下使用激素替代治疗。

(5) 先天性肾上腺皮质增生症采用糖皮质激素替代治疗。

(6) 保持饮食失调、女运动员三联征和炎性肠病患者的热量需求稳定。

2. 如果无法恢复排卵，通常采用激素治疗

(1) 在孕激素激发后出现撤退性出血的患者，表明其体内存在雌激素，可以用激素治疗来调节月经周期（见"第 39 章 多囊卵巢综合征"）。

① 口服雌孕激素避孕药。

② 或者每日 10mg 甲羟孕酮，连续服用 10 天，每 1～3 个月 1 次。

(2) 对于那些在孕激素刺激后没有撤退性出血的患者，表明其体内缺乏雌激素，可以使用激素治疗来替代雌激素 / 孕激素（同卵巢功能不全的治疗，见"第 40 章 早发性卵巢功能不全"/"第 53 章 Turner 综合征"）。

① 口服雌孕激素避孕药。

② 或者每日 0.625mg 结合雌激素及 10mg 醋酸甲羟孕酮，持续 10 天，每月 1 次。

③ 或者雌二醇透皮贴片 0.1μg，每周 2 次，并连续 10 天服用醋酸甲羟孕酮 10mg，或 100mg 微粒化黄体酮。

3. 常需重新评估闭经原因

参 考 文 献

[1] Emans SJ, DiVasta A. Amenorrhea in the Adolescent. In: Emans SJ, Laufer MR, eds. *Emans, Laufer, Goldstein's Pediatric and Adolescent Gynecology* (7th ed.) Philadelphia, PA: Lippincott Williams & Wilkins; 2020: 378–399.

[2] Loveless M. Normal pubertal development and the menstrual cycle as a vital sign. In: Sanfilippo JS, Lara- Torre E, Gomez-Lobo V, eds. *Sanfilippo's Textbook of Pediatric and Adolescent Gynecology* (2nd ed.) Boca Raton, FL: CRC Press; 2020:1–10.

[3] Menstruation in girls and adolescents: using the menstrual cycle as a vital sign. American College of Obstetricians and Gynecologists Committee Opinion No. 651. *Obstet Gynecol* 2015;126:e143–e146.

第 5 章　雄激素不敏感综合征
Androgen Insensitivity Syndrome (AIS)

Melissa Parks　Amy Williamson　著
余若尔　译　　吴丹丹　刘志伟　校

一、定义

雄激素不敏感综合征（androgen insensitivity syndrome，AIS）是一种 X 染色体连锁的隐性性别发育异常（DSD），由 46, XY 个体的雄激素受体（androgen receptor，AR）基因编码的各种失活性变异引起。根据与 AR 功能障碍程度相关的表型，可将其分为完全性雄激素不敏感综合征（complete androgen insensitivity syndrome，CAIS）和部分性雄激素不敏感综合征（partial androgen insensitivity syndrome，PAIS）。

二、要点

- 如果女童出现原发性闭经、阴毛稀疏和子宫缺如，或者女童出现双侧腹股沟肿胀，则应考虑诊断为 CAIS。
- 对于生殖器不明确或不典型的新生儿，应考虑诊断为 PAIS。
- AIS 最好由多学科团队共同管理治疗。

三、鉴别诊断

（一）CAIS

1. 完全性腺发育不全。
2. Mayer-Rokitansky-Kuster-Hauser 综合征。
3. 米勒管发育异常。
4. 各种生物合成雄激素紊乱。

（二）PAIS

1. 染色体缺陷

Klinefelter 综合征。

2. 遗传性疾病

(1) Smith-Lemli-Opitz 综合征。

(2) Denys-Drash 综合征。

(3) Fraser 综合征。

3. 部分性腺发育不全

4. 黄体生成素受体缺陷

5. 生物素酶缺乏症

(1) 12, 20- 裂解酶缺乏症。

(2) P_{450} 氧化还原酶缺乏症。

(3) 17β- 羟类固醇脱氢酶 3 型缺陷症。

(4) 类固醇 5α- 还原酶 2 型缺乏症。

四、诊断

（一）病史

1. CAIS

(1) 通常在以下 3 种情况中诊断：

① 产前性别鉴定为 46, XY 核型，但胎儿期超声检查显示女性外生殖器。

② 出生时或儿童期检查有腹股沟肿块或腹股沟疝。

③ 青春期或青春期后期出现原发性闭经。

(2) 儿童时期的生长发育正常，成年后身高可能高于正常女性的平均身高。

(3) 青春期启动正常，乳房发育正常。

2. PAIS

症状因 AR 对雄激素的反应程度而不同，可能表现为：

(1) 在新生儿中表现为不明确或不典型的外生殖器。

(2) 在青春期，同时男性化及女性化发育将导致表型女性，外生殖器轻度男性化，或者表型男性，伴有女性乳房发育和会阴阴囊下裂或外生殖器男性化。

3. 轻度雄激素不敏感（mild androgen insensitivity，MAIS）

青春期表现为男性，成年后出现男性乳房发育症和（或）不育症。

（二）体格检查

1. CAIS

(1) 乳房可能增大，但可能存在乳头偏小和乳晕苍白等细微的异常。

(2) 腋毛稀少或缺失。

(3) 外生殖器

① 外观表现为女性。

② 小阴唇发育不全。

③ 阴毛稀少或缺失。

④ 阴道盲端，长度可变。

⑤ 子宫颈缺如。

⑥ 子宫缺如。

2. PAIS

(1) 轻度男性化的女性表型，与 CAIS 患者相似。

(2) 乳房发育正常。

(3) 腋毛正常。

(4) 外生殖器

① 阴唇皱襞部分融合，伴或不伴阴蒂肥大。

② 阴毛正常。

3. MAIS（Reifenstein 综合征）

(1) 表型为男性化或男性化不足。

(2) 无胡须或胸毛。

(3) 可能出现男性乳房发育。

(4) 外生殖器的外观可能有所不同。

① 阴囊对裂和会阴阴囊下裂。

② 尿道正常的小阴茎导致阴囊融合完全失败。

(5) 腋毛及阴毛正常。

（三）诊断试验

1. 睾酮水平正常或高于正常男性参考值。

2. 黄体生成素升高。

3. 卵泡刺激素正常。

4. 雌二醇水平高于正常男性参考范围，但低于正常女性参考范围。

5. 抗米勒管激素在正常男性参考范围。

6. 双氢睾酮（DHT）：区分 PAIS 及类固醇 5α- 还原酶 2 型缺乏症。

7. PAIS 患者睾酮 / 双氢睾酮的比值正常。

8. 核型 46, XY

(1) 异常 AR 序列。

(2) 多重连接探针扩增技术（multiplex ligation-dependent probe amplification，MLPA）分析以检测外显子或整个基因的缺失或重复，在 PAIS 中最有用。

9. 盆腔超声

(1) 子宫、输卵管缺如。

(2) 可以在腹腔内看到睾丸，但位于腹股沟管或大阴唇更常见。

五、管理

建议多学科共同管理，包括儿科 / 成人内分泌科、妇科、泌尿外科医生、心理学家、遗传学家、新生儿 / 医学伦理学家和社会福利部门共同合作。

潜在的挑战如下。

1. 基于临床诊断、AR 测定明确诊断。

2. 以适当的方式提供有关情况的信息。

3. 青春期监测。

4. 多学科共同决策，考虑性腺切除的必要性和（或）时机。

5. 保障患病成人获得适当的性功能和最佳的生活质量。

（一）完全性雄激素不敏感综合征

1. 心理支持

(1) 旨在与患者全面沟通诊断、强化性别认同和讨论性行为。

(2) 大多数患者会认为自己是女性。

2. 外科手术注意事项

创建具有功能的阴道。

(1) 在患者准备好后优先考虑采用渐进性阴道扩张术，通常在 16 岁之后。

(2) 慎用阴道成形术。

(3) 是否考虑阴道成形术取决于阴道长度。

3. 可能需要性腺切除（图 5–1）

(1) 采用双侧性腺切除术预防生殖细胞肿瘤治疗的回顾数据。

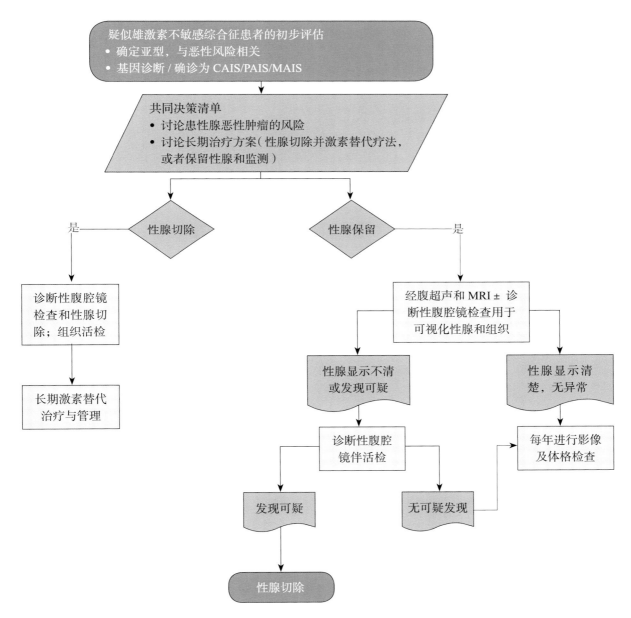

▲ 图 5–1　临床诊疗中，雄激素不敏感综合征患者的初步诊断和后续随访过程中推荐的性腺保留治疗方案

CAIS. 完全性雄激素不敏感综合征；PAIS. 部分性雄激素不敏感综合征；MAIS. 轻度雄激素不敏感

经许可转载，引自 Weidler EM, et al. A management protocol for gonad preservation in patients with androgen insensitivity syndrome. J Pediatr Adolesc Gynecol. 2019;32:609.

① 青春期前患肿瘤率约为 0%。

② 25 岁以后，患恶性肿瘤的风险持续增加，为 0%～22%。

(2) 应在诊断后立即开始共同决策，并继续允许患者自行决定保留或去除性腺。

(3) 如果患者希望切除性腺：推迟到青春期结束后进行手术（16—18 岁）。

① 推迟手术可使睾丸激素转化为雌激素从而在青春期自然发育，同时几乎没有发生恶性肿瘤的风险。

② 在自然绝经年龄之前需要激素替代治疗。

使用雌二醇透皮贴剂或注射睾酮提供与患者性别认同一致的激素。因为子宫缺如，所以无须补充孕激素。

(4) 如果在青春期前进行了性腺切除术。

① 雌激素诱导：从 11—12 岁开始；选择类似对 Turner 综合征患者青春期诱导的方式口服雌激素或使用雌二醇透皮贴剂；从最低剂量开始，根据需要逐渐增加。

② 睾酮诱导：从 14 岁开始；从最低剂量开始，根据需要逐渐增加。

(5) 如果患者选择保留性腺

完善腹部超声及磁共振检查，以定位性腺的位置并显示其特征。

① 如果性腺形态正常，每年监测。

② 如果性腺在图像上显示不清，考虑在全身麻醉下完成检查以确定阴道长度，同时进行诊断性腹腔镜检查，以确定内部结构，包括必要时进行性腺活检。

已有报道在超声下应用腹腔镜的性腺固定术和手术夹标记的方法。手术时如果有任何可疑发现都应切除性腺。

③ 如果性腺位于阴唇或腹股沟，每年通过体检和超声检查进行监测。

(6) 目前不推荐使用肿瘤血清标志物（hCG 和 LDH），因缺乏关于其实用性的证据。

（二）部分性雄激素不敏感综合征

1. 心理支持

(1) 相比 CAIS，心理困扰在 PAIS 中更常见，无论养育的性别。

(2) 旨在与患者全面沟通诊断、强化性别认同和讨论性行为。

(3) 有一种趋势是将患者养育为男性，但考虑到表型的不同，养育并不一定顺利。

(4) 外生殖器的男性化程度往往决定养育性别。

2. 外科治疗

(1) PAIS 通常表现为新生儿生殖器表型不明确，鼓励父母 / 监护人考虑推迟手术治疗，以允许患者参与共同决策。

(2) 延迟性别选择是 PAIS 患者考虑的一种选择，但考虑到较高的恶性风险，应进行严格的临床监测。

(3) 在男性患者中，隐睾症和尿道下裂的手术矫正应在 3 岁前进行。

(4) 与 CAIS 相比，PAIS 的恶性肿瘤风险更高，约为 15%，而在那些患有隐睾症的患者中，恶性肿瘤风险可能更高（50%）

① 如果选择作为男性，关键是通过睾丸固定术治疗男性隐睾症。

② 如果选择作为女性，建议在青春期前行腹腔镜下双侧性腺切除术，以降低恶变的风险并防止男性化。

③ 如果女性患者决定保留性腺，考虑到恶性肿瘤风险逐渐增加，在性腺定位之前，每年严格进行超声或 MRI 监测非常重要。

参 考 文 献

[1] Batista RL, Costa EMF, Rodrigues AS, et al. Androgen insensitivity syndrome: a review. Arch Endocrinol Metab. 2018; 62(2):227–235.

[2] Deans R, Creighton SM, Liao LM, et al. Timing of gonadectomy in adult women with complete androgen insensitivity syndrome (CAIS): patient preferences and clinical evidence. Clin Endocrinol (Oxf). 2012; 76(6):894–898.

[3] Hughes IA, Davies JD, Bunch TI, et al. Androgen insensitivity syndrome. Lancet. 2012; 380:1419–1428.

[4] Mongan NP, Tadokoro-Cuccaro R, Bunch T, et al. Androgen insensitivity syndrome. Best Pract Res Clin Endocrinol Metab. 2015; 29(4):569–580.

[5] Patel V, Casey RK, Gomez-Lobo V. Timing of gonadectomy in patients with complete androgen insensitivity syndrome – current recommendations and future directions. J Pediatr Adolesc Gynecol. 2016; 29(4):320–325.

[6] Taylor HS, Pal L, Seli E. *Speroff's Clinical Gynecologic Endocrinology and Infertility* (9th ed.). Chapter 8. Philadelphia, PA: Wolters Kluwer. 2020.

[7] Weidler EM, Linnaus ME, Baratz AB, et al. A management protocol for gonad preservation in patients with androgen insensitivity syndrome. J Pediatr Adolesc Gynecol. 2019; 32(6):605–611.

第6章 应用于小儿和青少年的局部麻醉药

Anesthetics in Pediatric Adolescent Populations: EMLA®

Krista J. Childress 著

山 珊 译 欧阳婧 贾丽洁 校

一、定义

局部麻醉药乳膏是一种 2.5% 丙胺卡因和 2.5% 利多卡因 1 : 1 混合而成的水油乳液，可用作正常完整皮肤的局部麻醉药。

二、要点

- 在小手术中缓解疼痛。
- 可用于黏膜表面。
- 可用于完整的皮肤。
- 可在利多卡因浸润前使用，以缓解注射的疼痛。

三、使用方法

用温和的清洁剂和水轻轻清洗要使用麻醉药乳膏的区域，以避免污染物阻碍麻醉药的吸收或降低麻醉药的药效。

使用压舌板或戴手套的手指在所需区域均匀涂抹一层约 1/8 英寸（0.32cm）厚的乳膏，并用敷料覆盖以促进吸收并实现皮肤麻醉。约 30min 后，擦去乳膏并进行后续操作。

（一）药物不良反应

1. 轻度皮肤反应：水肿、苍白、红斑、灼热。
2. 严重反应：高铁血红蛋白血症、中枢神经系统毒性（烦躁、头痛、抽搐、视物模糊或言语不清、口唇周围麻木或刺痛、口中金属味）、心脏毒性（心律失常、心脏收缩力下降、心搏骤停）。

高铁血红蛋白血症相关的药物有：磺胺类、硝酸甘油、对乙酰氨基酚、帕马喹、乙酰苯胺、对氨基水杨酸、苯胺染料、非那西丁、苯佐卡因、苯巴比妥、氯喹、苯妥英钠、氨苯砜、伯氨喹、萘、奎宁、硝酸盐和亚硝酸盐。

使用高铁血红蛋白血症相关药物的患者应谨慎使用以下药物：呋喃妥因、非那吡啶、氨苯砜、对乙酰氨基酚、亚硝酸盐和苯巴比妥。

3. 剂量：最大剂量取决于患者的年龄、肝肾功能、使用时间和治疗区域的大小（表 6-1）。

4. 起效：取决于使用的部位。皮肤麻醉在使用后 1h 内起效，并在擦除后维持 1~2h。

(1) 面部 / 大腿：25~30min。

(2) 唇 / 生殖器：5~15min。

5. 作用深度：取决于应用的时长。

(1) 60min：3mm 厚度。

(2) 120min：5mm 厚度。

（二）药物不良反应处理

如果遵循推荐剂量和应用区域，很少出现不良反应。

出现药物不良反应的体征：烦躁、头痛、抽搐、视物模糊、口周麻木或刺痛、口中金属味。

如果怀疑出现药物不良反应，洗掉乳膏。

让患者仰卧并监测生命体征。

如果患者失去知觉，保持呼吸道通畅。

检测血清利多卡因水平。

表 6-1　根据年龄和体重推荐的最大剂量、时间和应用面积

年　龄	体重（kg）	最大剂量（g）	最长使用时间（h）	最大应用面积（cm²）
1—3 月龄	<5	1	1	10
4—12 月龄	<5	2	4	20
1—6 岁	<10	10	4	100
7—12 岁	>20	20	4	200

参 考 文 献

[1] Sobanko JF, Miller CJ, Alster TS. Topical anesthetics for dermatologic procedures: a review. Dermatol Surg. 2012; 38(5):709–721.

[2] Stevic M, Vlajkovic A, Trifunovic B, Rakic I, Ristic N, Budic I, et al. Topical anesthetics for pediatric laser treatment. J Cosmet Laser Ther. 2019; 21(7–8):417–421.

第 7 章　先天性肛门直肠畸形
Anorectal Malformations (ARM)

Kate McCracken　著

山　珊　译　欧阳婧　梁艳　校

一、要点

• 先天性肛门直肠畸形（anorectal malformation，ARM）在活产婴儿中的发病率约为 1/5000，是一系列从直肠阴道瘘到泄殖腔畸形的发育畸形谱。患有 ARM 的女孩发生妇科相关畸形的概率很高。

• 对于 ARM 患者，以下妇科干预尤为重要：初步评估和手术计划；青春期评估、月经管理；提供生殖保健（如避孕、计划生育、优化产科结局等）。

二、定义

（一）直肠会阴瘘

直肠瘘的开口在肛门肌复合体前方的会阴处，但开口与阴道之间有皮肤分离（图 7-1）。

是女孩中最常见的 ARM。

是最不严重的 ARM 类型。

约 5% 患者伴有相关妇科异常。

（二）直肠前庭瘘

直肠瘘的开口在前庭处，处女膜环外侧（图 7-2）。

是女孩中第二常见的 ARM。

约 20% 患者伴有相关妇科异常。

（三）泄殖腔畸形

会阴仅有单个开口，泌尿系统、妇科和胃肠系统共用该开口（公共开口；图 7-3）。

影响 50 000～100 000 名活产婴儿中的 1 名。

合并相关妇科异常率高（约 60%）。

三、罕见的畸形类型

其他罕见的 ARM 类型

1. 直肠阴道瘘（图 7-4）——直肠瘘进入阴道后壁。

2. 肛门狭窄、直肠闭锁、无瘘管的肛门闭锁——此类 ARM 局限于胃肠道，通常不伴妇科异常。

四、诊断

（一）产前诊断

产前很少发现直肠会阴瘘和直肠前庭瘘。

如果胎儿出现阴道积液或阴道子宫积液，则可以在产前超声上检测到异常。阴道积液或阴道子宫积液是由胎儿尿液从公共通道回流到阴道所致，胎儿可表现为腹部膨隆。阴道积液扩张可能导致输尿管积水和（或）肾积水及肾损伤。

（二）新生儿评估

标准的新生儿评估包括儿科团队对会阴和肛门的评估。ARM 精准诊断的关键在于记录会阴开口的数量并注意瘘管相对于处女膜的位置。

1. 先稳定患者状况

(1) 有泄殖腔的患儿应在出生第 1 天进行盆腔和肾脏超声检查。

(2) 患儿可能需要进行胃肠道（可能还有尿道）改道手术。如果瘘管足够大（或可以扩张），使大

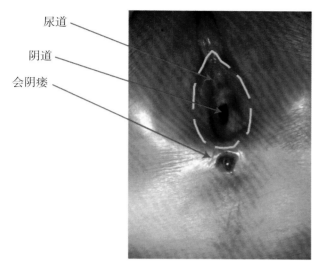

尿道
阴道
会阴瘘

▲ 图 7-1　直肠会阴瘘

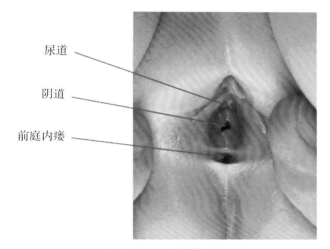

尿道
阴道
前庭内瘘

▲ 图 7-2　直肠前庭瘘

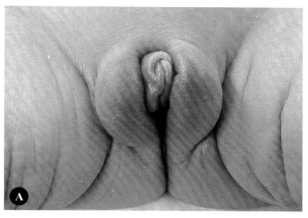

▲ 图 7-3　**A.** 泄殖腔；**B.** 泄殖腔：将阴唇分开后可见

便能够通过，部分直肠会阴瘘或直肠前庭瘘患儿无须进行结肠造口术。

(3) 伴随畸形的评估——所有没有正常肛门的新生儿都应该筛查 VACTERL 是否存在异常（V 即椎体缺损，A 即肛门闭锁，C 即心脏缺损，TE 即气管食管瘘，R 即肾，L 即四肢）。

2. 初步妇科评估

(1) 评估是否有阴道开口。

(2) 评估是否有阴道积液或阴道子宫积液。

(3) 评估是否有阴道纵隔。

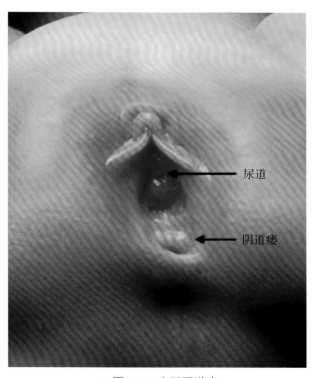

尿道
阴道瘘

▲ 图 7-4　直肠阴道瘘

五、管理

（一）新生儿期 / 婴儿期

转诊到具有复杂重建手术能力的医疗中心至关重要。重建手术应涉及多学科团队——小儿结直肠外科、小儿泌尿外科和小儿妇科。

在确定 ARM 治疗方案之前，可能需要治疗其合并的畸形，如心脏畸形、气管食管瘘（trachoesophageal fistula，TEF）等。

初步妇科评估包括以下内容。

- 牵引阴唇以方便评估是否存在阴道开口和（或）阴道纵隔。
- 体格检查和影像学检查（超声）以评估阴道积液或阴道子宫积液。
- 由结直肠和泌尿科团队进行膀胱阴道镜检查，明确患者的解剖结构，如公共通道长度、尿道长度、膀胱颈和输尿管开口的位置、阴道长度、阴道纵隔是否存在、子宫颈数量（0、1、2）。

阴道积液或阴道子宫积液应在新生儿期进行处理，以降低肾损伤的风险——在最终的修复手术前，通过放置阴道造口管（通常在结肠造口术时进行）或对公共通道进行间断性导尿来进行阴道积液或阴道子宫积液的管理。

如果没有可见的阴道开口，应在首次重建手术之前通过腹腔镜或剖腹手术检查米勒管结构，以帮助制订阴道成形术的手术计划。

初次修复手术时妇科的参与很重要。手术治疗中要达成的妇科目标（表 7-1）如下。

- 分离泌尿道、胃肠道和生殖道。

表 7-1　ARM 的手术修复	
ARM 的类型	**修复手术**
直肠会阴瘘	PSARP
直肠前庭瘘	PSARP
泄殖腔畸形	PSARVUP——通过泌尿生殖动员或泌尿生殖分离

ARM. 先天性肛门直肠畸形；PSARP. 后矢状入路肛门直肠成形术；PSARVUP. 后矢状入路肛门直肠阴道尿道成形术

- 为月经建立专门的流出通道。
- 保留米勒管结构以保存生育力。

直到青春期，当雌激素刺激子宫发育时，才能完全了解患者的米勒管解剖结构。在初次 ARM 修复手术期间，应注意尽量将米勒管结构保留在原位，以最大限度提高未来的生育潜力。同时了解术后可能存在月经流出道阻塞的风险，并且需要在青春期后再次进行手术。

（二）青春期

ARM 患者的卵巢正常，如果肠道结构及吸收功能正常，青春期的开始时间和节奏应与同龄人相似。

青春期的目标如下。

- 确保月经流出道畅通：在乳房开始发育后 6 个月进行盆腔超声检查，以评估米勒管解剖结构和梗阻风险；可能还需要进行盆腔 MRI 来全面检查米勒管解剖结构。
- 评估阴道：确定是否需要切除阴道纵隔；评估是否有阴道狭窄或脱垂。
- 评估阴道口是否狭窄。
- 评估会阴体：长度是否足够。
- 常规妇科护理：月经管理、避孕需求、HPV 疫苗接种、性传播疾病筛查。
- 从儿科治疗成功过渡到成人治疗。

（三）产科注意事项

1. 讨论生育潜力

(1) 取决于解剖结构。

(2) 创建家庭的替代方法。

(3) 如果患者没有妊娠意愿，应提供避孕措施。

2. 鼓励患者进行孕前检查 / 向高危产科医生咨询

(1) 向患者获取手术记录。

(2) 评估并发症的情况（如肾功能不全）。

3. 讨论早产和胎儿畸形的可能性

(1) 取决于米勒管解剖结构。

(2) 了解患者的妇科解剖结构对于医疗咨询至关重要——尽可能记录上、下尿路的解剖结构。

4. 讨论适宜的分娩方式

(1) 取决于先前的修复手术情况、是否有大便失禁和尿失禁。

(2) 共享医疗决策：诊治个体化。

5. 组建合适的协作团队——如泌尿科、结直肠外科、麻醉科

(1) 手术计划 / 注意事项——如是否存在造口。

(2) 考虑其他与 VACTERL 相关的情况——如脊柱异常对麻醉的影响；心脏异常对母胎的风险；肾脏异常对感染 / 高血压风险的影响。

六、重点

- 为了优化 ARM 患者的综合生殖健康，一个长期 / 全生命周期的治疗方案是必需的。

- 与具有复杂解剖异常经验丰富的医师可能较难联系，但这对于患者获得最佳的治疗结局至关重要。

- 利用机会充分了解患者的异常米勒管解剖结构，为患者的月经顺利流出和未来成功生育奠定基础（如重建手术计划、术中评估、影像学检查等）。

- 目前关于性功能和产科结局的数据很少，这些方面可持续进行合作研究。

- 应以多学科模式管理妊娠。

参 考 文 献

[1] Pradhan S, Vilanova-Sanchez A, McCracken KA, Reck CA, Halleran DR, Wood RJ, Levitt M, Hewitt GD. "The Müllerian Black Box: Predicting and defining Müllerian anatomy in patients with cloacal abnormalities and the need for longitudinal assessment." J Pediatr Surg. 2018 Nov;53(11):2164–2169. Doi: 10.1016/j.jpedsurg.2018.05.009. Epub 2018 May 19.

[2] Vilanova-Sanchez A, McCracken K, Halleran DR, Wood RJ, Reck-Burneo CA, Levitt MA, Hewitt G. "Obstetrical outcomes in adult patients born with complex anorectal malformations and cloacal anomalies: a literature review." J Pediatr Adolesc Gynecol. 2019 Feb;32(1):7–14. Doi: 10.1016/j. jpag.2018.10.002. Epub 2018 Oct 24. Review.

[3] Vilanova-Sanchez A, Reck CA, McCracken KA, Lane VA, Gasior AC, Wood RJ, Levitt MA, Hewitt GD. "Gynecologic anatomic abnormalities following anorectal malformations repair." J Pediatr Surg. 2018 Apr;53(4):698–703.

第 8 章 前庭大腺脓肿
Bartholin's Abscess

Shashwati Pradhan　S. Paige Hertweck　著

山　珊　译　张　叶　钱志大　校

一、定义

前庭大腺（Bartholin 腺）位于阴道前庭的 5 点钟或 7 点钟位置，是豌豆大小的黏液分泌腺，其主要导管阻塞可导致肿胀。

前庭大腺通常无法触及或不可见，但由感染或外伤造成的导管阻塞会导致不适症状。

前庭大腺脓肿通常伴有感染和炎症的征象：发红、发热、压痛和疼痛。

二、要点

• 前庭大腺脓肿可以在门诊通过局部麻醉手术得到有效治疗。

• 现有多种治疗方案，包括单独切开引流（incision and drainage，I&D）、切开引流联合硝酸银或乙醇消融腺体、二氧化碳（CO_2）激光切开消融腺体、造瘘术、造口术和腺体切除术。

• 单独使用 I&D 或针吸治疗的前庭大腺囊肿或脓肿复发率较高。

• I&D 后放置 Word 导管或 Jacobi 环可降低复发率和并发症风险。

• 更具有创性的造口术或切除术往往在麻醉下完成，常用于多次复发病例。

三、诊断

有性生活患者通常主诉单侧外阴肿胀、不适或疼痛。

体格检查可发现阴道前庭 5 点钟或 7 点钟位置的波动性脓肿，其中含有脓液。

四、处理

虽然简单的 I&D 会迅速缓解症状，但除非形成新的导管口，否则脓肿会重新形成。因此，治疗的目标不仅是缓解脓肿，而且还要通过以下技术之一创建新的上皮化引流通道。

（一）Word 导管放置

如果患者要求，可考虑使用镇静药；否则在切口部位使用局部麻醉药（如 1% 利多卡因）。

使用 11 号刀片在阴道前庭 5 点钟或 7 点钟位置处女膜环外侧的囊肿内表面切开一个 3~5mm 的切口，即在前庭大腺开口的正常解剖位置作切口（图 8-1）。

考虑取脓液做淋球菌和沙眼衣原体，以及其他需氧 / 厌氧菌的培养。

用无菌棉签或小型止血钳或镊子分解粘连，注意不要扩大切口。

用生理盐水冲洗脓腔，然后插入放气的 Word 导管（图 8-2）。

扩张导管（通常是注入 2~3ml 生理盐水，而非空气）。将导管的尾端塞入阴道内。

建议患者在拔除导管前不要在阴道内放置任何东西。

除非存在明显的周围蜂窝织炎，否则无须使用抗生素治疗。

（二）Jacobi 环放置

通过脓肿上两个单独的切口放置 Jacobi 环（图 8-3）是一种创建瘘管的技术。基于现有的有限数

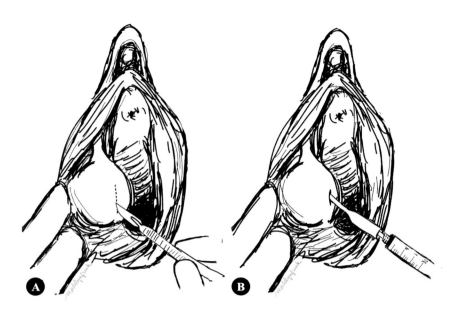

◀ 图 8-1　A. 在 5 点钟或 7 点钟位置切开囊肿的内表面；B. 将 Word 导管插入囊肿或脓肿中（Madelyn Frank 绘图作品）

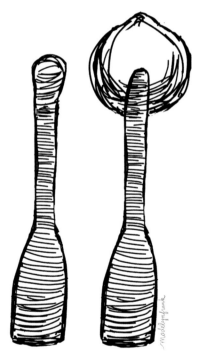

▲ 图 8-2　Word 导管

A. 放气的；B. 充气的（Madelyn Frank 绘图作品）

据，与放置 Word 导管相比，Jacobi 环可能会减少复发并增加患者的舒适度。

目前没有市售的塑胶环。以下描述了如何自制塑胶环。

1. 取一根 7cm 长的 8Fr T 管，用 20cm 长的 2-0 丝线缝合。

2. 取一次性蝶翼采血针的 5cm 管。用可吸收外科缝合线穿过管腔。

3. 如果上述物品均无法获取，只需将环穿过脓腔的尾部区域并从头部区域出来，然后松散地系在一起即可。

（三）造口术（囊肿 / 脓肿开窗引流术）

通常在 Word 导管放置失败的情况下选用。

包括椭圆切除部分前庭皮肤和囊肿壁，破坏囊肿内腔，并用 3-0 可吸收缝合线围绕前庭周围组织将囊肿壁边缘与皮肤缝合。

一般为门诊手术。

可能需要 2 周才能痊愈。

复发率为 10%～15%。

五、随访护理

坐浴时建议使用非甾体抗炎药缓解疼痛。

Jacobi 环或 Word 导管应保持在原位至少 3 周，以保证上皮再生。

通常导管会在此时间之前脱落，如果发生这种情况，无须更换。

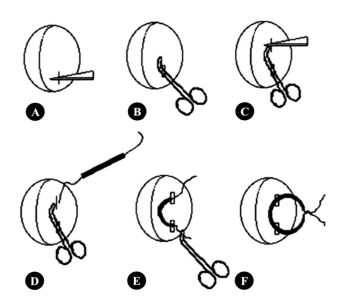

◀ 图 8-3 **Jacobi 环的放置**

A. 在前庭大腺脓肿的黏膜表面做一个切口。分解粘连并让脓液排出。B. 将止血钳置入脓腔。C. 将止血钳穿入脓肿腔并做第二个切口。D. 止血钳用于抓住 Jacobi 环的一端。E. 小心将 Jacobi 环拉过脓腔，注意不要将缝线从导管中拉出。F. 缝合线的两端打结系好，形成闭合环［经许可转载，引自 Gennis P, et al. Jacobi ring catheter treatment of Bartholin's abscesses, AJEM 2005; 23(3):414–415.］

参考文献

[1] Lee WA, Wittler M (Oct 15, 2019). StatPearls [Internet]. *Bartholin Gland Cyst*. Treasure Island, FL: StatPearls Publishing.

[2] Illingworth B, Stocking K, Showell M, Kirk E, Duffy K. Evaluation of treatments for Bartholin's cyst or abscess: a systematic review. BJOG. 2020; 127(6):671–678.

[3] Omole F, Kelsey RC, Phillps K, Cunningham K. Bartholin duct cyst and gland abscess: office management. Am Fam Physician. 2019; 99(12):760–766.

第 9 章 乳腺疾病
Breast Disorders

Amy Boone　Kim Hoover　著

李国静　译　张　叶籍　敏　校

一、乳腺脓肿

（一）要点

- 可能由局部感染、表皮样囊肿、异物、外伤、乳头穿刺、剃除或拔除乳晕周围毛发引起的毛囊炎导致。
- 可发生于产后阶段，但非产后脓肿更为常见。
- 最常见的致病菌是金黄色葡萄球菌、乙型溶血性链球菌、肠球菌、厌氧链球菌。

（二）诊断

1. 病史

(1) 局部压痛和硬结，随后出现红斑，继而出现波动性肿块。

(2) 既往乳腺脓肿病史。

(3) 发热、呕吐、肿块或乳头渗液等相关症状。

2. 体格检查

(1) 柔软的、硬化的或有波动性的红斑性乳房肿块。

(2) 通常位于乳晕区或乳晕周围。

(3) 伴或不伴发热和（或）腋窝淋巴结肿大。

(4) 伴或不伴肿块 / 乳头分泌物。

3. 影像学检查

乳腺超声：用于鉴别蜂窝织炎和导管阻塞或脓肿。

（三）治疗

抗菌药物的选择最初应覆盖耐甲氧西林金黄色葡萄球菌（methicillin resistant Staphylococcus aureus，MRSA），直到获得细菌培养和药物敏感试验结果（表 9-1）。

局部热敷护理。

使用非甾体抗炎药（nonsteroidal anti-inflammatory drug，NSAID）对乙酰氨基酚或联用对乙酰氨基酚与可待因来缓解疼痛。

在 24～48h 临床症状缓解。

如果脓肿出现波动感或症状进展，则应抽吸脓液进行细菌培养及药物敏感试验。

如果脓肿持续扩大或对治疗无反应，应切口引流，并考虑填塞。

如果脓肿继续扩大或抗生素治疗不敏感，应慎重切开排出脓液，尽可能使用小切口，减少组织破坏，要注意避免损伤乳房芽复合体，尤其是在 Tanner Ⅱ 期或更低的情况下。

24h 内无发热，则继续口服抗生素 2 周。

抗生素治疗完成后 2 周重新评估，并在 6～12 周进行超声 / 体格检查。

（四）并发症

1. 蜂窝织炎。

2. 复发或持续感染（40%～50%）：可能需要在局部麻醉或全身麻醉下进行 I&D。

3. 瘢痕。

二、乳房异常

（一）先天性乳房异常

1. 多乳头畸形

患病率：人口的 2%

	药　物	儿科剂量 [a]	注意事项
表 9-1　乳腺脓肿的抗菌治疗			
免疫能力强，外观良好，7~10天内无全身症状	阿莫西林 - 克拉维酸	25mg/（kg·d），分 2 次口服	
	头孢氨苄	25~50mg/（kg·d），分 3~4 次口服（最大剂量 2g/d）	
	克林霉素	30~40mg/（kg·d），分 3~4 次口服（最大剂量 1.8g/d）	建议用于 MRSA 增加的地区
免疫功能低下，外观不良	萘夫西林或苯唑西林	100~150mg/（kg·d），分 4 次静脉注射	MRSA 可能性较低时的首选静脉注射药物
	万古霉素	40mg/（kg·d），分 4 次静脉注射	高度怀疑 MRSA 或 PCN 过敏危及生命时使用
	克林霉素	25~40mg/（kg·d），分 3 次静脉注射	高度怀疑 MRSA 或 PCN 过敏危及生命时的首选静脉注射药物

a. 本列剂量不适用于新生儿

MRSA. 耐甲氧西林金黄色葡萄球菌；PCN. 青霉素

（1）诊断：沿着乳线的任意位置出现额外的乳头（图 9-1）。

（2）治疗：如果在经常受伤的区域，可以手术切除。

2. 多乳房畸形

（1）可能伴有多乳头畸形。

（2）哺乳期可能因泌乳而肿胀。

治疗：咨询整形外科医生，根据副乳组织的位置及周期性压痛进行干预。

3. 无乳头畸形：非常罕见

治疗需咨询整形外科医生。

4. 无乳房畸形：不常见

（1）单侧为主。

（2）如果与青春期延迟相关，应检查内分泌方面的原因，如先天性肾上腺皮质增生症（CAH）、促性腺功能减退、性腺发育不良、性发育障碍。

（3）可能伴有相关的胸壁畸形，见框 9-1。

（4）可能由于暴露于辐射或外伤性乳腺芽丢失（如之前在乳腺芽部位放置胸管）。

治疗需咨询整形外科医生进行美容矫正。

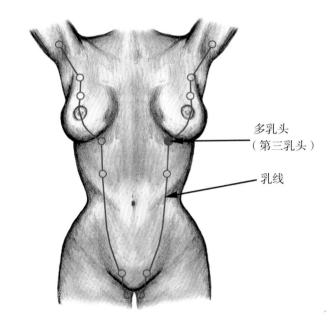

多乳头
（第三乳头）

乳线

▲ 图 9-1　与胚胎乳腺嵴对应的"乳线"。多乳头畸形是最常见的先天性异常，副乳组织沿着乳线发生

引自 Geneva Foundation for Medical Education and Research–http://www.gfmer.ch/genetic_diseases_v2/gendis_detail_list.php?cat3=1518.

框 9-1　Poland 综合征
• 胸肌、乳房和乳晕发育不全 • 胸廓、脊柱、肩胛骨、腋窝异常 • 短指粘连畸形（近端有蹼的短指） • 同侧臂神经血管结构异常 • 手、前臂和上肢发育不全

5. 乳头内陷

是较常见的乳头变异，通常是家族性的。

只有在出生时乳头内陷，才被认为是病理性的。继发乳头内陷往往是由感染或隐匿性肿瘤所致。

（二）乳房发育异常

1. 结节性乳房畸形

(1) 定义：乳房组织基底狭窄，乳腺芽复合体过度发育（形似块根植物），腺体组织突出乳晕，形成结节状。

(2) 病因：原因不明。

使用外源性激素治疗青春期内源性雌激素水平低下的状态。可能是解剖性的，筋膜包裹和限制乳房发育。

(3) 治疗：安慰支持；咨询整形外科医生，考虑是否行乳房矫正手术。

2. 青少年巨乳症

(1) 定义：乳腺组织病理性生长过度，与身体和胸部大小不成比例。

(2) 伴随症状：背部和颈部疼痛；肩带不适导致肩部疼痛；皮肤擦伤溃烂；心理问题；生活方式的挑战，很难寻找合适的衣服，以及参与体育运动的能力有限。

(3) 诊断：通常发生于月经初潮时期，通常是对称的，可能是家族性的，评估时应排除潜在肿块的可能，如巨大纤维腺瘤或淋巴瘤（若双侧乳房不对称，肿块的可能性更大）。

(4) 治疗：咨询整形外科医生，可以考虑在乳房发育成熟后，对大龄青少年或年轻成年女性进行乳房缩小成形术。

三、乳房不对称

（一）要点

1. 新生儿

• 单侧或双侧乳房增大。

• 继发于母体雌激素刺激。

• 可能伴有清澈或混浊的乳头溢液。

• 出生后 1～12 个月可自行消退。

• 如果是持续性发育，则需评估是否存在性早熟

　□ 在转诊至儿科内分泌科之前需检测骨龄。

2. 青少年

• 是乳房开始发育（乳房萌芽）时的常见症状，青春期乳房发育通常是不对称的。

• 通常在青春期后期消退。

• 其中 25% 的青少年在 18 岁后仍存在乳房不对称。

• 可能导致严重的心理困扰。

（二）诊断

1. 病史

(1) 乳房开始发育。

(2) 对比乳房发育与其他性征（如阴毛）出现的时间。

(3) 评估触痛、红斑和分泌物的症状。

(4) 既往有无胸部手术或乳腺芽复合体的创伤史（如胸管放置）。

(5) 结缔组织病 / 硬皮病。

(6) 厌食症 / 克罗恩病（注意发育停滞、营养缺乏）。

(7) 先天性异常（如漏斗胸、脊柱侧弯）。

2. 体格检查

(1) 以坐位和仰卧位进行乳房检查。

(2) 检查发育不全的乳房一侧是否缺少胸大肌（框 9-1）。

(3) 仔细检查乳房以评估乳房肿块、囊肿和脓肿。

(4) 检查乳头是否有分泌物。

(5) 考虑在垂直和水平平面测量每个乳房，以

便与后面的检查进行比较（即 12—6 点钟位置，以及 3—9 点钟位置）。

(6) 检查乳房是否呈结节状。

3. 治疗

(1) 如果触及肿块，考虑超声检查。

(2) 如果有解剖异常，咨询整形外科。

(3) 如果检查正常，可选择佩戴衬垫较软的胸罩和定期检查，直到乳房发育成熟（约 18 岁）。

(4) 适合的胸罩衬垫或乳房假体。

(5) 早期咨询整形外科医生可能会有所帮助。

四、乳房肿块

（一）要点

- 乳房开始发育时可能是不对称的，表现为"乳房肿块"；因此，手术切除应针对明显的病理状态，避免因切除乳芽而引起医源性乳房发育不良。

- 该年龄段最常见的肿块是纤维腺瘤，其次是纤维囊性改变。

- 原发性乳腺癌在所有青少年乳腺肿瘤中占比＜1%。

- 与原发性乳腺癌（横纹肌肉瘤、霍奇金淋巴瘤和非霍奇金淋巴瘤、神经母细胞瘤）相比，恶性乳房肿块更多来源于非乳腺组织的恶性转移灶。

- 儿童期恶性肿瘤幸存者和（或）接受胸部放疗的患者成年后患乳腺癌的风险增加。

（二）鉴别诊断

- 纤维腺瘤（质硬、可推动、无压痛）
- 纤维囊性改变
- 乳腺囊肿
- 脓肿 / 乳腺炎
- 导管内乳头状瘤
- 脂肪坏死 / 脂肪瘤
- 罕见病变（如血管瘤、淋巴管瘤、淋巴瘤）
- 脂肪肥大
- 乳腺导管扩张

- Montgomery 囊肿
- 恶性肿瘤
  □ 原发性乳腺癌：18 岁以下罕见。
  □ 其他恶性肿瘤，即使罕见，也比原发性乳腺癌的发生率高（如横纹肌肉瘤、淋巴瘤、神经母细胞瘤）。
  □ 更常见于有胸部放疗病史的患者。

（三）诊断

当出现症状时，由专业人员对患者双侧乳房进行直立位和仰卧位的触诊和体格检查。

1. 超声

检查青少年乳房最好的影像检查方式。

可区分实性肿块和囊性肿块，并有助于标记脓肿边界。

2. 乳房自我检查

(1) 脱下衣服照镜子观察乳房是否对称。

(2) 站在淋浴间，用肥皂洗手后检查乳房，自腋窝向胸骨方向，手指并拢垂直上下移动检查。

(3) 仰卧在床上，同侧手放在脑后，用对侧手指以同样的方法重新检查乳房。

3. 推荐

(1) 曾接受过胸部 / 胸壁放疗的女性（如果在 10—30 岁接受治疗，风险最大）。

(2) 18—25 岁开始有 *BRCA1* 或 *BRCA2* 基因突变的女性。

(3) 已知患有乳房恶性肿瘤（横纹肌肉瘤、非霍奇金淋巴瘤、白血病）的女性。

乳房钼靶 X 线检查不适用于 25 岁以下的患者，乳腺组织密度的增加导致检查敏感性降低。

（四）治疗（图 9-2）

1. 纤维腺瘤

(1) 年轻女性最常见的乳房肿块。

(2) 边界清晰，可推动，通常为 1～3cm。

(3) 单侧，位于乳房外侧象限。

(4) 10% 自行消退。

(5) 如果肿块大小稳定无进展，可以进行随访。

(6) 有 10%～25% 的病例为复发或多发。

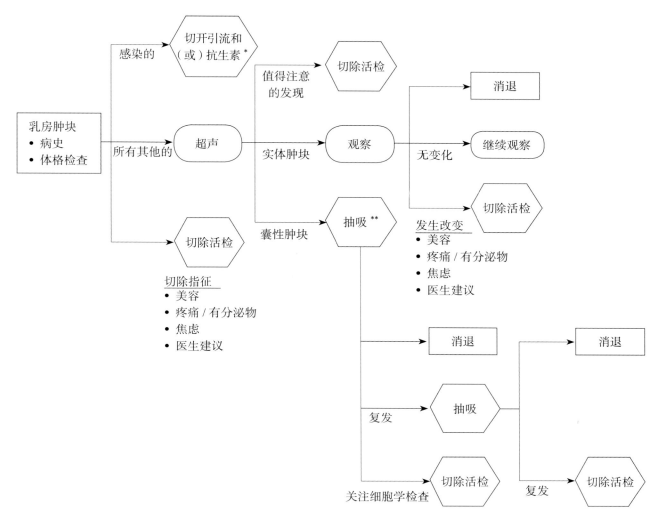

▲ 图 9-2 乳房肿块治疗的流程图：青少年女性的诊断和治疗

*. 可能需要超声来区分蜂窝织炎和脓肿；**. 单纯囊肿也可以观察处理（经许可转载，引自 Divasta AD, Weldon C, Labow B, The breast, in Emans SJ, Laufer MR, DiVasta AD, Emans, Laufer, Goldstein's Pediatric and Adolescent Gynecology. 7th edn, Wolters Kluwer, Philadelphia, 2019. ）

2. 巨大纤维腺瘤

(1) 迅速增大、不对称的乳房肿块＞5cm。

(2) 表面可能有迂曲的静脉。

(3) 患乳腺癌的最终风险可能略高。

3. 纤维囊性改变

(1) 青少年中第二常见的乳房异常。

(2) 常伴有乳腺痛和乳房压痛的表现，并伴有可扪及的纤维组织相关的病症。

(3) 症状随月经周期而改变。

(4) 治疗选择

① 口服避孕药可改善 70%～90% 的症状。

② 非甾体抗炎药。

4. 囊肿

小囊肿（＜2cm）通常会自行消退。

5. 乳腺叶状肿瘤

(1) 罕见、生长缓慢的肿瘤，在 20 岁以下人群中患病率＜5%。

(2) 通常为良性，但也可能是恶性的。

(3) 治疗：广泛局部切除。

(4) 部分叶状肿瘤有进一步分化成恶性的潜能。

(5) 肿瘤复发更常见于手术切缘阳性 / 增殖性肿瘤切缘。

6. 青少年乳头状瘤病

(1) 罕见的良性增生性疾病，以无异型性导管内增生 / 囊肿的多病灶为特征。

(2) 表现为乳房外上象限的不明显肿块。

(3) 可见于有乳腺癌家族史的患者。

(4) 当存在以下任何一种情况时，已经出现乳腺癌。

① 明确的乳腺癌家族史。

② 非典型增生性病变。

③ 双侧或多灶性病变。

④ 青少年乳头状瘤病复发。

(5) 治疗：切除并密切随访。

7. 挫伤（脂肪坏死）

(1) 由乳房创伤导致。

(2) 表现为边界不清的、质地较柔软的肿块。

(3) 通常会在数周至数月内自行消退。

(4) 使用镇痛药、冰袋和乳房绑带（运动胸罩或弹性包裹物）来治疗血肿。

(5) 治疗后确保肿块完全消退。

五、乳房疼痛

（一）病因

1. 经期前激素水平变化 / 纤维囊性改变。

2. 药物影响（如使用口服避孕药）。

3. 运动或创伤。

（二）评估

1. 乳房检查。

2. 妊娠试验。

（三）治疗

1. 安慰。

2. 穿戴支撑型文胸 / 压缩型运动文胸会有帮助。

3. 尝试口服或外用的非甾体抗炎药。

4. 如果服用口服避孕药，应减少炔雌醇的剂量。

5. 试用维生素 E（1200U）± 月见草油。

六、乳头溢液

（一）要点

• 通常为良性病变，可以自行消退。

• 如果为单侧、单导管、血性、间歇性或持续性，需要进行评估。

（二）诊断

1. 病史

(1) 可以发生在任何年龄。

(2) 偏侧性和频发性。

(3) 分泌物特征：乳白色、脓性、水样、浆液性、血清血性或血性。

(4) 泌乳的时机与活动或温度变化相关。

(5) 回顾病史、药物治疗史和社会史：口服避孕药、三环类抗抑郁药、H_2 受体拮抗药、大麻、吩噻嗪类和抗高血压药。

2. 体格检查

(1) 如果存在可触及的肿块，需要辅助影像学检查。

(2) 可能与青春期中断或原发性或继发性闭经相关。

(3) 如果为单侧、单导管、血性、间歇性或持续性，需要进行评估。

(4) 溢乳（见"第 43 章 催乳素异常"）

① 乳白色分泌物。

② 最常见的原因是妊娠 / 妊娠后、药物（处方药或非法药物）、甲状腺功能障碍、胸部创伤或催乳素分泌肿瘤。

③ 实验室检查：hCG、PRL、E_2、TSH。

(5) 导管扩张

① 一侧或双侧乳房出现黏稠、浆液血样、绿色、棕色或多色分泌物。

② 婴儿血性乳头溢液的最常见原因。

③ 超声检查结果：可能含有碎片的乳晕下无回声管状结构。

④ 通常在 9 个月内自行消退。

⑤ 分泌物淤积可导致细菌感染。

(6) Montgomery 结节。

① 通过乳晕异位开口流出透明至褐色液体，持续数周。

② 1/3 的患者有小的乳晕下肿块，其余的有急性炎症。

③ 在数周到数月内自行消退。

④ 口服抗生素和非甾体抗炎药治疗感染。

(7) 导管内乳头状瘤

① 可能有血性分泌物。

② 可能是单个或多个。

③ 超声表现：边界不清、不均匀的肿块，主要在病灶边界附近观察到多个无回声区域。

④ 治疗：手术切除。

3. 治疗

(1) 分泌物通常会自行消退；人为推挤将使其永久存在。

(2) 如果是脓性的并且考虑感染，请进行革兰染色、细菌培养、细胞计数并考虑超声检查。

参 考 文 献

[1] De Silva NK. Breast development and disorders in the adolescent female. Best Pract Res Clin Obstetr Gyneacol. 2018; 48:40–50.

[2] Diagnosis and management of benign breast disorders. Practice bulletin no. 164. American College of Obstetricians and Gynecologists. Obstet Gynecol. 2016;127:e141–156.

[3] DiVasta AD, Weldon C, Labow BI. Chapter 54 The Breast: Examination and Lesions. In: Emans SJH, Laufer MR, eds, *Pediatric and Adolescent Gynecology* (7th edn.) Philadelphia, PA: Lippencott Williams & Wilkins; 2021.

[4] Eidlitz-Markus T, Mukamel M, Haimi-Cohen Y, et al. Breast asymmetry during adolescence: physiologic and non-physiologic causes. Isr Med Assoc J. 2010;12(4):203–206.

[5] Fallat ME, Ignacio RC Jr. Breast disorders in children and adolescents. J Pediatr Adolesc Gynecol. 2008; 21:311–316.

[6] Greydanus DE, Matytsina L, Gains M. Breast disorders in children and adolescents. Prim Care. 2006;33:455–502.

[7] Jayasinghe Y. Preventive care and evaluation of the adolescent with a breast mass. Semin Plast Surg. 2013;27:13–18.

[8] Stevens DL, Bisno AL, Chambers HF, et al. Practice guidelines for the diagnosis and management of skin and soft tissue infections: 2014 update by the infectious diseases society of America. Clin Infect Dis. 2014;59:147–159.

第 10 章　宫颈肿物
Cervical Mass

Jennie Yoost　著

李国静　译　张　叶　刘璟蓝　校

一、要点

• 有许多的鉴别诊断，鉴别方法基于肿块的类型

• 鉴别诊断

1. Nabothian 囊肿、中肾囊肿、宫颈息肉、尖锐湿疣、宫颈外翻、宫颈妊娠、良性米勒管乳头状瘤。

2. 血管病变

(1) 动静脉畸形。

(2) 血管瘤。

3. 恶性肿瘤罕见，但有报道

(1) 米勒管腺肉瘤。

(2) 胚胎性横纹肌肉瘤。

二、诊断

（一）病史

1. 儿童

阴道异常出血、分泌物异常、自阴道突出的肿块。

2. 青少年

(1) 异常流血、月经过多、分泌物异常、性行为后出血，或可能是偶然发现。

(2) DICER-1 综合征病史。

(3) HPV 疫苗接种情况。

（二）体格检查

1. 儿童

使用有 / 无麻醉的阴道窥器检查（见"第 31 章　围术期的要点"）。

2. 青少年

(1) 麻醉下检查或必要时进行阴道窥器检查及活检。

(2) 使用适当的窥器（见"第 20 章　妇科检查"）。

(3) 根据病史进行妊娠试验和淋病、衣原体筛查。

(4) 如果年龄≥21 岁，进行 Pap 检查。

(5) 如有必要，考虑阴道镜检查和活检评估。

三、治疗

1. 治疗应与诊断相对应。

2. 可观察到单纯囊状结构，对大的囊性病变行造口术是一种选择。

3. 未经适当咨询，不应对血管异常进行活检。

(1) MRI 是血管病变成像的最佳方式。

(2) β 受体拮抗药（如普萘洛尔）可用于治疗血管瘤。

(3) 考虑向血管外科咨询治疗相关的问题。

4. 对于实性、息肉状或变化的病变，或者诊断不明确时，应进行活检。

(1) 根据患者年龄和肿块类型按需使用麻醉。

(2) 活检并进行病理评估。

(3) 小病灶（如息肉）可以进行切除活检。

5. 恶性肿瘤的诊断应咨询肿瘤妇科。

6. 监测患者是否有复发迹象。

参考文献

[1] Fleming NA, Hopkins L, de Nanassy J, Senterman M, Black AY. Müllerian adenosarcoma of the cervix in a 10–year-old girl: case report and review of the literature. J Pediatr Adolesc Gynecol. 2009; 22(4):e45–e51.

[2] Ganti AK, Ray J, Mooney KL, Zambrano E, Hillard PJA, Fok W. Unusual cause of pediatric vaginal bleeding: infantile capillary hemangioma of the cervix. J Pediatr Adolesc Gynecol. 2019; 32(1): 80–82.

[3] McQuillan SK, Grover SR, Pyman J, Jayasinghe YL. Literature review of benign Müllerian papilloma contrasted with vaginal rhabdomyosarcoma. J Pediatr Adolesc Gynecol. 2016; 29(4):333–337.

第 11 章 尖锐湿疣和人乳头瘤病毒
Condyloma Acuminatum and Human Papillomavirus (HPV)

Vikki Tulchinskaya Maggie L. Dwiggins 著

李国静 译 张 叶 刘璟蓝 校

一、要点

• 人乳头瘤病毒（human papilloma virus，HPV）是美国最常见的性传播感染（sexually transmitted infection，STI）。

• 传播途径：垂直、水平（自动或异种接种）和性接触。

• 尖锐湿疣是由 HPV 感染引起的，潜伏期一般为 1～20 个月，但有的潜伏期可达 3 年及以上。最常见的是非致癌类型 6 型、11 型；有个案报道皮肤疣 2 型自体接种。

• 美国疾病控制与预防中心（Centers for Disease Control and Prevention，CDC）建议 9—45 岁接种 HPV 疫苗。

• 儿科和青少年妇科医生不太可能在免疫功能正常的患者中筛查宫颈 / 阴道 HPV。

二、尖锐湿疣

（一）诊断

主要是临床诊断；必要时可能需要通过阴道镜检查。

尖锐湿疣通常表现为大小不等的、隆起的疣状丘疹，周围皮肤正常。

评估并记录病变的位置、颜色、形状、纹理、边界、数量和分布，以及相关症状。

大多数直径<5mm；如果较大，可能看起来像菜花。

可考虑对非典型或持续性病变进行活检。

在青春期前儿童中，病变主要出现在肛门生殖器区域；在性活跃的青少年中，病变可出现在生殖道任何部位。

可能出现出血、瘙痒和疼痛；也可能完全没有症状。

（二）管理

没有数据证明治疗优于观察。

90% 的尖锐湿疣会在 2 年内消退。

如果病变持续 2 年以上、快速增长或有症状，则应进行治疗。

1. 如果性行为不活跃，治疗前要仔细检查是否有性虐待行为

(1) 记录首次发现疣的年龄，分娩方式及儿童、家庭或接触者的疣或 HPV 病史。

(2) 体格检查关注是否有性虐待迹象（见"第 46 章 性虐待、性交易和强奸"）。

(3) 如果两者都没有定论，推荐在当地儿童权益保护机构进行法律访谈。

(4) 不应使用 HPV 分型来评估性虐待；HPV 分型方法，甚至是新技术（如混杂交捕获法），有交叉反应和假阴性结果；HPV 感染有潜伏期，而且转归特征仍未明确。

(5) 在 4 岁以下的儿童中，如果没有性虐待的证据，则考虑 HPV 的垂直传播。

2. 如果性行为活跃

(1) 如果在尖锐湿疣出现后最近 3 个月内未作处理，则进行衣原体和淋病筛查。

(2) 鼓励仔细检查伴侣的可见病变。

尽管治疗成功，仍会复发。如果复发，进行

活检。反复复发者筛查人类免疫缺陷病毒（human immunodeficiency virus，HIV）。

（三）治疗

1. 药物治疗

(1) 没有任何治疗优于其他治疗；大多数治疗需要多次给药。

(2) 咪喹莫特是唯一获得美国食品药品管理局（Food and Drug Administration，FDA）批准的用于治疗 12 岁或以上儿童的药物。

(3) 5% 咪喹莫特乳膏：加强干扰素和其他细胞因子刺激作用的局部免疫增强药。

① 虽然未被批准用于 12 岁以下儿童，但该年龄组的治愈率高达 75%。

② 可能对上皮有很强的腐蚀作用，尤其是在青春期前儿童中。

③ 非常保守地将小剂量药物应用于一处病变。

④ 让患者在 1 周内回访，如果没有不良影响，则非常缓慢地扩大使用范围和频率，并每周检查 1 次。

⑤ 青春期前儿童的治疗频率不得超过每周 1 次，青少年不得超过每周 2 次；成人每周睡前给药 3 次，持续 16 周，在 6～10h 洗掉。

(4) 3.75% 咪喹莫特：与上述试验剂量相同，夜间使用。

(5) 15% 儿茶素软膏：每天用手指涂抹每处疣 3 次，持续至疣完全清除，最长 16 周。涂抹后不宜冲洗。

不应用于 HIV 患者或其他免疫功能低下的患者。妊娠期用药安全性未知。

(6) 病灶内注射干扰素 α：注射是有疼痛感的，且伴有发热、肌痛、嗜睡和头痛。关于使用和剂量，请咨询儿科皮肤科医生或儿科传染病专家。

(7) 其他治疗方案

① 三氯乙酸（trichloroacetic acid，TCA）或 80%～90% 二氯乙酸（bichloroacetic acid，BCA）：用细棉签取少量药物涂抹在疣上；润滑周围皮肤，可使用凡士林；使其干燥变成白色硬膜；可在 1h

内洗掉，尤其是皮肤持续灼痛时；每周重复。

② 0.5% 普达非洛溶液或凝胶：一种引起疣坏死的抗有丝分裂药物，未被批准用于儿童人群。患儿或父母每天 2 次涂抹疣，持续 3 天，然后停药 4 天不涂，最多重复 4 个周期。治疗的疣面积应 <10mm³。普达非洛的总体积限制为 0.5ml/d。未确定妊娠期安全性；不适用于儿童。

③ 西咪替丁口服片剂或混悬剂：40mg/（kg·d），分 3 次剂量；通常至少治疗 3 个月，因为在 2 个月内很少看到效果；如果病情持续 1 个月无明显变化，请使用适当的血清学和组织标本筛查免疫缺陷，包括 HIV 和其他病理原因，并检查是否有持续再感染。

2. 手术治疗

包括冷冻疗法、CO_2 激光、脉冲光、电凝和手术切除。仅用于免疫缺陷和排除其他病理原因的顽固性症状病例。

• CO_2 激光是首选方法

(1) 优点：止血快，组织损伤少。

(2) 治愈率：27%～100%。

(3) 缺点：需要全身麻醉。

(4) 步骤

① 将激光连接到使用显微操作器的阴道镜或显微镜，以最好地瞄准。

② 在低功率下使用超级脉冲模式，以使邻近组织损伤最小。

③ 用 3%～5% 的醋酸浸湿纱布擦去碎屑，以便观察到经典的白色乳头状突起。

(5) 术后

① 用局部麻醉药浸润手术部位，如不含肾上腺素的 0.25% 布比卡因。

② 必要时使用处方麻醉药和非甾体抗炎药（使用剂量见"第 31 章　围术期的要点"）。

③ 在可忍受的情况下，局部使用冰袋 48h。

④ 坐浴，每天 4 次，然后用吹风机在低温下风干，并局部大量涂抹磺胺嘧啶银霜直至愈合。

⑤ 可在浴缸中排尿或用会阴盥洗瓶稀释尿液。

⑥ 使用大便软化剂预防便秘。

⑦ 如果是大范围切除，可能需要住院，并整晚使用导尿管。

- 冷冻疗法（液氮）

(1) 可以在诊室进行。

(2) 由于坏死和水疱，疼痛在治疗过程中及之后很常见。

(3) 局部麻醉可以缓解一些不适。

3. 随访

尽管病变明显消退，但由于已知的复发风险，需要进行长期随访。

（四）接种疫苗

接种疫苗对预防 HPV 非常有效。

可用的疫苗：HPV 9 价疫苗——针对 HPV 6 型和 11 型（引起 90% 的肛门生殖器疣病例），以及 HPV 16 型、18 型、31 型、33 型、45 型、52 型和 58 型。

CDC 推荐 9—45 岁接种 HPV 疫苗。

15 岁之前，2 剂之间需要间隔 6 个月。15 岁后，需要 3 剂（0 个月、2 个月和 6 个月）。

（五）咨询 / 教育

由于 HPV 经皮肤传播，避孕套在预防传播方面并非 100% 有效；研究表明，男性的指甲内可能携带 HPV 病毒，因此性传播不是唯一的潜在方式。

吸烟和吸"二手烟"抑制病毒清除。

在没有可见病变的情况下可能传播。

治疗经常需要多个疗程和不同的技术。

对于伴有肛门生殖器区域明显病变的男性伴侣，应予以治疗。

参考文献

[1] Centers for Disease Control and Prevention. Sexually transmitted diseases treatment guidelines 2021. MMWR July 23, 2021;70(4)

[2] Centers for Disease Control and Prevention. HPV (human papillomavirus) vaccine: what you need to know. VIS. 2019.

[3] Costa-Silva M, Fernandes I, Rodrigues AG, Lisboa C. Anogenital warts in pediatric population. An Bras Dermatol. 2017; 92(5):675–681.

[4] Culton DA, Morrell DS, Burkhart CN. The management of *Condyloma acuminata* in the pediatric population. Pediatr Ann. 2009; 38:368–372.

[5] Gibbs, NF. Anogenital papillomavirus infections in children. Curr Opin Pediatr. 1998; 10:393–397.

第 12 章 避 孕

Contraception

Kylie Fowler 著

卫晨萱 译　　蒋继兰　钱志大 校

一、要点

- 大多数的避孕方法使用之前不需要进行盆腔检查。

- 青少年的偏好对其选择避孕方式和提高依从性很重要。

- 长效可逆避孕（long-acting reversible contraception，LARC）方法［宫内节育器（intrauterine device，IUD）和皮下埋植剂］是安全、高效的，应被考虑列入青少年避孕的一线选择中。

- LARC 在青少年人群中具有较高的满意度和续用率。

- 避孕套是防止性传播感染（sexually transmitted infection，STI）的唯一方法，应向所有青少年推荐。

- 作为免费的资源，美国避孕方法选用的医学标准（United States Medical Eligibility Criteria for Contraceptive Use，USMEC）可为使用特定避孕方法的不同医疗状态和特征的患者进行循证医学推荐。

- 超重或肥胖患者使用左炔诺孕酮紧急避孕药（emergency contraception，EC）和复方激素贴剂的避孕失败率更高。

- 避孕方式的提供者应熟悉有关青少年隐私保护和未经父母许可向青少年提供性行为健康保健等相关国家、地方法规。

二、管理

（一）隐私保护

阐明青少年时期隐私和保密的需求。

告知家长 / 监护人：避孕服务提供者会推动关于学校、朋友、药物、性行为的相关讨论；但相关内容会依照国家及地方法规保密。

青少年与父母 / 监护人之间开诚布公的讨论会延后发生性行为的时间，并增加了初次性行为时选择避孕的比例。

服务提供者应尽可能地促进青少年与父母 / 监护人之间的沟通。

告知青少年及其父母 / 监护人，若有可能对青少年或他人产生不良甚至危及生命的情况，将不再继续保密。

讨论通过账单或提供健康保险公司向保单持有人提供的福利解释而可能发生的保密违规行为。

如果由于账单或保险程序无法保密，则应将青少年转诊至联邦资助的诊所，通常包含计划生育联合会、校园诊所或当地卫生部门诊所。

（二）病史

获取完整的病史、手术史、个人史及家族史。

- 病史：应包括完整的月经史。

- 家族史：应包括所有出血 / 凝血障碍、妇科恶性肿瘤病史及遗传病史。

- 个人史：应包括完整的性行为史，包括以下 5 个方面。

1. 性伴侣

(1) 性伴侣的生理和社会性别。

(2) 近 60 日内的性伴侣数。

(3) 近 12 个月内的性伴侣数。

(4) 患者性伴侣的暴露史。

(5) 与当前及既往性伴侣的性行为是否安全和自愿。

2. 性行为

(1) 阴道性交、口交、肛交。

(2) 性交易（用性换取金钱、住房、食物）。

(3) 药物影响下的性行为。

3. 预防妊娠

(1) 目前避孕方式的使用情况。

(2) 既往避孕方式的使用情况及停用原因。

4. 性传播感染防护

(1) 使用男用或女用避孕套的频率：经常，有时，从不。

(2) 使用口交保护膜。

5. 性传播感染既往史

注意性关系中是否存在性暴力，若存在，则可提供相关咨询服务（见"第 21 章　如何评估和帮助患者避免高危行为"）。

评估是否存在高危性行为，如具有多名性伴侣、药物影响下的性行为，以及通过性行为换取食物、住房、衣物、钱财等。

以非评判性的方式询问并获取患者信息，并给予患者提问的机会。

（三）体格检查

1. 血压、身高、体重、BMI。

2. 心脏、肺、甲状腺、腹部、四肢检查。

3. 盆腔检查：仅在具有盆腔疼痛或异常阴道分泌物或计划置入 IUD 的患者中进行。

注意：提供避孕方式时不需要进行常规盆腔检查。

（四）实验室检查

1. 需按照 CDC 的推荐进行 STI 筛查。对于 15—24 岁的青少年和青年，STI 筛查包括至少一次淋病奈瑟菌、沙眼衣原体检测，以及 HIV 检测。

2. 妊娠检查。

（五）咨询

1. 探讨包括 EC 在内的所有可行的避孕方案。

2. 从效果最好的避孕方式开始，如 LARC，从高到低直至最低效的避孕方式（详见 Bedsider. org）。

3. 强调使用避孕套可预防 STI。

4. 探讨以前的避孕方式及停用该方式的原因。

5. 探讨有关避孕方式的"误区"。

(1) 体重增加：除长效醋酸甲羟孕酮外，尚无证据显示避孕会使体重增长。

(2) 痤疮：复方口服避孕药（combined oral contraceptive pill，COCP）可改善痤疮症状。

(3) 不孕：无影响。

(4) 恶性肿瘤：不同的避孕方式可降低罹患子宫、卵巢、宫颈和（或）结肠癌的风险；而患乳腺癌的风险尚不确定。

(5) 初次性行为的发生：开诚布公地与成人（尤其是父母）讨论相关问题反而会推迟初次性行为的发生时间。

(6) 卵巢囊肿：抑制排卵的避孕方式可预防卵巢的生理性囊肿。

(7) 情绪变化：不常见。

6. 向青少年提供相关权威网站以便她们获得更多信息。

(1) Bedsider.org：该网站由"Power to Decide"组织为避免非意愿妊娠行动而建立，提供英语及西班牙语的双语信息服务。它还有一个独立网站，为临床医师提供宣教文章、材料和继续医学教育服务。

(2) Youngwomenshealth.org：该网站由青少年/青年医学组织和波士顿儿童医院妇科联合运作，提供英语及西班牙语双语信息。它为临床医师提供全面的信息资源。

(3) Plannedparenthood.org/learn/teens：由美国计划生育联合会运行，提供英语及西班牙语信息。

三、治疗

在开具避孕处方前，应先参考美国避孕方法选用的医学标准（United States Medical Eligibility Criteria for Contraceptive，USMEC）。可在网站或 APP 免费下载。

依照避孕措施的使用方式或医疗条件，列出避孕方案的安全等级。每种避孕方案可被划分为以下 4 个等级。

等级 1：该避孕方法的使用没有任何限制。

等级 2：当该避孕方法的使用利大于弊时可使用，但需密切随访。

等级 3：除非患者不接受或不可用其他的避孕方法，否则不建议使用该方法。

等级 4：使用该避孕方法会造成不可接受的健康风险。

评估避孕方案的潜在风险时，应比较避孕与妊娠对健康的影响，而非比较开始避孕前后对健康的影响。几乎所有的避孕方案所带来的健康风险都低于意外妊娠。

一旦选择了一种避孕方式，可参考美国特定实践建议了解相关的使用方式、所需的检查、随访周期、错误使用及不良反应的处理方式。

若临床医师确认患者尚未妊娠，一切避孕手段都可在就诊当天开始实施。

1. 距正常月经开始后≤7 天。

2. 末次月经开始至今，没有进行过性生活。

3. 一直正确且持续地使用可靠的避孕方式。

4. 距自然或人工流产＜7 天。

5. 在产后 4 周内。

完全或接近完全母乳喂养（纯母乳喂养或喂养物中母乳≥85%），闭经，产后＜6 个月。

完美使用及常规使用失败率皆在后文列出。青少年的常规使用失败率普遍较高。

（一）宫内节育器

1. 带铜宫内节育器（Paragard®）

(1) 无激素。

(2) 铜具有杀精作用。

(3) 在无保护性行为后 5 天内置入可起到最佳紧急避孕效果。

(4) 可能降低罹患宫颈癌的风险。

(5) FDA 批准的使用时长为 10 年，已有极佳证据表明可延长使用至 12 年。

(6) 最常见的不良反应：月经增多，痛经加剧。

(7) 完美使用妊娠率：0.6%。

(8) 常规使用妊娠率：0.8%。

(9) 起效时间：即刻。

2. 左炔诺孕酮宫内节育器

(1) 单孕激素避孕方式。

(2) 使宫颈黏液变稠，阻止精子进入子宫腔或接触卵母细胞。

(3) 使子宫内膜变薄，提供非避孕益处，如减少月经量 / 闭经、减轻痛经、降低罹患子宫内膜癌的风险。

(4) 在无保护性行为后 5 天内置入可提供有效的紧急避孕。

(5) 最常见的不良反应：阴道不规则流血，尤其是最初使用的 3～6 个月。

(6) 完美及常规使用妊娠率：0.1%。

(7) 起效时间：即刻。

3. 左炔诺孕酮 52mg

(1) 曼月乐®：FDA 批准的使用时长为 7 年。

(2) Liletta®：FDA 批准的使用时长为 6 年，已有极佳证据表明可延长使用至 7 年。

(3) 在含激素的宫内节育器中，这两种节育器的闭经率最高。

4. 左炔诺孕酮 19.5mg

Kyleena®：FDA 批准的使用时长为 5 年，未有延长使用期限的报道。

5. 左炔诺孕酮 13.5mg

Skyla®：FDA 批准的使用时长为 3 年，未有延长使用期限的报道。

（二）皮下埋植

依托孕烯 68mg（Nexplanon®）

(1) 单孕激素避孕方法。

（2）阻止排卵，使宫颈黏液变稠，阻止精子进入子宫腔或接触卵母细胞。

（3）非避孕益处，如减少月经量，减轻痛经，降低罹患卵巢癌、子宫内膜癌的风险。

（4）FDA批准使用时长为3年，无论患者的体重或BMI是多少，有极佳证据表明可延长至5年。

（5）最常见的不良反应：不规则阴道流血（60%）。

（6）完美及常规使用妊娠率：0.1%。

（7）起效时间：若在月经来潮5天内植入，即刻起效；若在月经来潮＞5天植入，后续7天内禁欲或选择其他的避孕方式。

（三）避孕针

长效醋酸甲羟孕酮（Depo-Provera®）

（1）单孕激素避孕方法。

（2）阻止排卵。

（3）非避孕益处：减少月经量，减轻痛经，抑制生理性卵巢囊肿形成，降低罹患卵巢癌、子宫内膜癌的风险。

（4）FDA推荐的使用频率：2次注射间隔最长不超过13周，1次注射的最大时效性为15周。

（5）常见不良反应：不规则阴道流血、食欲增强、体重增加、骨密度降低，停药后可缓解。

（6）注射剂量推荐：若患者在院，予150mg肌内注射；若患者居家，予104mg皮下注射。

（7）完美使用妊娠率：1%。

（8）常规使用妊娠率：6%。

（9）起效时间：若在月经来潮7天内注射，即刻起效；若＞7天，则需在注射后7天内禁欲或采取其他避孕方式。

（四）复方激素避孕方法

包括COCP、避孕贴剂与阴道环，都含有雌、孕激素。

可阻止排卵。

非避孕益处：减少月经量，缓解痛经，抑制生理性卵巢囊肿形成，改善痤疮症状，减少子宫内膜癌、卵巢癌与结肠癌的发生风险。

开足1年的处方可提高患者的依从性。

常见不良反应：恶心、呕吐、头痛、不规则阴道流血。

绝对禁忌证：典型性偏头痛、已知的血栓疾病史、静脉血栓栓塞（venous thromboembolism，VTE）史、一级亲属VTE史（更多信息可查询USMEC，了解有关这些和其他药物状况的全面信息）。

完美使用妊娠率：0.3%。

常规使用妊娠率：7%。

起效时间：若在月经来潮的5天内开始服用，即刻起效；否则需在服用后7天内禁欲或采取其他避孕方式。

1. 复方口服避孕药

（1）青少年应谨慎使用＜30μg炔雌醇的药物，因低剂量炔雌醇很可能影响骨密度。

（2）每片单相COCP药片中的雌二醇与孕激素的含量是不变的。可用于延长生理周期或跳过安慰剂持续使用。

（3）每片多相COCP药片中的雌二醇含量是相同的，而孕激素含量不同。不规则阴道流血及突破性排卵在服用多相COCP的患者中更加常见。

（4）对于超重或肥胖患者，不服用安慰剂或无停药间隔的避孕药效果可能更好。

（5）若出现服药时间延后（＜24h）或漏服药物（24～48h）：尽快补服药（尽管这可能意味着需要在1天之内服用2片药），但并不需要采取其他的备用避孕方式或紧急避孕。

（6）若出现漏服药物2次或以上（＞48h）的情况：尽快补服药（尽管这可能意味着需要在1天之内服用2片药），并在后续服药7天内停止性生活或采取其他的避孕措施；若漏服药物的时间位于28天服药周期内的15～28日，则不必服用安慰剂，改用新的一盒并连续服用激素药物7日，并可考虑使用紧急避孕（醋酸乌利司他除外）。

（7）同时使用抗癫痫药物的患者需注意：

① 低于200mg/d的托吡酯不会降低含35μg炔

雌醇避孕药的避孕效果，如＞200mg/d，可能降低避孕效果。

② 苯巴比妥、苯妥英及卡马西平会降低复方口服避孕药的避孕效果。

③ 当复方口服避孕药与拉莫三嗪同时服用时，拉莫三嗪的药物浓度可下降 50%；因此，必须密切监测药物浓度。

2. 避孕贴剂

(1) 2 种剂型选择：30μg 雌二醇 +120μg 左炔诺孕酮（Twirla®）或 35μg 雌二醇 +150μg 诺孕曲明（Xulane®、Zafemy®）。

(2) 常规用法：使用避孕贴剂，每次 1 周，连贴 3 周，第 4 周停药后出现撤退性出血。

(3) 也可连续使用避孕贴剂，每次 1 周，无停药间隔。

(4) 对于 BMI＞30kg/m² 的女性，避孕贴剂的避孕效果可能略有下降，并会增加 VTE 的风险。因此，其治疗被划分为 USMLE 等级 2（益处大于风险）。

(5) 使用避孕贴剂可能会引起局部皮肤反应。

3. 阴道环

(1) 依托孕烯 11.7mg– 炔雌醇 2.7mg（Nuvaring®）

阴道环置入连续 3 周，间隔 1 周后再次置入新环，在 1 周的间隔期出现撤退性出血；而 1 个阴道环的避孕有效性可长达 6 周。

阴道环也可每月更换 1 次，跳过 1 周的间隔期，以此延长使用周期。

4 个月内不使用的阴道环应保存在冰箱内（可能会影响青少年的隐私）。

发生性行为时，阴道环可保持固定；阴道环最多可被取出 3h。

若取出阴道环的时间超过 3h，则需在重新放环后的 7 天内禁欲或采取其他的避孕措施；若上述事件发生在使用阴道环的第 3 周，则需在使用的第 21 天取出阴道环，并立即置入新的阴道环，无须在此后间隔 1 周再次放环。

(2) 醋酸烯酮 103mg– 炔雌醇 17.4mg（Annovera®）

阴道环连续置入 3 周，间隔 1 周后再次置入，在 1 周的间隔期出现撤退性出血。在此期间，阴道环在清洗后可放入特定的保存盒中妥善保存。1 周后，该环可再次置入患者体内，并可重复使用多达 13 个周期。

持续的阴道环置入，跳过 1 周的间隔期可以延长该环的使用周期。然而，阴道环仍需每月取出 1 次，使用温水及温和的清洁剂进行简单清洁。

发生性行为时，阴道环可保持固定；阴道环可被取出至多 2h。

若取出阴道环的时间超过 2h，则需在重新放环后的 7 天内禁欲或采取其他的避孕措施。

（五）单孕激素片

1. 小剂量炔诺酮 35μg

(1) 对服药错误非常敏感。药片应在每天相同时间点内（相差不超过 3h）服用，以达到药物的最佳效果。连续服用 28 天，没有固定的月经周期。可使宫颈黏液变稠，阻止排卵。

(2) 非避孕益处：减少月经量，减轻痛经，降低卵巢、子宫、结肠癌的患病风险。

(3) 起效时间：若在月经来潮的 5 日内开始服用，即刻起效；否则需在服用后 48h 内禁欲或采取其他避孕方式。若迟服（＜24h）或漏服（24～48h），则需在服用后 48h 内禁欲或采取其他避孕方式。

(4) 常见不良反应：不规则阴道流血。

(5) 完美使用妊娠率：0.3%。

(6) 常规使用妊娠率：7%。

2. 屈螺酮 4mg（Slynd®）

(1) 24/4 设计：连续 24 天服用有治疗活性的药片，而后 4 天服用无活性的安慰剂。

(2) 经 FDA 批准用于治疗痤疮。

(3) 因利尿或电解质紊乱导致肾功能损伤的患者应慎用此药物；对于服药后可能出现电解质紊乱的患者，应在用药 1 周期后检测血钾。

(4) 使宫颈黏液变稠，抑制排卵。

(5) 非避孕益处：减少月经量，减轻痛经，降低卵巢、子宫、结肠癌的患病风险。

（6）起效时间：若在末次月经来潮的 7 日内开始服用，即刻起效；否则需在服用后 7 天内禁欲或采取其他避孕方式。

（7）若迟服（＜24h）或漏服（24～48h）：尽快补服药物（尽管这意味着在同 1 日服用 2 次药物），无须采用紧急避孕或备用避孕方式。

（8）若出现漏服药物 2 次或以上（＞48h）的情况：尽快补服药（尽管这可能意味着需要在 1 天之内服用 2 片药），并在连续服药 7 天内禁欲或采取其他的避孕措施；若漏服药物的时间位于 28 天服药周期内的 15～28 日，则不必服用安慰剂，改用新的一盒并连续服用激素药物 7 日，并可考虑使用紧急避孕（醋酸乌利司他除外）。

（9）常见不良反应：不规则阴道流血。

（10）完美使用妊娠率：0.3%。

（11）常规使用妊娠率：7%。

（六）杀精药物

具有多种剂型：如霜剂、凝胶、泡沫及栓剂。

1. 壬苯醇醚 –9

(1) 降低精子活力。

(2) 非处方药（over the counter，OTC）。

(3) 可与任一避孕方式联合使用。

2. 1.8% 乳酸，1% 柠檬酸，0.4% 酒石酸钾阴道凝胶（Phexxi）

(1) 通过维持阴道的酸性 pH，降低精子的活力。

(2) 处方药。

(3) 不能与阴道环联合使用。

3. 非激素类药物。

4. 单独使用避孕效果较差，因此推荐与其他避孕方式联用。

5. 增加了 HIV 或其他 STI 的易感性。

6. 须置药 10min 后再进行性行为，并在置药 60min 内结束性行为。

7. 常见不良反应：性伴侣双方的局部刺激反应。

8. 每次性行为时都需使用。

9. 完美使用妊娠率：18%。

10. 常规使用妊娠率：28%。

（七）紧急避孕

紧急避孕：在未保护的性生活后使用，避免妊娠。

越早采取紧急避孕，避孕效果越好。下文将依其避孕效果从高至低介绍不同的紧急避孕方法。

紧急避孕的避孕效果不如常规的预防性避孕方法，因此不推荐重复使用紧急避孕方法。

1. 带铜宫内节育器（Paragard®）

若置入时间在无保护性生活发生后的 5 日内（120h 内），带铜宫内节育器可降低 99% 的妊娠率。

2. 左炔诺孕酮 52mg– 宫内节育器（Mirena®，Liletta®）

与带铜 IUD 的紧急避孕效果类似。

3. 醋酸乌利司他（Ella®）

处方药，仅一种剂量。

很多药店并无库存，只能订购（即在 48～72h 内才能获取药物，可能会影响避孕效果），临床医生需熟悉有药物库存的药店，并提前致电相关药店确认库存，或者建议有相关需求的患者常备此药物。

在某些区域可通过互联网药店获得药物，并可在 24h 以内送达。

常见不良反应：恶心、使用后不规则阴道流血。

4. 口服左炔诺孕酮 1.5mg（Plan B® One Step®、Next Choice® One Dose®、My Way®）

以前为 2 次服用的剂型，但与单次服用的剂型效果相同。

在无保护性生活发生后的 5 日内（120h 内）尽快服用。

OTC，购买不受年龄限制。

常见不良反应：恶心、不规则阴道流血。

在超重或肥胖患者中，避孕效果下降约 33%。

5. Yupze 法

许多复方激素避孕药可通过联合使用起到紧急避孕的效果：每 12 小时服药 1 次，一次服用 2～5 片。

无保护性生活发生后的 72h 内开始服药，避孕效果最佳；然而，一般在无保护性生活发生 120h 内服用即可。

常见不良反应：恶心、不规则阴道流血。

不同 COCP 的紧急避孕使用剂量，详见 https://ec.princeton.edu/questions/dose.html。

（八）屏障避孕法

1. 避孕套

(1) 不论是否运用其他避孕方法，避孕套应被推荐给所有青少年。

(2) 包括男用（外用）及女用（内用）两类。

(3) 避孕套常用乳胶制成，也有非乳胶材料制成的避孕套，如腈和聚氨酯。

(4) 非乳胶的羊皮避孕套可以阻止精子进入，但不能预防 STI。

(5) 青少年在每次性行为时不得使用多个避孕套（例如，不要同时使用外用及内用避孕套），这不但不会增加避孕效果反而会使避孕效果降低。

(6) 乳胶避孕套需要水或硅胶润滑剂（油性润滑剂会降解乳胶，降低避孕效果）。

(7) 常见不良反应：非常少。

(8) 完美使用失败率：2%。

(9) 常规使用失败率：13%。

(10) 谨慎地向所有青少年提供避孕套。

2. 子宫颈帽（FemCap®）

(1) 需合适的大小。

(2) 硅胶制成。

(3) 需性生活 6h 后才能取出，性生活后留置不超过 48h。

(4) 与杀精药物联用可起到更好的避孕效果。

(5) 常见不良反应：难以置入或取出，阴道刺激。

(6) 若患者有生育史，避孕效果则会略有下降。

(7) 未生育女性完美使用失败率：9%。

(8) 未生育女性常规使用失败率：14%。

(9) 生育女性完美使用失败率：26%。

(10) 生育女性常规使用失败率：29%。

3. 阴道隔膜

(1) 需合适的大小。

(2) 硅胶制成。

(3) 需性生活 6h 后才能取出，性生活后留置不超过 24h。

(4) 与杀精药物联用可起到更好的避孕效果。

(5) 完美使用失败率：6%。

(6) 常规使用失败率：18%。

4. 阴道避孕海绵（Today Sponge®）

(1) 阻止精子进入，并可持续释放杀精药物。

(2) OTC。

(3) 需性生活 6h 后才能取出，性生活后留置不超过 24h。

(4) 若患者有生育史，则避孕效果会略有下降。

(5) 未生育女性完美使用失败率：9%。

(6) 未生育女性常规使用失败率：16%。

(7) 生育女性完美使用失败率：20%。

(8) 生育女性常规使用失败率：32%。

参考文献

[1] Adolescents and long-acting reversible contraception: implants and intrauterine devices. American College of Obstetrics and Gynecology Committee Opinion #735. Obstet Gynecol. 2018 May; 131(5):e130–e139.

[2] Bedsider.org and Bixby Center for Global Reproductive Health, How well does Birth Control work? Available at: https://beyondthepill.ucsf. edu/sites/beyondthepill.ucsf.edu/files/Tiers%20of%20Effectiveness_English-043019.pdf.

[3] Committee on Adolescence. Contraception for adolescents. Pediatrics. 2014; 134(4):e1244–e1256.

[4] Curtis KM, Jatlaoui TC, Tepper NK, et al. U.S. selected practice recommendations for contraceptive use, 2016. MMWR Recomm Rep.

2016a; 65(RR-4):1–66.

[5] Curtis KM, Tepper NK, Jatlaoui TC, et al. U.S. medical eligibility criteria for contraceptive use, 2016. MMWR Recomm Rep. 2016b; 65(RR-3):1–103.

[6] Diedrich JT, Klein DA, Peipert JE. Long-acting reversible contraception in adolescents: a systematic review and meta-analysis. Am J Obstet Gynecol. 2017; 216(4):364e1–364e12.

[7] Noncontraceptive uses of hormonal contraceptives. American College of Obstetrics and Gynecology Practice Bulletin #110. Obstet Gynecol. 2010; 115(1):206–218.

[8] Turok DM, Gero A, Simmons RG, et al. Levonorgestrel vs copper intrauterine device for emergency contraception. N Engl J Med. 2021; 384:335–344.

第 13 章　抑　郁
Depression

Virginia Ramsey Aldrich　Maggie L. Dwiggins　著
卫晨萱　译　蒋继兰　陈露婷　校

一、要点

- 在 9—17 岁的青少年人群中，近 20% 被诊断为精神障碍，并会造成一定的社会功能受损。然而，有 2/3 的青少年患者并没有接受必要的治疗。
- 自杀成了 15—24 岁青年人群的第二大死因。在该群体中，平均每天有 13.9 人死于自杀。企图自杀的人数比死于自杀的人数高出 100～200 倍。
- 抑郁情绪的患者没有太大的性行为保护意愿，因此，可能会增加妊娠率或性传播疾病的感染率。
- 早期发现、及时转诊、悉心护理可以降低青少年患者的发病率和死亡率；因此，对于 12 岁及以上的、可能有抑郁风险的青年，每年都应进行精神障碍相关的筛查。

二、危险因素

- 精神障碍的个人或家族史
- 充满压力的学业、社会或家庭环境
- 丧亲、离婚、结束一段亲密关系
- 欺凌（包括网络欺凌）
- 有曾被忽视的躯体、精神或性虐待史
- 酒精或药物滥用史
- 网瘾
- 睡眠不足
- 性取向及性别认同问题

三、伴发疾病

- 药物滥用

- 焦虑症
- 注意缺陷多动障碍
- 躯体虐待
- 创伤
- 进食障碍
- 学习障碍

四、诊断

青少年精神障碍的鉴别诊断：焦虑、心境、行为障碍

（一）重度抑郁症（DSM-5）

在 2 周时间内出现以下 5 种及以上症状，其中至少有 1 种症状是心境低落或兴趣减退。

1. 心境低落：每天绝大部分时间情绪低落，多为患者自诉或被他人观察到。

2. 兴趣减退、快感缺失：每天绝大部分时间内几乎对所有活动或事物丧失兴趣，不能体验到乐趣。

3. 进食紊乱：食欲下降或亢进，在没有节食的情况下出现体重明显下降或增加（1 个月内体重变化 5%）。

4. 睡眠障碍：失眠或睡眠过多。

5. 精神运动迟滞或激越。

6. 精力下降：几乎每天都感到疲惫、筋疲力尽。

7. 自罪自责：认为自己毫无价值，或者产生深深的内疚，甚至罪恶感。

8. 思维迟缓：思考能力下降、注意力不集中、变得优柔寡断。

9. 自杀观念或行为：反复出现与死亡相关的念头，有或没有明确计划的自杀观念，或者有自杀企图。

可根据患者症状的数量、严重程度或对正常生活的影响程度来诊断抑郁症的轻度、中度、重度形式。

（二）病史

需依照标准化的评估工具及非歧视性的提问，每年对 12 岁及以上的青年进行相关精神障碍的筛查。

1. 标准化评估工具

(1) 患者健康问卷 –2（Patient Health Questionnaire-2，PHQ2）。

(2) 患者健康问卷 –9（Patient Health Questionnaire-9，PHQ9）。

(3) 儿童诊断安排 –Ⅳ（Diagnostic Interview Schedule for Children-Ⅳ，DISC-Ⅳ）。

(4) 哥伦比亚抑郁量表。

(5) 情绪和感觉问卷。

2. 非歧视性问题

(1) 我认识的每一个人都会有心情低落的时候，是什么让你不开心了？

(2) 有时，遇到类似问题的青少年都会感到非常沮丧，开始质疑生活。这种情况会发生在你身上吗？

(3) 你有没有想过自杀或者伤害你自己？

(4) 你现在是不是正想着自杀？

(5) 你有自杀的计划吗（若得到患者肯定的回答，则需继续询问自杀计划的详细内容，并询问患者过去是否有自杀企图）？

(6) 结合诱因、应激源、学业、社会及家庭等多重因素对患者进行评估。

（三）体格检查

检查皮肤表面是否有伤痕（胸部、腹部、手臂或腿部的伤口或瘢痕）。

五、管理

（一）若患者有自杀倾向，需立即进行心理治疗及住院

1. 对患者家庭进行相关培训，并使其参与到患者的护理中。

2. 与所有护理者沟通。

3. 咨询心理学专家或进行药物管理。

4. 密切关注患者的病情发展，必要时随访。

（二）相关药物治疗

药物治疗应在有专业知识并受过专业培训人员的指导下进行。

1. 抗焦虑药物：选择性 5- 羟色胺再摄取抑制药（selective serotonin reuptake inhibitor，SSRI）、舍曲林 *、氟西汀 *、度洛西汀 *、苯二氮䓬类、地西泮、劳拉西泮和阿普唑仑。

2. 抗组胺药物：羟嗪。

3. 抗抑郁药物：SSRI、氟西汀 *、舍曲林 *、西酞普兰 *、艾司西酞普兰 *、三环类药物 *、安非他酮 *、文拉法辛 *。

4. 心境稳定药：碳酸锂、卡马西平、丙戊酸、拉莫三嗪。

5. 抗精神病药物：利培酮、奥氮平、阿立哌唑、喹硫平、阿塞那平、氟哌啶醇。

6. 中枢兴奋药：哌甲酯、苯丙胺、赖氨酸苯丙胺、托莫西汀。

7. 佐剂：可乐定、胍法辛。

*. 临床试验表明，在服用上述药物后，青年患者的自杀意念和企图增加了 2 倍；然而，对于患有抑郁症合并焦虑障碍的青少年患者而言，使用上述药物的利大于弊

参考文献

[1] Cheung AH, Zuckerbrot RA, Jensen PS, et al. Guidelines for adolescent depression in primary care (GLAD-PC): Part II. Treatment and ongoing management. Pediatrics. 2018; 141(3):e20174082.

[2] Concerns regarding social media and health issues in adolescents and young adults. American College of Obstetricians and Gynecologists Committee Opinion No. 653. Obstet Gynecol. 2016; 127:e62–e65.

[3] Mental health disorders in adolescents. American College of Obstetricians and Gynecologists Committee Opinion No. 705. Obstet Gynecol. 2017;130:e32–e41.

[4] Zuckerbrot RA, Cheung A, Jensen PS, et al. Guidelines for adolescent depression in primary care (GLAD-PC): Part I. Practice preparation, identification, assessment, and initial management. Pediatrics. 2018; 141(3):e20174081.

第14章 痛 经
Dysmenorrhea

M E Sophie Gibson　Tania Dumont　著

卫晨萱　译　　蒋继兰　许　泓　校

一、定义

月经期出现疼痛，可伴有恶心、呕吐和腹泻。

原发性：无器质性病变的痛经，常见于行经后期，在排卵周期开始后。

继发性：有盆腔脏器病变的痛经，如子宫内膜异位症、输卵管炎、便秘、粘连、米勒管系统梗阻性先天发育异常，常出现在行经早期，特别是在月经初期。

二、要点

• 青少年痛经以原发性痛经最常见。

• 子宫内膜异位症是继发性痛经最常见的原因。

• 原发性和继发性痛经可通过药物治疗缓解，因此，治疗前不需要明确的诊断。

• 在治疗前无须进行盆腔检查，除非常规治疗无效或可能存在器质性病变。

• NSAID 是原发性痛经的首选药物。

• 若 NSAID 无效，则可考虑行激素治疗。

三、诊断

（一）病史

1. 月经史：初潮年龄、月经周期。

(1) 初潮与痛经之间的关系。

(2) 疼痛时间与月经、月经量之间的关系。

(3) 描述痛经的性质及其他伴随症状（如恶心、呕吐、腹泻）。

(4) 描述阴道分泌物。

(5) 与月经相关的学校缺勤或表现。

2. 性生活史：询问任何性虐待史的性行为。

(1) 避孕药及避孕套的使用。

(2) 性传播疾病史。

3. 就诊及治疗记录：包括使用的药物名称、使用时长、不良反应及药物疗效。

4. 家族史（尤其是母亲）：月经相关问题、子宫内膜异位症。

（二）体格检查

1. 测量身高、体重、血压。

2. 甲状腺：是否有甲状腺肿大。

3. 乳腺：是否溢乳。

4. 腹部：是否有腹部肿块（米勒管系统梗阻性病变）或压痛。

5. 肌肉骨骼：触发腹直肌或髂腰肌触发点（详见"第38章　盆腔痛"）。

6. 阴道窥器和双合诊可根据年龄选择，也可行直肠腹部联合检查替代阴道检查。

7. 尚无证据支持超声有助于痛经的诊断，但可能有助于难治病例的诊断。

（三）排除其他病因

1. 器质性病变

若症状和体格检查提示米勒管系统梗阻性病变，可进一步通过超声排除。

2. 感染

衣原体及淋病奈瑟菌检查。

四、管理

（一）保守治疗

鼓励运动，在月经期前 1 周增加负重运动。均衡饮食。缓解压力。

（二）非甾体抗炎药

减少前列腺素的产生，防止子宫剧烈收缩。

对于无性生活青少年，NSAID 是首选的初始治疗药物；而对于有性生活但希望避孕的青少年，NSAID 可作为首选的辅助治疗药物。

可能会引起胃部不适，可与少量食物共同服用。

在痛经（月经开始）前 48h 开始规律服用负荷剂量，随后使用常规剂量，直至月经变少或结束。

推荐治疗方案如下。

1. 布洛芬每 6 小时 200～600mg；或者每 8 小时 800mg（根据 10mg/kg 的给药剂量，布洛芬的一日最大剂量为 2400mg）。

2. 萘普生：起始剂量 440～550mg，随后每 12 小时 220～550mg（取决于配方）；一日最大剂量为 1000mg。

3. 甲芬那酸：起始剂量 500mg，随后每 6 小时 250mg。

4. 塞来昔布：起始剂量 400mg，随后每 12 小时 200mg。

因个体对药物的反应不同，当某一药物无效时，可尝试另一种药物。

肾功能、肝功能不全患者慎用；合并有凝血功能障碍患者禁用。

（三）局部热疗

与 NSAID 药物如布洛芬联用可产生更好的治疗效果。

形式多样：如电加热垫、可加热垫、局部黏合剂。

注意：为防止烧伤，请勿在睡眠时使用电加热或胶黏剂。

（四）补充方案

• 对无法或不愿使用常规治疗的患者，可使用高频经皮神经电刺激疗法。穴位刺激。生姜（月经前 3 天，每日 750～2000mg）。

（五）当非甾体抗炎药无法使用

可考虑单用对乙酰氨基酚，或者与咖啡因、帕马溴（温和的短效利尿药）联合使用。

1. 常规加量：对乙酰氨基酚每 4～6 小时 650mg，一日最大剂量为 4000mg。

2. 强效剂量：对乙酰氨基酚每 6 小时 1000mg，一日最大剂量为 4000mg。

（六）当非甾体抗炎药治疗失败后，可尝试激素治疗

在治疗前确认患者无雌激素使用禁忌。

1. 复方口服避孕药：推荐单药治疗，与周期性药物治疗相比，持续或延长服药周期对痛经治疗的效果更好。

2. 阴道炔雌醇 / 依托孕烯环。

3. 炔雌醇 / 炔诺孕酮透皮贴剂。

4. 全身性孕激素给药。

(1) 醋酸甲羟孕酮（depot medroxyprogesterone acetate，DMPA）。

(2) 醋酸炔诺酮、炔诺酮。

(3) 屈螺酮。

(4) 依托孕烯皮下埋置。

局部孕激素给药：52mg 左炔诺孕酮宫内缓释体系。

（七）3～6 个月激素治疗失败

腹腔镜探查，排除子宫内膜异位症、生殖系统解剖结构异常或其他原因造成的痛经。

若患者年龄＞18 岁，可考虑使用醋酸亮丙瑞林或地诺孕素进行子宫内膜异位症的经验性治疗（见"第 16 章　子宫内膜异位症"）。

参考文献

[1] Burnett M et al. No. 345 Primary dysmenorrhea consensus guideline. J Obstet Gynaecol Can. 2017; 39(7):585–595.

[2] Dysmenorrhea and endometriosis in the adolescent. ACOG Committee Opinion No. 760. American College of Obstetricians and Gynecologists.

Obstet Gynecol. 2018; 132(6):e249–e258.

[3] Harel Z. Dysmenorrhea in adolescents and young adults: an update on pharmacological treatments and management strategies. Expert Opin Pharmacother. 2012; 13:2157–2170.

第 15 章　饮食失调症
Eating Disorders (ED)

Ellen Rome　著

陈　澜　译　　蒋继兰　陈露婷　校

一、要点

- 体重并不是评估饮食失调症（eating disorder，ED）的唯一标准——许多患有 ED 的人看起来很健康但病情严重。66% 的 ED 患者在发病时体重正常，33% 的 ED 患者在发病时肥胖。
- 患有 ED 的患者，自杀和医疗并发症的发生风险增加。
- 跨性别青少年与顺性别者相比可能有更大的风险，16% vs. 2%。
- 80% 的神经性厌食症（anorexia nervosa，AN）患者会康复，但 35%～65% 的神经性厌食症患者和 42% 的神经性贪食症患者的院内复发率很高。
- 家庭治疗（Family-based treatment，FBT）是治疗儿童和青少年 AN 的最佳循证手段；指责和羞辱则毫无帮助，父母共同参与治疗会让其自身和孩子都从中受益。
- 认知行为治疗和家庭治疗有助于青少年神经性贪食症的治疗。
- 有性行为的青少年 ED 患者需要避孕，不能依靠月经周期来预测排卵。长效可逆避孕（LARC）药物仍然作为最可靠的避孕方法被优先考虑。如果想要选择口服避孕药，30～35μg 炔雌醇比低剂量的药物可以更好地保护骨质。

二、DSM-5 的定义

（一）神经性厌食症

相对于能量需求，能量摄入受限，导致在同等年龄、性别、成长轨迹和身体健康条件下，体重明显偏低。

对变胖或体重增加有强烈恐惧，或者即使已经处于明显的低体重状态，也会有持续性干扰体重增加的行为。

体形变化或对自己的体形感知紊乱，体重或体形对自我评价的影响过大，或者对当前低体重的严重性始终缺乏认识。

（二）两种亚型

1. 限制型：在过去 3 个月内，没有反复发作的暴食或排出行为（呕吐、泻药、利尿药、减肥药）。

2. 暴饮暴食 / 排出行为型：在过去 3 个月内，有反复发作的暴饮暴食或排出行为（自我诱导性呕吐，滥用泻药、减肥药、利尿药）。

（三）非典型神经性厌食症

具有 AN 的所有特征，包括对肥胖的恐惧和扭曲的身体形象，但仍高于同龄的最低体重。可能已经减肥，也可能没有。

（四）神经性贪食症

1. 反复发作的暴饮暴食，其特征包括以下两种。

(1) 在一个离散的时间段内进食的食物量远超过大多数。

(2) 在暴饮暴食期间对饮食缺乏控制感。

2. 为防止体重增加而采取不适当的补偿行为（例如，自我诱导性呕吐，使用泻药、利尿药或减肥药，禁食，过度运动等）。

3. 每周至少发生 1 次暴饮暴食行为，至少持续 3 个月，自我评价受体形或体重的影响过大。

4. 这些困扰不只发生在 AN 的发作期。

（五）逃避性 / 限制性食物摄入障碍

饮食或喂养障碍，其特点是体重明显下降或未能达到预期的体重增长，明显的营养缺乏，依赖营养补充剂或由于持续不能满足适当的热量和（或）营养需求明显扰乱了社会心理功能。

不存在体重或身体问题。

包括过度挑食、避免与进食有关的腹痛、害怕窒息或呕吐、食欲中断、感觉处理困难或其他对进食后果的焦虑。

（六）暴食障碍

每周至少 1 次暴饮暴食，无补偿行为，持续 3 个月或以上。

即使不饿也快速进食，达到极度饱胀的程度和（或）达到抑郁、羞耻或内疚的程度。

（七）DSM-5 外的术语

健康食品症：家庭中可能会使用这个非专业的术语，在 20 世纪 90 年代到 21 世纪初，这个术语意味着运动过度而摄入不足。现在这个术语已经演变为指代过度健康的饮食。

运动中的相对能量不足，或者称 RED-S（在 2007 年取代了"女性运动三要素"一词）：这个术语被用来描述受能量可用性低影响的运动员，或者说运动后可用于一天中的其他生理功能的剩余能量。能量可用性低会导致月经不调和性腺功能低下，从而导致骨矿物质密度下降。

三、诊断

（一）病史

询问病史的关键问题可以使用 SCOFF 问卷。

1. 你是否因为饱得不舒服而感到恶心？

2. 你是否担心自己无法控制自己的饮食量？

3. 你最近是否在 3 个月内瘦了 1 英石（6.3kg）以上？

4. 当别人说你太瘦时，你是否认为自己很胖？

5. 你是否认为食物主宰了你的生活？

其他有用、有效的调查问卷包括 26 项修正的饮食态度测试（eating attitudes test，EAT）或儿童版本的饮食态度测试（children's version eating attitudes test，chEAT）。

（二）其他需要询问的问题

1. 体重史

(1) 你的最高体重是多少？你当时有多高？你当时多大？

(2) 你的最低体重是多少？你当时有多高？你当时多大？

2. 体形

(1) 你认为你的体重应该是多少？到多少感觉太高 / 太低了？

(2) 你是否做任何身体检查（即称体重、捏身体或检查、对镜检查）？你担心自己身体的哪些部位？

3. 饮食史

(1) 你昨天吃了什么？（询问 24h 内所有膳食、零食、液体的数量和细节。例如，包括一口 / 一碗麦片，以评估质量 / 数量）；你是否会计算热量？你允许自己进食多少热量？

(2) 你是否计算了脂肪的克数？你允许自己进食多少克脂肪？

(3) 你会避免吃哪些食物？是否有你以前吃而现在不吃的食物？

(4) 你吃东西的时候是否感到内疚？你如何处理这种负罪感（如锻炼、催吐、少吃）？

4. 锻炼史

(1) 你有运动吗？你都做什么运动？多长时间一次？强度如何？

(2) 如果你错过一次锻炼，你的压力有多大？

5. 暴饮暴食 / 排出行为史

(1) 你是否曾经暴饮暴食？吃哪些食物？吃多少？多长时间一次？有什么诱因吗？

(2) 你会给自己催吐吗？多久一次？饭后多长时间？

(3) 你是否使用泻药、利尿药、减肥药、咖啡因？什么类型？有多少种？多久一次？

6. 月经史

(1) 你最后一次月经是什么时候？那时你的体重是多少？

(2) 最后一次月经之前的月经是什么时候？

(3) 你第一次来月经时是几岁？

(4) 你的月经是否规律？

(5) 你是否服用任何激素、避孕药或药物？

括号内的相关问题也可能很有用（家庭、教育、活动、药物/抑郁、性/安全，见"第 21 章如何评估和帮助患者避免高危行为"）。

值得注意的是，患有 AN 的青少年可能否认症状或他们行为的严重性，而逃避性/限制性食物摄入障碍患者与 AN 有不一致的身体形象扭曲，可能会积极地试图增加体重和（或）对无法增加体重感到沮丧。

（三）临床症状

1. 一般情况

显著的体重减少或增加，特别是当体重偏离预期或历史增长曲线时。虚弱、疲劳、头晕、晕厥、胸痛、心悸。

2. 胃肠道症状

早期饱腹感、腹胀、饱腹感、腹痛、反流、便秘、腹泻。

3. 内分泌症状

不耐寒，脱发、易出血/瘀伤、皮肤干燥。

4. 心理变化

人际关系或学习/工作表现的变化。"宿醉"、易怒。情绪平淡、退缩，或者也可以是不停动作。

（四）体格检查

注意：体格检查可能完全正常。

1. 与能量摄入不足或营养不良有关的体格检查

(1) 生命体征

① 低静息心率或低血压。

② 直立性心率上升（＞20 次/分）或血压下降（＞10mmHg）。

③ 低体温。

(2) 体重/生长

① 身高、体重（净体重）、BMI（在测量体重时，让患者面对测量者并远离体重秤）。

② 与以前生长曲线的偏差。

(3) 情绪：平淡或焦虑。

(4) 眼科：排除脑内病变（确定神经检查正常，视盘平坦，血管完整）。

(5) 皮肤

① 脸色苍白，皮肤干燥、胡萝卜素血症（尤其是手掌和足底）。

② 恶病质、面部消瘦、肌肉量减少、头发稀疏、绒毛状毛发。

(6) 心脏

① 杂音（30% 有二尖瓣脱垂）。

② 四肢冰冷。

③ 手足发绀。

(7) 腹部检查

① 左下腹扪及大便包块。

② 舟状腹。

(8) 乳房：乳房萎缩。

(9) 生殖器：阴道萎缩、干燥。

2. 与排出行为有关的体征

(1) 生命体征：直立性心率加快或血压下降。

(2) 皮肤

① 口角炎、腭刮伤、牙釉质侵蚀。

② Russell 征（因自我诱发的呕吐而在指关节上出现擦伤/苍白的痕迹）。

③ 脊柱上的瘀伤或擦伤（与过度运动或仰卧起坐有关）。

(3) 面部：唾液腺肿大（腮腺和下颌下腺）。

(4) 腹部：上腹压痛。

3. 与能量摄入过多有关的体征

(1) 生命体征

① 偏离以前的生长曲线轨迹。

② 肥胖症。

③ 血压升高。

（2）皮肤：黑棘皮症。

（3）腹部：肝大。

4. 饮食失调的危险信号

（1）体重骤变（体重显著下降或增加），特别是当超过生长图表百分位数时。

（2）饮食习惯的突然改变（新素食主义者、素食主义者、原始饮食主义者或其他被年轻人标记为"健康"的膳食计划，无麸质，无乳糖，或者取消某些食物）。

（3）运动模式的突然改变，包括过度运动或极端的体能训练。

（4）身体形象紊乱，大量关于"肥胖"的聊天。

（5）腹部不适，包括腹胀、胀气、疼痛、早期饱腹感。

（6）没有确定病因的电解质异常［特别是低钾血症和（或）收缩性碱中毒和（或）低血糖症］。

（7）心动过缓，特别是心电图上的低电压时。

（8）月经不调或无月经。

（9）不适当地使用咖啡因、人工甜味剂、无糖口香糖、影响体重的处方药（包括糖尿病患者的胰岛素、甲状腺药物、刺激物和街头毒品）。

（五）实验室评估

1. 全血细胞计数（complete blood count，CBC）：排除贫血；如果脱水，血红蛋白可能很高；白细胞减少症，血小板减少症（通常最后发生）。

2. 红细胞沉降率（erythrocyte sedimentation rate，ESR）：排除慢性疾病；饥饿状态下为 0～3mm/h。

3. 代谢检查：低钾血症可能表明有呕吐；碳酸氢盐升高表明有收缩性碱中毒，肝功能测试升高；血尿素氮（blood urea nitrogen，BUN）和肌酐升高，肌肉极度分解。钙、镁、磷代谢。

4. 人绒毛膜促性腺激素（hCG）：如果存在月经过少或闭经。

5. 尿液分析：评估比重；如果偏低，考虑增加水负荷以假性提高体重。

6. 如果闭经：卵泡刺激素（FSH）、黄体生成素（LH）、促甲状腺激素（TSH）、催乳素、雌二醇。排除少经或闭经或卵巢功能衰竭，以及多囊卵巢综合征的中枢原因。如果有痤疮、多毛：总睾酮、游离睾酮、DHEAS。胆固醇通常不需要检查，因为三碘甲状腺原氨酸（thyronineova，T_3）水平低可能导致胆固醇假性升高；胆固醇结合球蛋白也可能低，肝内胆固醇可能渗入外周循环。

TSH 作为筛查手段是足够的。甲状腺功能检查的结果往往会显示为甲状腺功能病态综合征，其四碘甲状腺原氨酸（thyroxine，T_4）向 T_3 的转化率降低，反 T_3 表现为较高值或正常高值。这是对饥饿的适应，以降低代谢率。

7. 维生素缺乏：根据患者营养状态（如维生素 B_{12}、维生素 D、铁、铁蛋白、锌、维生素 B_1）。

8. 乳糜泻检查（总免疫球蛋白 A 和组织转谷氨酰胺酶）。

9. 骨密度评估：如果原发性闭经或继发性闭经超过 6 个月。

（六）心电图

1. 窦性心动过缓（心率＜50 次 / 分）。

2. 窦性心动过速。

3. 低电压的 P 波和 QRS 波群。

4. QRS 轴右偏。

5. 非特异性 T 波异常。

6. U 波。

7. ST 段压低。

8. 传导异常。

9. QTc 延长（18 岁以下者＞450ms，18 岁以上者＞460ms）。

注意：实验室评估和心电图可能完全正常。

四、治疗

（一）住院管理

有以下情况可住院治疗。

1. 严重营养不良［体重＜75% 理想体重（ideal body weight，IBW）］。

2. 脱水。

3. 电解质紊乱（低钾血症、低磷血症、低镁血症最为常见）。

4. 心电图异常。

5. 窦性心动过缓（HR＜50 次 / 分）。

6. QTc 延长（18 岁以下者＞450ms，18 岁以上者＞460ms）。

7. 心律失常。

8. 生理不稳定。

9. 心动过缓（清醒时 HR＜50 次 / 分，睡眠时 HR＜40 次 / 分）。

10. 低血压。

11. 体温过低。

12. 直立性改变。

13. 晕厥。

14. 生长和发育停滞。

15. 顽固呕吐、暴饮暴食或排出行为。

16. 急性拒食。

17. 营养不良的急性医学并发症。

18. 癫痫发作。

19. 心力衰竭、肾衰竭、其他器官衰竭。

20. 门诊管理失败［体重每周增加 0.5～2 磅（即 0.2～0.9kg）］。

21. 急性精神紧急情况。

22. 自杀意念。

23. 急性精神病。

24. 干扰治疗的合并诊断。

25. 严重的抑郁症。

26. 强迫症（obsessive-compulsive disorder，OCD）。

27. 严重的家庭功能紊乱。

（二）再喂养综合征

再喂养综合征是一种威胁生命的情况，即充血性心力衰竭、肝脏充血、肝酶升高和外周性水肿，这是分解性饥饿期间全身磷耗尽的结果，而合成代谢再进食期间细胞对磷的摄入量增加。当迅速增加热量摄入时，最初的高葡萄糖负荷会刺激胰岛素的分泌，然后增加细胞对磷、钾、镁和葡萄糖的摄取。在 12～72h，身体从腺苷二磷酸（adenosine diphosphate，ADP）中增加腺苷三磷酸（adenosine triphosphate，ATP）的生产，磷酸盐耗尽，导致细胞水平的器官衰竭

1. 再喂养综合征的危险因素

(1) 长期的营养不良和（或）体重骤减。

(2) 急性营养不良，很少 / 没有能量摄入超过 10 天。

(3) 以前有再喂养综合征史。

(4) 有大量酒精摄入史。

(5) 滥用利尿药、泻药或胰岛素史。

(6) 有电解质紊乱史。

(7) 有减肥手术史，体重明显下降，吸收不良导致的电解质损失风险增加。

2. 预防再喂养综合征

在再喂养时纠正电解质和液体紊乱，而不是在进食之前（可以使用口服 / 鼻饲的方法）。

如果最初没有电解质缺失，住院期间应仔细监测，因为再喂养期间可能出现电解质异常。

在再喂养期间监测生命体征和心脏 / 精神状态。

喂养不足会导致体重进一步下降，并与严重营养不良患者的死亡有关。热量摄入从 2000～2500cal 开始，随访钙、镁、磷并增加热量摄入以确保住院患者体重每天增加 0.2～1kg，门诊患者每周增加 0.2kg。

3. 住院治疗

可在内科或精神科住院，对于电解质失衡、QTc 延长、心动过缓＜50 次 / 分（清醒状态）和＜40 次 / 分（睡眠状态），或者有再喂养综合征高风险的患者，需要进行急性医疗干预。

为了提高疗效，住院期间需要每天增加 0.4 磅（0.2kg/d）体重。

通过补充磷储备，定期随访钙、镁、磷，纠正电解质失衡，预防再喂养综合征。在监测电解质和磷的情况下，热量摄入可以安全地从 2000～2500cal 开始，除非目前有再喂养综合征

的证据，在这种情况下，从低热量水平开始补充磷。可使用营养补充剂如 Nutraphos（250mg 磷、164mg 磷酸钠、278mg 磷酸钾、Willen）补充磷，每包 250mg 混合在 8 盎司果汁中，每天口服 2 次，持续 5 天。

严重营养不良的成年患者也可能需要补充维生素 B$_1$，精神状态的急性改变可能是 Wernicke 脑病的征兆。

监测液体摄入量以防止液体超负荷。

从一开始就可以口服营养制剂。密切监测生命体征、心脏功能和精神状态。喂养不足会导致体重持续下降，对治疗的反应较慢，预后较差。

4. 门诊管理——"食物是康复所需的药物"

一旦病情稳定，可在多学科团队的帮助下进行门诊治疗。

（三）临床医生

1. 家庭与临床医生的交流沟通

父母或监护人是患有 ED 的青少年的第一线求助者，相信他们的反馈。即使是一次关于孩子的饮食行为、月经减少或体重问题的咨询，也是预测 ED 存在或潜在发展的有力证据。

帮助家庭了解他们没有造成疾病，他们的孩子 / 家人也没有选择生病。这种认识有助于接受诊断、治疗、转诊、干预，同时尽量减少与疾病相关的耻辱感。

协调护理团队，监督治疗计划。

2. 管理医疗问题，根据营养不良和排出行为的生理情况解释相关结果

(1) 1~2 周称 1 次体重（排尿排便后的净体重，对这些对数字有过度压力的，或者无法处理 / 管理异常进食想法 / 行为的患者，应适当放宽标准）。

(2) 平卧位和站立位的生命体征，通过脉搏或血压和心动过缓来评估直立性低血压（运动员除外）。

(3) 电解质 / 磷的异常情况。

(4) 水摄入情况和持续的营养监测。

(5) 与患者一起回顾客观的身体检查结果，提供关于生长、月经、骨质疏松的明确信息。

(6) 了解患者的苦恼：身体形象不满意与营养需求的差异。

(7) 与患者建立联系，一起为健康而努力。

(8) 讨论住院治疗的原因。

(9) 回顾长期目标。

(10) 预防骨质疏松症；如果最初闭经，每年监测骨密度。

① 不要仅使用口服避孕药来治疗低体重的骨质疏松症患者；单纯的体重增加是促进骨质增加的主要因素。

② 对于骨密度很低（低于平均值 2SD）的患者，考虑使用生理性雌激素 / 孕激素替代物（即经皮给药的 17β- 雌二醇）。

(11) 恢复 / 继续月经，必要时采取避孕措施。

(12) 对没有自杀意念的患者进行药物管理（精神科医生负责有自杀观念的）。

① 选择性 5- 羟色胺再摄取抑制药（SSRI）对焦虑、强迫症有一定作用，但没有证据表明 ED 患者服用后体重增加。

② 抗焦虑药物：短效劳拉西泮（通常为 0.5~2mg）可在饭前或每小时 1 次使用，用于高度焦虑的时刻。

③ 非典型抗精神病药物：有一些证据表明奥氮平对焦虑到无法控制饮食的患者有疗效。

(13) 追求生活、幸福和健康。

(14) 至少在睡前 1h 断开与电子媒体的联系，以恢复睡眠。

(15) 有 ED 治疗经验的注册营养师。

① 营养教育。

② 每天至少 6 杯液体。

③ 每天 5 份水果和蔬菜。

④ 每天 4 份钙质。

⑤ 每天三餐有 3 类食物（蛋白质 / 脂肪 / 碳水化合物）。

⑥ 每天至少 2 次包含 2 类食物（蛋白质 / 脂肪 / 碳水化合物）的零食。

⑦ 零漏餐或零食。

⑧ 每天脂肪摄入量：<26 岁的人每天 50～90g 脂肪。

⑨ 钙：4—8 岁每天 1000mg，9—18 岁每天 1200～1500mg。

⑩ 维生素 D 每天 600U。

(16) 帮助计划适当的体重目标：对于需要增加体重的患者，0.5～2 磅 / 周（0.2～0.9 千克 / 周）；对于暴饮暴食、非典型 AN、暴食症患者，稳定饮食。

(17) 可以讨论补充剂的使用。

① Boost 及 Ensure，250cal。

② Boost 轻盈版，250cal，水果口味，含 9g 蛋白质，无脂肪。

③ Boost 高蛋白版，240cal，含 20g 蛋白质。

④ Boost 增强版及 Ensure 增强版，340cal。

⑤ Boost 高热量版，530cal。

⑥ Benecalorie，330cal，含 7g 蛋白质，33g 脂肪，无乳糖，无蛋白质，犹太洁食认证（半乳糖血症不可食用）。

（四）心理学 / 治疗师

18 岁以下，安排以家庭为基础的治疗师 / Maudsley 教练。

私人治疗师，管理合并精神疾病的患者，处理焦虑和自尊问题。

（五）精神科医生

如果有自杀倾向和（或）有需要药物治疗的迹象。

（六）关于长期预后

1. AN 的预后不一致：50% 的<18 岁患者采用以家庭为基础的再喂养方式可以完全康复——以月经恢复和体重增加为表现。

2. 25% 的预后尚可：部分患者体重增加和部分患者复发。

3. 25% 预后不佳：与发病年龄晚、病程长、最低体重低有关。

4. 死亡率：每年 0.56%（死亡率随着病程的延长而增加）。

(1) AN 患者的死亡率比未受影响的患者高 6～10 倍，比所有其他精神障碍患者高 2～3 倍。

(2) 死亡原因包括饮食紊乱的医疗并发症和自杀。

从 ED 中康复后，其生育力是可以保留的。与没有 ED 的人相比，ED 恢复后的患者妊娠期体重可能增加较少，婴儿较小，5min 的 Apgar 评分较低，在妊娠期间经历更多的并发症，在母乳喂养方面有更多的挑战，在产后调整和身体形象方面有更多的困难。

（七）出院医嘱

早期干预和长期随访是至关重要的；若考虑是 ED，应在 2～4 周内复诊，以评估体重 / 生长发育 / 月经情况。

患者越年轻，越需要家庭治疗 /FBT 或其他干预措施。

针对问题行为的策略（表 15-1）。

表 15-1 问题和策略

	体征 / 症状	最好的回应方式
大脑饥饿感	循环思考，记忆力差，优柔寡断	提供清晰、简单、重复的解释
抑郁、焦虑	如同字面意思的那样	<ul><li>设定明确的期望</li><li>积极的态度</li><li>尽可能让人感到舒适</li><li>药物治疗，建立团队（心理学、精神病学、营养师）</li></ul>
操纵性的	利用一个团队成员对付另一个	作为一个团队进行良好的沟通；如果不清楚，寻求团队成员的帮助

长期预后情况不仅取决于体重和月经的恢复，扭曲的身体形象，以及不正常的饮食态度和行为也需要得到解决，以达到完全康复并降低复发的风险。

参 考 文 献

[1] AED Report 2016, 4th Edition. Eating Disorders: A Guide to Medical Care (www.aed.org).

[2] Garber AK, Sawyer SM, Golden NH, Guarda AS, Katzman DK, Kohn MR, Le Grange D, Madden S, Whitelaw M, Redgrave GW. A systematic review of approaches to refeeding in patients with anorexia nervosa. Int J Eat Disord. 2016; 49(3):293–310.

[3] Hornberger LL, Lane MA. Committee on Adolescence. Identification and management of eating disorders in children and adolescents. Pedatrics. 2021; 147(1):E2020040279.

[4] Mond JM, Myers TC, Crosby RD, Hay PJ, Rodgers B, Morgan JF, Lacey JH, Mitchell JE. Screening for eating disorders in primary care: EDE-Q versus SCOFF. Behav Res Ther. 2008; 46:612–622.

[5] Rome ES, Strandjord SE. Eating disorders. Pediatr Rev. 2016 Aug; 37(8):323–336.

[6] Sachs K, Andersen D, Sommer J, Winkelman A, Mehler PS. Avoiding medical complications during the refeeding of patients with anorexia nervosa. Eat Disord. 2015; 23(5):411–421.

[7] Sieke EH, Rome ES. Eating disorders in children and adolescents: what does the gynecologist need to know? Curr Opin Obstet Gynecol. 2016 Oct; 29(5):381–392.

[8] The Society for Adolescent Health and Medicine. Position paper of the Society for Adolescent Health and Medicine: medical management of restrictive eating disorders in adolescents and young adults. J Adolesc Health. 2015; 56(1):121–125.

[9] Statuta S, Asif I, Drezner J. Relative energy deficiency in sport (RED-S). Br J Sports Med. 2017; 51(21):1570–1571.

第 16 章　子宫内膜异位症
Endometriosis

Jessica Shim　Marc Laufer　著
李　森　译　史　舒　许　泓　校

一、定义

内膜的腺体和间质出现在子宫内膜的正常解剖位置之外；主要位于青少年的盆腔（如子宫直肠陷凹、卵巢）。

二、要点

• 子宫内膜异位症的症状通常始于青春期。

• 患有子宫内膜异位症的青少年通常同时存在非周期性和周期性盆腔疼痛（痛经）。

• 子宫内膜异位囊肿和不孕在青少年中较为罕见。

• 无论是否有活检标本的组织学证明，最终诊断只能依靠腹腔镜检查。

三、流行病学

现有文献中没有明确说明疾病的发病率，发病率可能被低估。

在患有慢性盆腔痛的青少年中，可能存在50%～70%的青少年对非甾体抗炎药（NSAID）或联合口服避孕药无反应。

最常见于多年月经之后，但也报道过月经初潮前或月经初潮后1个月就出现症状的病例。

四、临床表现

盆腔痛，痛经合并非周期性疼痛。疼痛进行性加重，并可能持续整月。疼痛程度与疾病严重程度没有关系。超过50%的患者存在胃肠道或膀胱症状。

偏头痛和自身免疫并发症的发生风险增加。

阻塞性米勒管发育异常患者（如处女膜闭锁、阴道横隔、阴道发育不全）也会有疼痛症状。

五、评估

（一）病史

（另见"第14章　痛经"和"第38章　盆腔痛"）

1. 疼痛描述

(1) 疼痛的位置、频率和性质。

(2) 与胃肠道 / 膀胱症状的关系：高达50%的子宫内膜异位症患者至少存在1种泌尿系统或胃肠道系统症状（即排尿困难、尿急、腹泻、便秘）。

(3) 与月经的关系（周期性或非周期性）。

(4) 是否影响了学业，影响多大？

(5) 是否影响日常活动？

(6) 活动时疼痛是否加重？休息时疼痛是否缓解？

2. 家族史

子宫内膜异位症患者的一级亲属患病风险增加7倍。

（二）体格检查

（见"第38章　盆腔痛"）

目的是排除可能导致疼痛的其他原因，如胃肠道疾病、泌尿系统疾病、骨骼肌肉系统疾病、盆腔肿块或生殖道异常。

腹部检查结果各不相同，可能存在非特异性压痛。

盆腔检查不是必要的。如果考虑存在梗阻性异常，可考虑将棉签插入阴道评估阴道通畅度。也可以进行直肠 - 腹部检查。

（三）实验室检查

没有特定的血液检测或血清学标志物可以用于诊断子宫内膜异位症。

尿液分析可以排除泌尿系统原因的疼痛。

有性生活的患者要进行性传播疾病检测和妊娠试验。

（四）影像学检查

非常规进行，但是可以排除囊肿、盆腔肿块、扭转或异常。盆腔超声可经腹部进行检查。如果考虑超声异常，可行 MRI 检查。

六、诊断

评估和考虑 NSAID 试验，雌激素 / 孕激素治疗或仅孕激素治疗。

由于对骨密度有潜在的有害影响，不推荐经验性使用促性腺激素释放激素（GnRH）激动药治疗。如果疼痛持续存在，可考虑手术评估和治疗子宫内膜异位症。

如果疼痛影响生活质量，即使试验开始 3 个月后也可以考虑手术治疗。

（一）通过腹腔镜做出明确诊断

在青少年中，红色和透明水疱样变比"火焰样"病变（蓝紫色结节）更加常见。

闭合尖端技术：将腹腔镜移近腹膜并放大。

将腹腔镜放入充满冲洗液（如生理盐水、乳酸林格液）的盆腔中，可以使病变更加清晰。

（二）美国生殖医学会分期标准有助于评估治疗反应性

Ⅰ期：轻微病变，1～5 分

Ⅱ期：轻度病变，6～15 分

Ⅲ期：中度病变：16～40 分

Ⅳ期：重度病变：>40 分

大多数青少年处于Ⅰ期或Ⅱ期病变。

七、治疗

子宫内膜异位症应采用手术和药物联合治疗（图 16-1）。

手术可以减轻疾病负担；药物有助于预防疾病进展。

子宫内膜异位症没有办法治愈；因此，在有生育需求之前，坚持服药很重要。

（一）手术治疗

去除 / 破坏所有发现的病灶并恢复解剖结构。

技术包括电灼、内凝、激光消融和切除。

避免因为存在粘连风险而行根治性切除手术。

可考虑术中放置含有黄体酮的宫内节育器用于子宫内膜异位症的术后药物治疗（证据有限，见下文）。

（二）药物治疗

应针对患者进行以下任何一项治疗

1. 雌激素 / 孕激素联合治疗

抑制促性腺激素对卵巢的刺激，创造孕激素为主的环境，造成子宫内膜萎缩。

没有数据表明复方优于单相方案。

周期性、长期或连续性方案都是安全有效的，但是连续性方案可能通过抑制月经获得最佳的效果。连续性方案可能会导致突破性出血，这可能需要 3～4 天的无激素间隔。

联合口服避孕药的替代品包括避孕贴片或阴道环。

2. 单孕激素治疗

常用的治疗方案如下。

(1) 炔诺酮，每日口服 0.35mg。

(2) 醋酸炔诺酮，每日口服 5～15mg。醋酸炔诺酮的最大剂量可用至 15mg，但是小部分醋酸炔诺酮（约 20%）会在外周转化为炔雌醇，因此，对于有雌激素使用禁忌的患者应该慎用。

(3) 醋酸甲羟孕酮（DMPA），每 3 个月肌内注射 150mg 或皮下注射 104mg。主要用于对联合口服避孕药无反应或对雌激素有使用禁忌的患者。

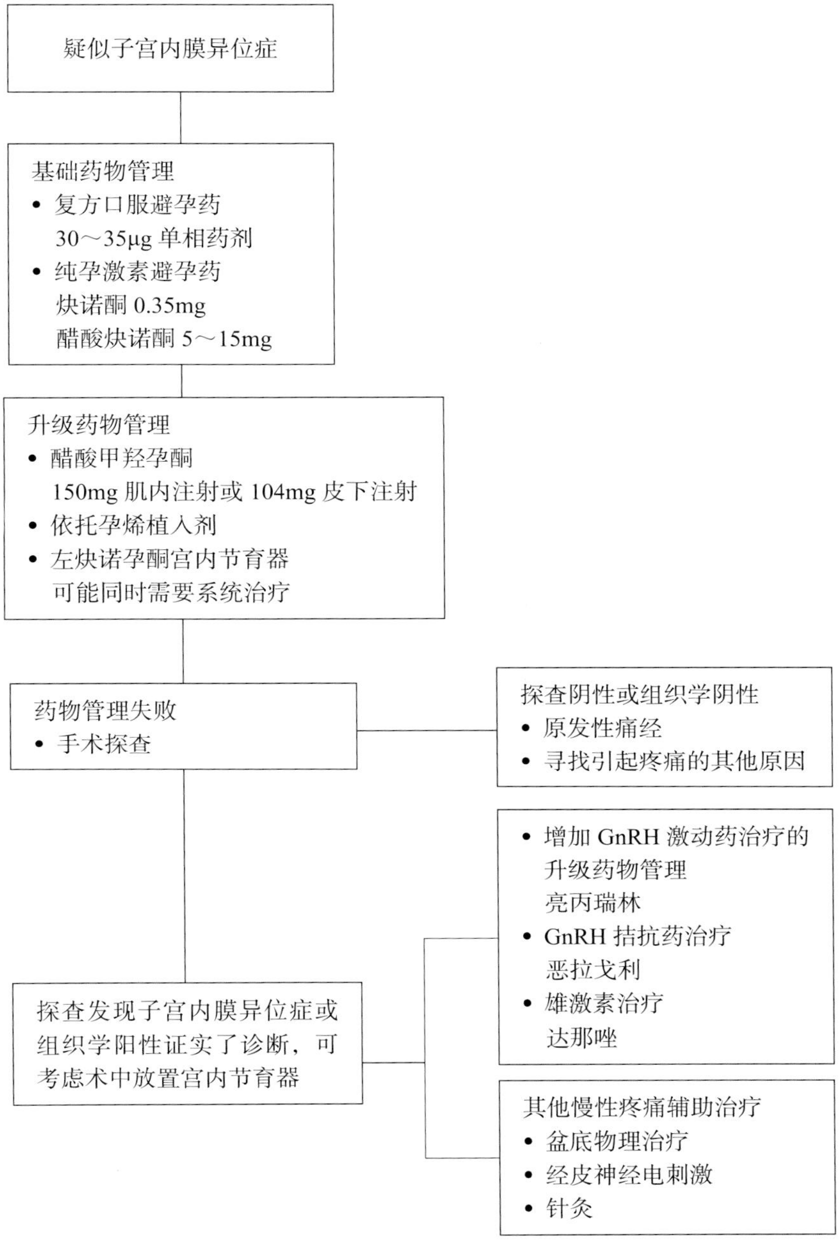

◀ 图 16-1　疑似子宫内膜异位
症的治疗选择
GnRH. 促性腺激素释放激素

```
┌─────────────────────────┐
│ 疑似子宫内膜异位症        │
└─────────────────────────┘
            │
┌─────────────────────────┐
│ 基础药物管理              │
│ • 复方口服避孕药          │
│   30～35μg 单相药剂       │
│ • 纯孕激素避孕药          │
│   炔诺酮 0.35mg           │
│   醋酸炔诺酮 5～15mg      │
└─────────────────────────┘
            │
┌─────────────────────────┐
│ 升级药物管理              │
│ • 醋酸甲羟孕酮            │
│   150mg 肌内注射或 104mg 皮下注射 │
│ • 依托孕烯植入剂          │
│ • 左炔诺孕酮宫内节育器    │
│   可能同时需要系统治疗    │
└─────────────────────────┘
            │
┌──────────────┐      ┌─────────────────────────┐
│ 药物管理失败  │──────│ 探查阴性或组织学阴性      │
│ • 手术探查    │      │ • 原发性痛经              │
└──────────────┘      │ • 寻找引起疼痛的其他原因  │
                      └─────────────────────────┘

                      ┌─────────────────────────┐
                      │ • 增加 GnRH 激动药治疗的  │
                      │   升级药物管理            │
                      │   亮丙瑞林                │
                      │ • GnRH 拮抗药治疗         │
                      │   恶拉戈利                │
                      │ • 雄激素治疗              │
┌─────────────────┐  │   达那唑                  │
│ 探查发现子宫内膜 │──└─────────────────────────┘
│ 异位症或组织学阳 │  ┌─────────────────────────┐
│ 性证实了诊断，可 │──│ 其他慢性疼痛辅助治疗      │
│ 考虑术中放置宫内 │  │ • 盆底物理治疗            │
│ 节育器           │  │ • 经皮神经电刺激          │
└─────────────────┘  │ • 针灸                    │
                      └─────────────────────────┘
```

不良反应是体重增加、腹胀、痤疮和不规则出血。

长期使用 DMPA 可能导致某些患者骨密度可逆性下降。

(4) 仅孕激素替代疗法（两种疗法治疗子宫内膜异位症的证据有限）。

① 依托孕烯植入剂。

② 左炔孕酮宫内节育器。

③ 这两种药物可能需要与额外的激素治疗一起使用，以充分抑制疼痛、出血和子宫内膜定植。

3. GnRH 激动药治疗

诱导可逆的低雌激素状态，消除子宫内膜定植的刺激源。

可用作鼻喷雾剂，也可皮下注射或肌内注射。

FDA 建议使用期限为 12 个月。

由于对骨骼有潜在的长期不良影响，16 岁以上才能使用。

(1) 常用剂量

① 亮丙瑞林，每 4 周使用 3.75mg，或者每 12 周使用 11.25mg。

② 醋酸那法瑞林，鼻腔给药，每日 2 次，每次 200μg。

(2) 不良反应

① 由于促性腺激素的下调，注射后 21～28 天会出现"点火效应"，表现为疼痛和（或）出血。

② 骨质减少，低雌激素症状如潮热、阴道干燥。

(3) 反向添加治疗：使用雌激素和（或）孕激素来减少 GnRH 激动药的不良反应和骨质疏松。

① 醋酸炔诺酮每日 5mg。

② 结合雌激素每日 0.625mg，以及醋酸炔诺酮每日 5mg。

③ 一旦开始 GnRH 激动药治疗，应立即开始反向添加治疗。

④ 结合反向添加治疗是用于提高骨密度和生活质量。

⑤ 口服避孕药不适合反向添加治疗，因为它拮抗 GnRH 激动药治疗。

⑥ 使用 12 个月后要接受双能 X 线骨密度仪扫描，如果患者持续接受治疗，每 2 年需要重复检测。

不可用作避孕药。

4. GnRH 拮抗药治疗

GnRH 激动药治疗的替代品，起效快，无"点火效应"。

恶拉戈利口服或肌内注射，每日 1 次，每次 150mg 或每日 2 次，每次 200mg。不可用于 18 岁以下女性。

可能无法成功实现闭经。不可用作避孕药。

5. 雄激素治疗

抑制卵泡发育并使子宫内膜萎缩。包括达那唑，每日 400～800mg。

不良反应包括痤疮、多毛、体重增加和可能发生声音低沉，这是不可逆的。

可能更适合变性青少年。

6. 慢性疼痛治疗

可能需要对患有子宫内膜异位症和慢性盆腔疼痛的青少年采取多学科方法，并转诊至疼痛中心或诊所。

抗抑郁药可能具有神经调节和(或）镇痛作用。

认知行为疗法可以帮助疼痛肌肉进行渐进式放松。

补充疗法 / 替代疗法：盆底物理治疗、经皮神经电刺激和针灸。

患者教育网站：www.youngwomenshealth.org.

参考文献

[1] DiVasta AD, Feldman HA, Sadler Gallagher J, et al. Hormonal add-back therapy for females treated with gonadotropin-releasing hormonal agonist for endometriosis: a randomized controlled trial. Obstet Gynecol. 2015; 126(3):617–627.

[2] Laufer MR, Sanfilippo JS, Rose G. Adolescent endometriosis: diagnosis and treatment approaches. J Pediatr Adolesc Gynecol. 2003; 16:S3–S11.

[3] Shim JY, Laufer MR. Adolescent endometriosis: an update. J Pediatr Adolesc Gynecol. 2020; 33:112–119.

第 17 章 女性割礼
Female Genital Mutilation (FGM)

Christine Osborne　Sarah K. McQuillan　著

李 森 译　史 舒　陈露婷 校

一、定义

世界卫生组织将女性割礼定义为"非医学原因部分或全部切除女性外生殖器或损伤女性生殖器官的所有手术。"

在美国，根据《美国法典》第 18 号联邦法律第 116 条"女性割礼"是指"出于非医疗原因进行的任何手术，包括部分或全部切除女性外生殖器或对其造成其他伤害"。

- 阴蒂切除术或部分 / 全部切除阴蒂包皮。
- 部分 / 全部切除小阴唇或大阴唇（包括或不包括阴蒂切除），或者同时切除。
- 封闭或缩小阴道开口（包括或不包括阴蒂切除）。
- 对女性外生殖器有伤害的其他操作，包括刺伤、切割、刮擦或烧灼外生殖器区域。

二、要点

- 女性割礼在国际上被认为是侵犯人权的行为，但在非洲的 30 个国家，以及亚洲和中东的一些国家仍有报道。
- 女性割礼有多种社会文化原因，一些人认为女性外阴割礼是宗教要求，尽管在任何主要宗教文本中都没有提及。
- 传统上对 5—12 岁的儿童和青少年进行割礼，但也可能对婴儿和成人进行割礼。
- 由于儿童、女孩和妇女从继续实施女性割礼的国家广泛和持续地移民到西方社会，医疗机构服务人员可能会看到接受过这些手术的患者。

三、重要文化背景

在接触这些进行过女性割礼患者时，要认识到女性割礼的现实情况深深扎根于患者的社会、经济和政治文化之中，通常毫无疑问地得到患者家属的支持。任何背离这种做法的人都可能面临谴责、骚扰和（或）排斥。这是一种以完成后奖励为导向的社会习俗；如果没有完成，将受到惩罚。大家庭经常参与实践（可能是陪同患者的成人）。女性家庭成员可能要实施女性割礼来帮助正确抚养年轻女性，并参与其成年仪式，因此，家庭很难放弃这种模式。

女孩在参与或接近有此类观念的患者时会感到压力和（或）有所收获。

四、分类

有关示意图和视频，详见 Abdulcadir 等的分型（2016）。

Ⅰ型：部分或全部切除阴蒂和（或）阴蒂包皮（阴蒂切除）（图 17-1A）。

Ⅰa 型：仅切除阴蒂包皮。

Ⅰb 型：切除带包皮的阴蒂。

Ⅱ型：部分或完全切除阴蒂和小阴唇，伴有或不伴有切除大阴唇（切除）（图 17-1B）。

Ⅱa 型：仅切除小阴唇。

Ⅱb 型：部分或全部切除阴蒂和小阴唇。

Ⅱc 型：部分或全部切除阴蒂、小阴唇和大阴唇。

Ⅲ型：通过切割和缝合小阴唇和（或）大阴

唇制作覆盖封皮来缩小阴道口，伴有或不伴有切除阴蒂（阴道封闭）（图 17-1C）。

Ⅲa 型：切除缝合小阴唇。

Ⅲb 型：切除缝合大阴唇。

第Ⅳ型：未分类（图 17-1D）。

出于非医疗目的，对女性生殖器的所有其他有害操作，如刺穿、切割（阴唇成形术）、刮除和烧灼。

五、健康并发症

女性割礼没有已知的健康益处。

近期风险：出血、剧烈疼痛、生殖器组织水肿、感染、伤口愈合问题、下尿路损伤、休克和死亡。

产科风险：剖宫产、产后出血、会阴切开、分娩时间延长、产道撕裂、工具性分娩、难产、产妇住院时间延长、死产和新生儿早期死亡、分娩时新生儿复苏。

性功能风险：性交困难、性满意度降低、性欲和性唤起减少、性交期间润滑减少、性高潮频率降低或性感缺失病。

心理风险：创伤后应激障碍（post-traumatic stress disorder，PTSD）、焦虑、抑郁。

长期风险：生殖器组织损伤、阴道分泌物异常、阴道瘙痒、月经问题、生殖道感染、慢性生殖系统感染、泌尿道感染、尿痛。

暴力：女性割礼还会增加未来亲密伴侣暴力的风险。以前遭受过暴力的女性，特别是在童年时期遭受过身体和性创伤的女性，在以后的生活中更有可能遭受暴力，导致各种健康并发症。

六、患者关怀

（一）交流

与患者进行有效、具有敏感性的沟通至关重要。

如果需要翻译，请一位女性翻译者参与。

在某些文化中，患者可能由其父亲或其他可以参与决策过程的家庭成员陪同。

医务人员应探索和评估女性及其家人的决策过程，并确保征求患者的意见和愿望。

（二）问题

如果有需要，使用以下问题可能会引导你切入重点，比如（详见 Perron 等，2020）

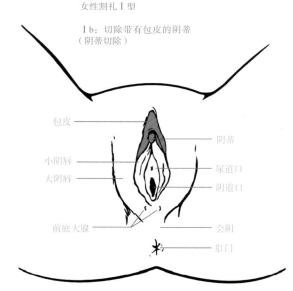

▲ 图 17-1 女性割礼类型

A. Ⅰ型（经许可引自 World Health Organization, WHO guidelines on the management of health complications from female genital mutilation. Geneva, Switzerland: World Health Organization; 2016.）

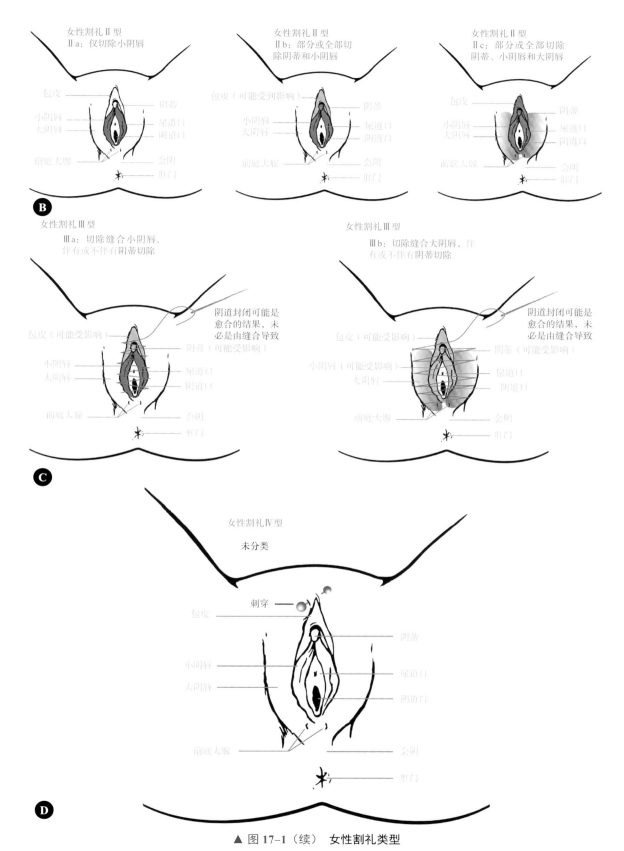

▲ 图 17-1（续） 女性割礼类型
B. Ⅱ 型；C. Ⅲ 型；D. Ⅳ 型（经许可引自 World Health Organization, WHO guidelines on the management of health complications from female genital mutilation. Geneva, Switzerland: World Health Organization; 2016.）

"你排尿有问题吗？排尿需要很长时间吗？"

"你有痛经吗？"

"你会阴有没有瘙痒，烧灼感或者分泌物？"

"（如果性行为活跃）你在发生关系时是否感到疼痛或困难？"

如果生殖器检查的变化与女性割礼一致，那么在询问时要谨慎，可以考虑如下说法。

"你们国家很多女性小时候都接受过割礼或'封闭'。如果你不介意，可以告诉我你小时候是接受割礼还是'封闭'吗？"

如果患者是上述情况的话，向陪同的父母提出类似的问题。

（三）教育

许多患者对女性解剖学的知识有限，使用图纸可能有助于解释发现。

在许多实行女性割礼的文化中，性、性行为和与女性生殖器切割有关的问题被视为私事，不公开讨论。对这个问题要谨慎。

限制检查室里的医务人员和检查人员，并考虑使用女性人员。

七、干预

（一）法律和报道

在加拿大，切割或协助切割女性生殖器是一种犯罪行为。

在美国，根据联邦法律，对 18 岁以下的女性进行生殖器切割是违法的，或者根据《美国法典》第 18 号联邦法律第 116 条的规定，故意将女孩运出美国进行女性生殖器切割是违法的。

美国妇产科医师学会（ACOG）建议，西方医疗机构如果遇到最近接受过包皮环切手术的儿童，应按照其地区报告标准向儿童保护服务机构报告。

（二）适当的文化照顾

应尽一切努力为接受割礼的女性提供文化上适当和具有敏感性的护理，特别注意与语言使用和保密有关的问题。

卫生保健提供者必须小心，不要污蔑接受过割礼的女性。由于青春期是养成正常情感的关键时期，所以让年轻女性感到安心是关键。

卫生保健提供者应利用其知识和影响力，教育和建议家庭不要对其他家庭成员实施女性割礼。

应拒绝所有阴道再封闭的请求。

（三）解除阴道封闭

出现症状（包括痛经、性交困难、反复尿路感染和排尿功能障碍）的女性或考虑性生活或妊娠的女性可以接受解除封闭。

1. 使用镇静药或全身麻醉。

2. 使用剪刀、电刀或激光沿中线从新阴道口到尿道口切除瘢痕组织。

3. 唇缘可能需要简短缝合（使用 4-0 或 5-0 Vicryl 缝线）来确保止血。

4. 术后可以使用雌激素乳膏，以及局部止痛凝胶，来缓解疼痛，并经常坐浴。

术后阴道扩张也有助于防止尿道口再狭窄。在某些情况下，它可以单独使用而不进行手术。

（四）阴蒂重建手术

在一些研究中，使用阴道移植物重建阴蒂阴唇是可行的，并与改善性功能相关。

由于这是一项新技术，其方法值得进一步研究，相关培训计划正在制订中。这在未来的临床实践中可能会更加普遍。

参考文献

[1] Abdulcadir J, Catania L, Hindin MJ, Say L, Petignat P, Abdulcadir O. Female genital mutilation: a visual reference and learning tool for health care professionals. Obstet Gynecol. 2016; 128(5):958–963: https://journals.lww.com/greenjournal/Abstract/2016/11000/Female_Genital_Mutilation__A_Visual_Reference_and.4.aspx

[2] American College of Obstetricians and Gynecologists. *ACOG Statement of Policy on Female Genital Mutilation*. American College of Obstetricians and Gynecologists. *Approved by the Executive Board March 2019. Amended April 2019* Female Genital Mutilation | ACOG. https://www.acog. org/clinical-information/policy-and-position-statements/statements-of-policy/2019/female-genitalmutilation

[3] Center for Reproductive Rights. Legislation on Female Genital Mutilation in the United States. Briefing Papers. 2004. www.reproductiverights.org

[4] Kelly E, Hillard PJA. Female genital mutilation. Curr Opin Obstet Gynecol. 2005; 25(26):1–5.

[5] Mañro I, Labanca T. Clitoral reconstruction using a vaginal graft after female genital mutilation. Obstet Gynecol. 2018; 131(4):701–706.

[6] Perron L, Senikas V, Burnett M, et al. Guideline No. 396–Female genital cutting. J Obstet Gynaecol Can. 2020. 42(2):204–217.

[7] Salihu HM, August EM, Salemi JL, Weldeselasse H, Sarro YS, Alio AP. The association between female genital mutilation and intimate partner violence. *BJOG*. 2012; 119(13):1597–606.

[8] WHO (2008). *Eliminating Female Genital Mutilation. An Interagency Statement*. Geneva: World Health Organization.

[9] WHO (2016). *WHO Guidelines on the Management of Health Complications from Female Genital Mutilation*. Geneva: World Health Organization.

第 18 章　生育力保存
Fertility Preservation

Maggie L. Dwiggins　著

李　森 译　　史　舒　许　泓 校

一、定义

由于必要的医学治疗，接受性腺毒性治疗或其他绝育手术会导致患者医源性不孕，生育力保存为这些患者生育后代提供了选择。

二、要点

• 在开始性腺毒性治疗之前，生育力保存最为成功；因此，在诊断时及时转诊是最佳选择。

• 对于女性，基本治疗包括卵母细胞、胚胎、卵巢组织冷冻保存和卵巢移植。

• 对于青春期后的男性，治疗的唯一选择只有精子库。睾丸组织冷冻保存仅在研究时用于青春期前男性。

• 促性腺激素释放激素（GnRH）激动药尚未最终确定为青少年患者生育力保存的手段，不能替代其他可使用的标准护理方案。

• 医源性不孕症对心理健康和人际关系具有持久和重大的影响；因此，应考虑与心理治疗师合作。

三、评估

（一）病史

诊断、计划治疗和青春期状态。

使用性腺毒性药物，尤其是烷化剂，在 fertilitypreservationpittsburgh.org 使用生育风险计算器计算环磷酰胺当量剂量（cyclophosphamide equivalent dose，CED）。

使用放射治疗（颅骨、骨盆、睾丸）。

根据青春期状态和性别确定不孕风险（表 18-1）。了解操作计划的时间表和治疗的开始/持续时间。

（二）体格检查

身高、体重和青春期状态。

（三）实验室检查

实验室检查不是必需的，但应该考虑检测 FSH、LH 和 AMH。

如果计划手术，进行血常规检查检测中性粒细胞计数和血小板计数（尤其是白血病患者）。

如果计划冷冻保存，根据方案进行 HIV 和肝炎感染筛查。

四、管理

（一）卵母细胞/胚胎冷冻保存

适用于任何了解程序并同意频繁验血、经阴道超声检查和经阴道取卵治疗的青春期患者。

咨询生殖内分泌专家，了解随机启动刺激。

需要将细胞毒性癌症治疗延迟 10~21 天。

因为结果的无法预测性使该过程极为困难，患者对刺激的反应可能下降，一般患者只有一个周期时间。

风险：卵巢过度刺激综合征（ovarian hyperstimulation syndrome，OHSS）、癌症治疗延迟、雌激素敏感性癌症的理论刺激、血栓栓塞事件增加、腹腔出血、疼痛、取回的成熟卵母细胞数量不足。

风　险	女　性		男　性
	青春期	青春期前	
风险水平增加高	CED＞8g/m²	CED＞12g/m²	CED≥4g/m²
	造血干细胞移植	造血干细胞移植	造血干细胞移植
	卵巢放射剂量≥10Gy	卵巢放射剂量≥15Gy	睾丸放射剂量≥4Gy
	下丘脑放射剂量＞40Gy	下丘脑放射剂量＞40Gy	下丘脑放射剂量≥40Gy
风险水平增加显著	CED 4～8g/m²	CED 8～12g/m²	顺铂＞500mg/m²
	卵巢放射剂量＜10Gy	卵巢放射剂量＜15Gy	睾丸放射剂量 0.7～3.9Gy
	下丘脑放射剂量 30～39.9Gy	下丘脑放射剂量 30～39.9Gy	下丘脑放射剂量＞30～39.9Gy
风险水平增加低	CED ＜4g/m²	CED ＜8g/m²	CED ＜4g/m²
	重金属	重金属	重金属
			睾丸放射剂量 0.2～0.6Gy
	下丘脑放射剂量 22～29.9Gy	下丘脑放射剂量 22～29.9Gy	下丘脑放射剂量 26～29.9Gy

表 18-1　女性和男性基线以上的性腺毒性风险

CED. 烷化剂的环磷酰胺当量剂量

引自 Meacham LR, Burns K, Orwig KE, Levine J. Standardizing risk assessment for treatment-related gonadal insufficiency and infertility in childhood adolescent and young adult cancer: the Pediatric Initiative Network risk stratification system. J Adolesc Young Adult Oncol. 2020; 9(6):662–666.

与年龄匹配的单周期队列相比，活产率相同或略有下降。

（二）卵巢组织冷冻保存

是青春期前女孩生育力保存的唯一方法，尽管是标准治疗方法，但青春期前患者采用该方法的活产率和成功率数据有限。

手术获得卵巢皮质组织，通常情况下采用腹腔镜，可在其他计划手术时进行。与楔形活检相比，全卵巢手术的效果更好。

卵巢癌是禁忌，否则会导致两个卵巢完全切除。

组织被冷冻保存，一直到想要怀孕。组织只能由患者使用。

需要第二次手术将组织原位移植到剩余卵巢、卵巢窝或子宫后（异位移植失败）。

风险：手术和麻醉风险，恶性肿瘤复发（尤其是白血病或涉及卵巢的遗传性癌症）。

活产率估计在 30% 左右；然而，由于现有文献中的孕产次记录不详，准确的活产率记录很少。

（三）卵巢移位

接受盆腔放射治疗的患者手术切除放射野中的卵巢。

广泛使用的保守治疗方法。

风险：手术和麻醉的风险，可能会将卵巢从解剖位置移除，用于自然妊娠和经阴道取卵。

（四）GnRH 类似物

关于青少年疗效的数据不确定，未经 FDA 批准用于生育力保存。

不应用于替代其他生育力保存的选择。

理论上卵巢抑制会保护卵巢。

可用于抑制月经（见"第 30 章 重视肿瘤治疗中的妇科问题"）。

风险：骨密度降低，与醋酸炔诺酮和补钙联合使用来预防骨密度降低。

（五）精子库

仅适用于青春期后有自慰能力的男性。

对于那些产生精子但不能自慰的人，振动刺激或电射精可能是一种选择。对于无射精能力或无精子症 / 精子不足的患者，可在以后进行手术精子提取，以用于体外受精（in vitro fertilization，IVF）/ 卵胞质内单精子注射（intracytoplasmic sperm injection，ICSI），需要咨询男性不育专家。

风险：治疗开始前精子收集不良。

（六）睾丸组织冷冻保存

青春期前男孩的唯一选择，应根据研究方案进行。

通过楔形活检切除睾丸组织。

理论上可以通过自体精原干细胞移植重新激活精子发生；至今没有文献报道精子被回收，以及成功妊娠的案例。

风险：手术和麻醉的风险，引起恶性肿瘤（尤其是白血病或涉及睾丸的癌症）。

五、特殊考虑

（一）收养

研究表明，收养机构可能歧视癌症幸存者，使收养更加困难。

（二）特殊人群的生育力保存

1. Turner 综合征

(1) 卵巢组织冷冻保存（ovarian tissue cryopreservation，OTC）是生育力保存的最佳选择。

(2) 可迅速破坏卵母细胞，卵巢功能通常在出生后显著降低，因此，可能无法成功建立内分泌功能或生成卵母细胞。

(3) 根据研究方案，必须仔细考虑手术的风险和切除卵巢后内分泌功能的潜在损失与该人群低活产的可能性。

(4) Turner 综合征是妊娠的相对禁忌证，可能导致心血管死亡率增加。

(5) 未来当条件许可，代孕可能是更好的选择。

2. 变性患者

(1) 对于那些接受青春期阻断药治疗后立即接受性别确认激素治疗的人来说，这可能特别重要，因为他们从未经历过出生后青春期发育，也无法继续使用标准的生育力保存技术。

(2) 由于存在不孕风险，应在激素治疗前进行卵母细胞 / 胚胎冷冻保存和精子库（见"第 51 章 跨性别和性别多样化治疗"）。

(3) 由于缺乏关于妊娠结局、手术风险和可能的内分泌功能障碍的数据，大多数机构根据研究方案进行性腺组织冷冻保存。

参 考 文 献

[1] Gynecologic issues in children and adolescent cancer patients and survivors. American College of Obstetricians and Gynecologists Committee Opinion no 747. Obstet Gynecol. 2018; 132(2):e67–e77.

[2] Meacham LR, Burns K, Orwig KE, Levine J. Standardizing risk assessment for treatment-related gonadal insufficiency and infertility in childhood adolescent and young adult cancer: the Pediatric Initiative Network risk stratification system. J Adolesc Young Adult Oncol. 2020; 9(6):662–666.

[3] Practice Committee of the American Society for Reproductive Medicine. Fertility preservation in patients undergoing gonadotoxic therapy or gonadectomy: a committee opinion. Fertil Steril. 2019; 112(6):1022–1033.

[4] Practice Committee of the American Society for Reproductive Medicine Increased maternal cardiovascular mortality associated with pregnancy in women with Turner Syndrome. Fertil Steril 2012; 97(2): 282–284.

第 19 章　生殖器创伤
Genital Trauma

Diane F. Merritt　著

温玉娟　译　　史　舒　梁　艳　校

一、定义

生殖器损伤涉及阴阜、外阴、阴唇、阴蒂、阴道和邻近的泌尿生殖道和肛门生殖道结构。

创伤可能是意外发生的，也可能是性侵犯的结果。

二、要点

意外的生殖器创伤是在紧急情况下青春期前阴道流血的最常见原因。

必须确保病史与体格检查结果相符合。

三、评估

（一）病史

1. 确定"这是如何发生的"（意外与非意外）。

(1) 有目击者在场吗？

(2) 女孩是否会说话或能够讲述她的经历。

(3) 给出的病史与发现的损伤相符吗？

意外：患者或可靠证人提供的病史与损伤相符；非意外：患者的病史与损伤不符、未目击事件、就诊延迟。

2. 病史上的不一致需引起对性虐待或性侵犯的关注。

3. 如果怀疑有性虐待或损伤与病史不符，请咨询您所在机构的儿童保护服务。

如果伤害发生在就诊前72h内，应获得性侵取证套盒、完成法医材料收集和获取性传播感染（STI）的培养物/血清。

向相应执法人员报告（见"第46章　性虐待、性交易和强奸"）。

（二）体格检查

在整个检查过程中保持冷静和令人安心的态度。

检查应包括生命体征、气道、呼吸、创伤部位和血流动力学稳定性。

泌尿生殖系统检查：充分的可视化和良好的光线至关重要；孩子的信任与合作是关键（见"第20章　妇科检查"）。

骑跨损伤通常影响阴阜、阴唇和（或）后阴唇系带。

穿透性损伤通常影响处女膜、阴道和直肠。

评估排尿能力。

胃肠道：评估伴随或腹腔内损伤的迹象。

确定是否需要处理：活动性出血、大的撕裂伤、穿透性损伤、直肠/腹腔内损伤和迅速扩大的血肿。

四、管理

（一）不伴活跃出血的生殖器浅表撕裂伤和擦伤

用温热的清水和注射器（不带针头）或静脉输液管和生理盐水冲洗血液和碎屑。

用2%利多卡因凝胶覆盖伤口（冲洗前后）。

如果伤口清晰可见且没有活动性出血，观察。

家庭护理：外用凡士林，温水坐浴，每天

2～3 次，减少活动频率。

（二）不改变解剖结构或影响排尿功能的小外阴血肿

确保血肿不扩大且周围组织无坏死迹象。

证明患者在出院前可以自主排尿。

家庭护理：冰袋敷在患处 20～30min，3 次 / 天，持续 48h（穿 2 条内裤，将冰袋放入内裤之间也可施加压力）；用温水坐浴保持卫生，每天 2～3 次直至痊愈；减少活动频率；仰卧姿势优先。

（三）生殖器咬伤

用肥皂（或消毒液）和清水大量冲洗。

提供局部麻醉（如果需要）并小心清除坏死组织。

选择一期缝合（如果是简单的撕裂伤，临床上未感染，<12h）或可以考虑二期缝合。

建议在一期缝合后预防性使用抗生素（参见 Stevens 等，2014）。

建议在以下情况进行 3～5 天的预防性早期抗感染治疗（覆盖需氧和厌氧菌，如阿莫西林 - 克拉维酸）。

1. 免疫功能低下的患者。

2. 脾脏疾病患者。

3. 晚期肝病患者。

4. 受累部位既往有或由此造成的水肿。

5. 中度或重度损伤。

如果 10 年内没有注射过破伤风加强疫苗，应注射。

在 24～48h 内重新评估感染迹象；需要进行破伤风预防。

家庭护理：局部涂抹凡士林，用温水坐浴保持卫生，每天 2～3 次直到痊愈。

（四）严重伤害寻求妇科或创伤科医生的专业意见

1. 如果损伤超过上述描述（如压迫伤口后仍有活动性出血、无法评估损伤的全部范围、涉及影响排尿或解剖结构的血肿或覆盖组织坏死）。

(1) 在麻醉下进行评估和治疗。

(2) 可能需要 Foley 导管以帮助术后即刻排尿。

(3) 使用可吸收缝线。

(4) 注意缝合超过 24h 的伤口，考虑填塞压迫止血和（或）开始形成肉芽组织。

2. 如果损伤延伸到处女膜或处女膜上方，或者是由较长的物体穿透损伤至腹腔内。

(1) 进行 CT 或腹部平片检查以排除腹腔内和（或）骨盆损伤。

(2) 在麻醉下完成全面检查。

(3) 如果需要，在麻醉诱导后，消毒前获取法医和性传播疾病标本。

(4) 如果可以，通过照片文件对损伤进行仔细的解剖描述和记录。

(5) 进行阴道镜检查：见"第 31 章　围术期的要点"。

(6) 如有广泛损伤，由相应专家进行膀胱镜检查和乙状结肠镜检查。

(7) 如果发现严重的直肠损伤，确定是否需要分流结肠造口术。

(8) 如果视野仍然受到影响，使用小型带状牵拉器和头灯来观察深部阴道穿透伤。

(9) 确保止血。

(10) 用可吸收的细缝线分层修复。

五、附加治疗

如果 10 年内没有注射过破伤风加强疫苗，应注射。

广谱抗生素应用于治疗而非预防（参见 Stevens 等，2014）。

术后随访：反复确保损伤不会影响健康的性关系和未来生育力。在适当的护理和支持下，即使发生严重肛门生殖器的穿透伤，也很少出现远期并发症。

参 考 文 献

[1] Lopez HN, Focseneanu MA, Merritt DF. Genital injuries acute evaluation and management. Best Pract Res Clin Obstet Gynaecol. 2018; 48:28–39.

[2] Patel BN, Hoefgen HR, Nour N, Merritt DF (2020). Genital Trauma. In Emans SJ, Laufer MR, DiVasta AD, eds., *Emans, Laufer, Goldstein's Pediatric and Adolescent Gynecology* (7th ed., pp. 237–250).

Philadelphia, PA: Wolters Kluwer.

[3] Stevens DL, Bisno AL, Chambers HF, et al. Practice guidelines for the diagnosis and management of skin and soft tissue infections: 2014 update by the Infectious Diseases Society of America. Clin Infect Dis. 2014; 59(2):e10–e52. Date accessed 5/13/2020 https://doi.org/10.1093/cid/ciu296

第 20 章　妇科检查
Gynecologic Examination

S. Paige Hertweck　著

温玉娟　译　　张琳娜　钱志大　校

一、要点

• 详细的妇科检查不是所有门诊就诊的常规检查，但即使是年轻患者也可能需要。

• 如果进行妇科检查，应由患者和父母提供知情同意书。

• 对青春期前患者需要温和的检查技巧，因为未雌激素化的组织有可能存在创伤的风险，切勿强行对不合作的孩子进行检查。

• 保密性是妇科检查的重要组成部分。

二、新生儿 / 婴儿

（一）应对产房内新生儿生殖器进行常规检查

1. 位置：早产婴儿保育箱 / 检查台。

2. 姿势：蛙腿姿势。

3. 技术：阴唇分离 / 牵引；进行轻柔的腹部检查以触诊是否有肿块（盆腔肿块，即卵巢囊肿，由于婴儿的骨盆较小，婴儿往往在腹腔内）。

（二）常见发现

1. 新生儿：因母体的雌激素化（图 20-1）。

(1) 丰满 / 饱满的大阴唇。

(2) 黏液性阴道分泌物。

(3) 厚厚的淡粉色处女膜。

(4) 雌激素化迹象在 2～3 周后减少。

2. 较大的婴儿：低雌激素样的外阴组织（图 20-1）。

(1) 不太突出的大阴唇 / 小阴唇。

(2) 凹入前庭的处女膜看起来很薄、色红。

三、青春期前女性

这个年龄段的大多数妇科问题是对发育的担忧、外部上皮疾病和外阴阴道炎。

（一）病史

在检查之前，花时间与年轻患者建立融洽的关系，包括关于家人、最好的朋友、最喜欢的活动等话题。引起患者和监护人的关注。

在采集病史后解释检查相关概念。

（二）体格检查

1. 让患者参与检查以强调她们有一定的控制能力。

(1) 你想穿蓝色的长袍还是绿色的长袍？

(2) 你想坐在你妈妈 / 爸爸的腿上，还是桌子上？

2. 进行彻底的检查：在评估身体状态、卫生状况、皮肤疾病或褪色的同时，先听诊心脏和肺，让患者感到舒适。

3. 给孩子适当的体位进行生殖器检查

大多数 2 岁以上的儿童能够使用马镫或父母的膝盖作截石位（图 20-2）。

其他体位包括蛙腿体位（图 20-3）和胸膝卧位（图 20-4 和图 20-5），是有用的辅助位置，可以使用耳镜或检眼镜观察阴道下部甚至阴道上部。

（三）暴露阴道前庭

• 分离阴唇（图 20-6）

• 牵引阴唇（图 20-7）

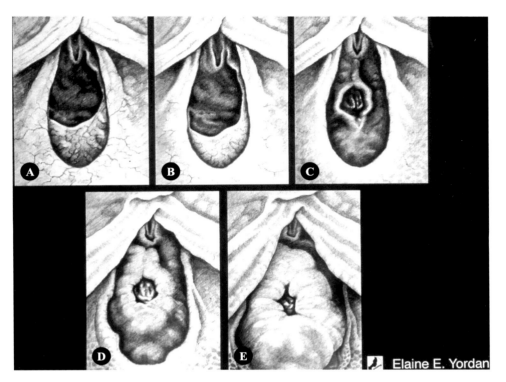

◀ 图 20-1 雌激素对处女膜外观的渐进影响

A 至 C. 未雌激素化的青春期前外观；D 和 E. 雌激素化（新生儿 / 青春期）外观［经许可转载，引自 Yordan EM (ed), The PediGYN Teaching Slide Set. North American Society for Pediatric and Adolescent Gynecology.］

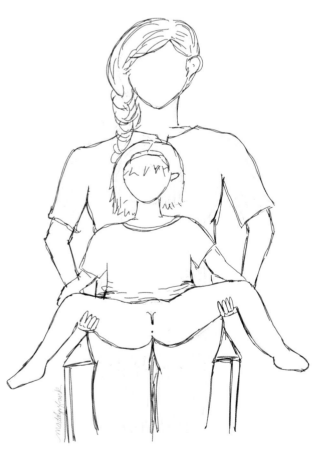

▲ 图 20-2 孩子在母亲腿上处于仰卧膀胱截石位
图片由 Madelyn Frank 提供

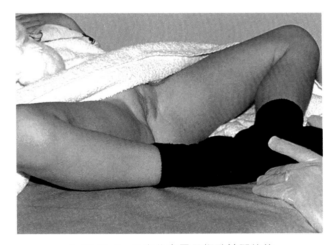

▲ 图 20-3 5 岁儿童展示仰卧蛙腿体位
经 McCann JJ, Kerns DL 许可转载，引自 "Visualization Techniques" The Child Abuse Atlas, Evidentia Learning, 2017, www.childabuseatlas.com.

（四）评估

- 是否存在阴毛（Tanner 分期，图 20-8）
- 阴蒂大小

处女膜形状（参见"第 24 章 处女膜解剖：正常和异常处女膜"）。

雌激素化迹象（淡粉色处女膜组织与变红组织），存在或不存在阴道分泌物。

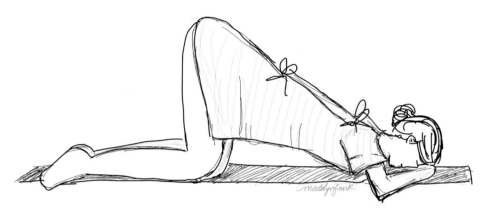

◀ 图 20-4　孩子在胸膝卧位进行生殖器检查
图片由 Madelyn Frank 提供

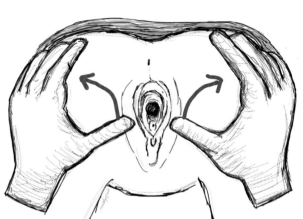

▲ 图 20-5　胸膝卧位女性生殖器检查技术
图片由 Madelyn Frank 提供

注意肛周卫生情况。

（五）获取标本

必要时使用小涤纶拭子（男性尿道大小）获取阴道样本（图 20-9）。

青春期前处女膜处于低雌激素状态且对触摸敏感；因此，考虑使用"导管内导管"技术，切割 4.5 英寸（11.43cm）的蝶形导管并将其放入与 1～3ml 注射器连接的 12 号红色橡胶导管内，首先注入 1ml 液体，然后抽出使用（图 20-10）。

（六）记录和描述检查结果

对于青春期前的女孩，最好列出所检查的每个生殖器结构，因为未来的检查者将使用以前的记录作为她们检查结果的基础。这在疑似虐待的情况下尤其有用，因为创伤可能改变了原本的解剖结构，如处女膜。

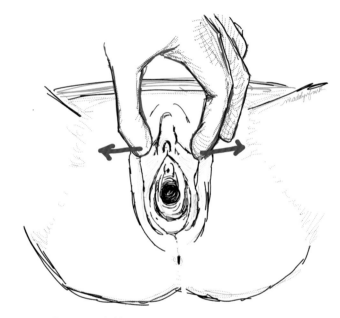

▲ 图 20-6　在蛙腿仰卧位检查女性生殖器时分离阴唇
图片由 Madelyn Frank 提供

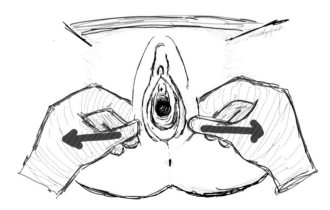

▲ 图 20-7　在蛙腿仰卧位检查女性生殖器时牵引阴唇
图片由 Madelyn Frank 提供

性成熟等级 1 无阴毛 平胸伴乳头隆起	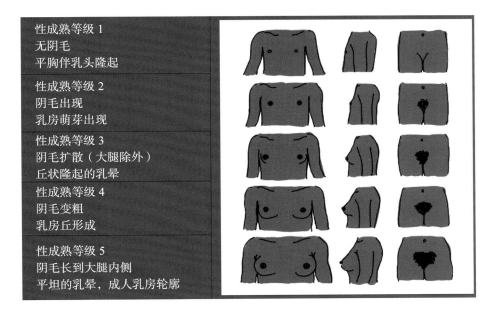
性成熟等级 2 阴毛出现 乳房萌芽出现	
性成熟等级 3 阴毛扩散（大腿除外） 丘状隆起的乳晕	
性成熟等级 4 阴毛变粗 乳房丘形成	
性成熟等级 5 阴毛长到大腿内侧 平坦的乳晕，成人乳房轮廓	

◀ 图 20-8　**Tanner** 分期：女性阴毛

图片由 Meredithe McNamara, MDMS, Associate Professor of Pediatrics, Yale University School of Medicine 提供

结果列表包括大阴唇、小阴唇、处女膜形状或变异（处女膜中的肿块、裂口）、尿道、阴道、直肠发现，即使正常也需记录（图 20-11）。

使用钟表盘方法有助于描述任何异常发现的位置（图 20-12）。

（七）切记

避免医源性创伤，不要强迫不合作的孩子进行检查。

通过参与检查让孩子有控制感（选择袍子、检查姿势、戴手套）。

对孩子说实话：如果有什么检查会痛，提前告诉她们。

有时可能需要在麻醉下对不配合的患者进行检查。

四、青春期女性

（一）青春期女性妇科检查的适应证

1. 预防性访视

13—15 岁：首次访视；不是必须行盆腔检查。

此后每年进行 1 次访视；如有指征需行盆腔检查。

有性行为的青少年每年 / 半年 1 次，需要与每个新伴侣进行性传播疾病（sexually transmitted

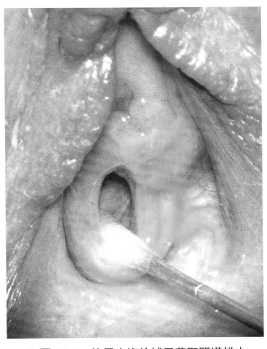

▲ 图 20-9　使用小涤纶拭子获取阴道样本

经 McCann JJ, Kerns DL 许可转载，引自 "Visualization Techniques" The Child Abuse Atlas, Evidentia Learning, 2017, www.childabuseatlas.com.

disease，STD）筛查。

如果性伴侣固定，则每年进行 1 次。

2. 盆腔检查适应证

(1) 青春期发育异常。

(2) 异常出血。

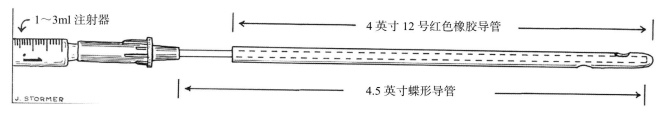

1～3ml 注射器

4 英寸 12 号红色橡胶导管

4.5 英寸蝶形导管

J. STORMER

▲ 图 20-10　导管内导管，用于从青春期前患者身上获取阴道分泌物样本

经许可转载，引自 Pokorny SF, Stormer J. A traumatic removal of secretions from the prepubertal vagina. Am J Obstet Gynecol 1987; 156: 581–2.

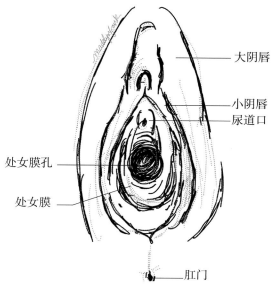

大阴唇

小阴唇
尿道口

处女膜孔

处女膜

肛门

▲ 图 20-11　女性生殖器的外部结构
图片由 Madelyn Frank 提供

(3) 腹部或盆腔疼痛。

(4) 外阴阴道疾病。

（二）病史

保密性是向青春期患者提供诊疗的关键。

可考虑使用美国妇产科医师学会（ACOG）参考部分中列出的青春期首次生殖访视和保密性的特定信息。

可考虑使用保密问卷（最好是在线完成，但可以在远离父母 / 监护人的隐秘场所填写）以帮助有顾虑的患者（图 20-13 和图 20-14）。

（三）病史线索

通过一句友好、尊重的问候来建立信任，开始病史的询问。

"今天我有什么可以帮助你的吗？"

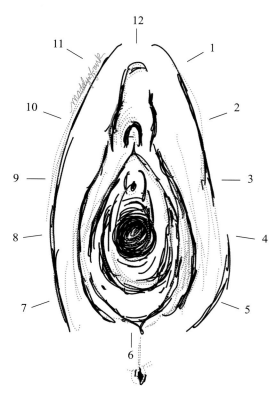

▲ 图 20-12　患者处于蛙腿仰卧位的钟表盘方向
图片由 Madelyn Frank 提供

避免："你今天有什么问题 / 烦恼吗？"

如果可能的话，在最初与青少年及其父母或监护人会面时解释访问过程。

向父母和青少年解释保密和隐私的概念（ACOG 有一份有用的文件是关于保密和提升青春期健康关系的）。例如，"我们将用一些时间一起讨论您孩子的健康史，以及您或她们可能有的任何担忧，然后我也会用一些时间与您的孩子单独相处。在访问结束时，我们将再次会面，阐明任何测试、治疗或后续计划。"

请回答以下问题，以帮助您的医疗保健提供者更好地照顾您。本文件不会与您的父母 / 监护人共享，并且您提供的信息将被保密，除非我们认为您或其他人可能处于危险之中。

您认同的性别：女性 男性 非二元 跨性别者——男性 跨性别者——女性

首选代词：她 他 他们 其他：_____

今天您有什么想与您的医疗保健提供者讨论的事情吗：_____

_____

_____

您是否有任何担心想与您的医疗保健提供者私下讨论？是 否

朋友和家庭

1. 谁和你一起住在家里？圈出所有适用的选项

母亲 父亲 继父母 监护人 寄养父母 兄弟姐妹 其他：_____

2. 你觉得在家安全吗？是 否

3. 你是否有一个或多个让你觉得交谈起来很自在的朋友？是 否

学校和工作

4. 你念哪所学校？_____

5. 你在几年级？_____

6. 你有参加什么课后运动或俱乐部吗？_____

7. 你有工作吗？如果有，在哪里？_____

健康习惯

8. 你是否每周进行至少 5 次锻炼或参加一项让你每次出汗或呼吸加快至少 30min 的运动？如果是，是什么？_____

9. 你对现在的体重满意吗？是 否 如果不满意，为什么呢？_____

_____

10. 你有没有吃过减肥药或泻药，呕吐过，或者饿着肚子减肥？是 否

安全

11. 你是否曾经被迫做一些你不想做的性相关的事情？是 否

12. 你是否曾与威胁或伤害你的人发生过性关系？是 否

烟草、酒精和毒品

13. 你喝过酒吗？是 否

14. 你吸过毒吗？是 否 如果是，请圈出所有适用的选项。

大麻 冰毒 摇头丸 可卡因 海洛因 吸入剂 处方药

15. 你有没有忘记过你在吸毒或酗酒时所做的事情？ 是 否

16. 你是否使用烟草制品，包括香烟、电子烟？ 是 否

关系

17. 你在和人约会吗？是 否

18. 你被谁吸引？男性 女性 两者 其他 _____

19. 你有过任何类型的性行为吗？是 否 否，但考虑过

如果是，请圈出所有适用的选项。阴道 肛门 口腔

▲ 图 20-13 青少年保密问卷

** 如果你对问题 19 回答"否"，你可以跳过问题 20～30。如果您对问题 19 回答"是"，请回答以下问题。

20. 你第一次发生性关系时几岁？ _____

21. 过去 3 个月，你有过多少个性伴侣？_____

22. 你一共有过多少个性伴侣？_____

23. 你最后一次性生活是什么时候？_____

24. 你使用避孕套的频率？从不 有时 总是 _____

25. 你曾经为了毒品或金钱而发生性关系吗？是 否 _____

26. 你的父母知道你有性行为吗？是 否 _____

27. 你妊娠过吗？是 否 如果是，什么时候？_____

28. 你曾经感染过性传播疾病吗？是 否

29. 你想接受性传播感染检测吗？是 否

30. 我们可以和你的父母讨论你的检查结果吗？是 否

    ** 所有性传播感染检测结果都是保密的。请向我们提供您的手机号码，以便我们与您联系并提供结果：_____

▲ 图 20-13（续） 青少年保密问卷

要意识到青少年是未成年人，因此拥有与知情同意和保密相关的特定法律权利。

介绍：培养青少年自我责任感和自力更生的理念。

强调：强调这一政策适用于你的诊所或诊所中的所有青少年（换句话说，这并非针对特定的谁的孩子）。确认父母在孩子的健康和幸福中起到的作用。引出家长的任何具体问题或疑虑。在关注和验证父母意见的同时，直接向青少年提出问题并进行讨论。

离开：邀请父母在等候区就座，向他们保证你会在访问结束前给他们打电话。

重访：父母离开房间后重新与青少年讨论知情同意和保密问题，并告知必须违反保密规定的情况（自杀、虐待）。与青少年一起重新审视父母关心的领域，并获得青少年的观点。进行社会心理访谈和体格检查（确定青少年是否希望父母在体格检查时在场，并尊重青少年的意愿）。如果您无法从患者那里获得书面的社会心理性行为史，可以使用快速 HEADSSS/Body 筛查表（见"第 21 章 如何评估和帮助患者避免高危行为"）。向父母阐明在心理社会访谈和体格检查中青少年愿意与父母分享的那部分信息。

重聚：邀请父母回来，结束与父母和青少年的访问。

（四）提示

向青少年提问时，给出一系列可接受的答案。

"有些青少年可以与父母谈论性，有些则不能。你感觉如何？"

为问题创造背景。

"很多与你同龄的人……你对此有何感想？"

筛选时，从不太敏感的问题开始提问。

在情感和性行为之前询问家庭和教育。

（五）获得病史

1. 常规病史：主诉、现病史、既往史、家族史和个人史。

2. 妇科病史：初潮、月经持续时间、月经周期、卫生巾 / 卫生棉条饱和度、痛经（正常情况见"第 27 章 月经"，以及"第 14 章 痛经"）。

3. 性：性交、性伴侣数量（总数和最近的）、安全套的使用、性吸引力、性交部位、性传播感染或妊娠史、父母是否知晓。

（六）检查

1. 首先在盆腔检查前完成全面的从头到脚的

姓名：_____ 日期：_____

说明：在过去的 2 周内，您被以下每种症状困扰的频率如何？对于每个症状，在最能描述您感觉的答案下方的方框中打上"×"。

问题	完全没有（0）	偶尔几天（1）	一半以上的天数（2）	几乎每天（3）
1. 感到情绪低落、沮丧、烦躁或绝望？				
2. 对所做的事情没有什么兴趣或体会不到乐趣？				
3. 入睡困难，睡不着，或者睡得太多？				
4. 食欲不振、体重下降，或者暴饮暴食？				
5. 感到疲倦或精力不足？				
6. 对自己感觉不好——觉得自己是个失败者，或者觉得你让自己或你的朋友失望了？				
7. 无法对事情集中精力，如学校作业、读书，或者看电视？				
8. 走路或说话太慢以至于其他人能够注意到？还是相反——如此烦躁或不安，以至于你比平时更频繁地四处走动？				
9. 认为你最好死了，或者以某种方式伤害自己？				

在过去的 1 年中，你是否在大多数日子里感到沮丧或悲伤，即使你有时感觉还好？ □是 □否
如果你遇到此表中的任何问题，这些问题对你工作、照顾家务或与他人相处带来的困难有多大？
□一点都不困难 □有点困难 □非常困难 □极度困难

在过去的 1 个月里，你是否曾认真考虑过结束自己的生命？	□是	□否
在你的整个生命中，你是否曾经试图自杀或自杀未遂？	□是	□否

仅供内部使用 分数 _____

▲ 图 20-14 为青少年修改的患者健康问卷

常规评估。允许在患者感觉舒适的情况下进行全面评估。

可能会观察到影响妇科主诉的躯体体征：咖啡牛奶斑、多毛症 / 痤疮、极低体重、肥胖、其他皮肤状况（特应性皮炎或牛皮癣）、腹部触痛点 / 肌肉骨骼疼痛。

2. 盆腔检查

(1) 在进行检查前解释检查过程。

(2) 体位

① 使用半坐截石位（抬起检查台以便与被检查者进行眼神接触，从而提供更好的控制感）。

② 可考虑使用镜子向患者展示生殖器解剖结构。

(3) 检查：外生殖器（Tanner 分期）、阴道 / 宫颈检查（当有指征时）。

(4) 使用适当尺寸的窥器。

(5) 处女 / 未生育过者——Huffman 窥器（1/2 英寸 ×4 英寸长）（图 20-15）。

(6) 有性生活的青少年——Huffman 或 Pederson 窥器（7/8 英寸 × 4 英寸长）。

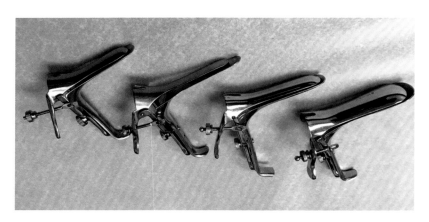

◀ 图 20-15　窥器类型（从左到右）：婴儿经 Lara-Torre E 许可转载，引自 Sanfilippo JS, Lara-Torre E, Gomez-Lobo V. *Sanfilippo's Textbook of Pediatric and Adolescent Gynecology*, 2nd edn. Boca Raton, FL: CRC Press, Taylor & Francis, 2020.

如果有性行为，则进行阴道衣原体和淋病检查。如果没有完成盆腔检查，可以做尿液衣原体 / 淋病筛查或患者进行自我拭子检查。

（7）双合诊检查（当有指征时）

① 将单根手指放入阴道。

② 通过评估阴道侧壁 5 点钟和 7 点钟位置的疼痛来评估阴道提肌疼痛。

③ 触诊宫颈，评估宫颈举痛。

④ 评估子宫大小和位置（前倾或后倾）。

⑤ 评估附件是否有压痛、肿块和卵巢肿大。

⑥ 仅在需要进一步明确检查时进行三合诊检查（如盆腔肿块、盆腔痛、子宫直肠陷凹结节）。

（8）对于有腹痛或严重痛经的患者评估子宫直肠陷凹有结节，提示子宫内膜异位症；评估附件肿块、子宫异常

（七）评估 / 制订计划

1. 检查后传达信息的提示

在无性生活的青少年中——与家人和患者会面，共同回顾调查结果并制订计划。

在有性生活的青少年中，如果需要保密——首先在检查室中与患者单独讨论检查结果。一起

制订如何与家长 / 监护人讨论的计划。鼓励青少年让你成为她和她家人之间的联络人，强调告知每个人避孕套的使用和对她的好处。然后与家人会面。

在讨论了检查结果和发现之后，当需要在药物治疗之间做出决定时，明确表示需要做出决定，并且决定权属于患者而不是父母。

询问："你决定做什么？"

如果犹豫不决，表明需要进一步讨论，反映患者的决定通常可以说明情况。

"所以，您决定……"，然后让患者同意或不同意。

2. 提供指示时

给出简短、简单、重复的指示。

将用药与其他事务相关联，如"刷牙时，吃药"。

通过让青少年向您重复来检查其理解情况。

将打印好的说明书寄回家。

3. 通过将经历与外部事件联系起来鼓励随访

"感恩节那周回来"而不是"11 月底"。

参考文献

[1] Confidentiality in Adolescent Health Care. American College of Obstetricians and Gynecologists Committee Opinion 803. Obstet Gynecol. 2020; 135:e171–e177.

[2] The initial reproductive health care visit. American College of Obstetricians and Gynecologists Committee Opinion 811. Obstet Gynecol. 2020; 136:e70–e80.

[3] Lara-Torre E (2020). The Physical Exam in the Pediatric and Adolescent Patient. In Sanfilippo JS, Lara-Torre E, Gomez-Lobo V, eds., *Sanfilippo's Textbook of Pediatric and Adolescent Gynecology* (2nd ed.). Boca Raton, FL: CRC, Taylor & Francis Group.

[4] Promoting healthy relationships in adolescents. American College of Obstetricians and Gynecologists Committee Opinion 758. Obstet Gynecol. 2018; 132:e213–e220.

第 21 章 如何评估和帮助患者避免高危行为

High-Risk Behaviors (HRB): How to Assess for and Help Patients become Resilient and Not Engage in HRB

Ellen Rome 著

李 彧 译   张琳娜 钱志大 校

一、要点

• 对青少年的适当预防措施包括每年对有益健康的保护性因素或导致疾病的风险因素进行评估，包括家庭、学校和社区的因素。

• 高危行为包括电子烟和其他物质的使用、酗酒、无保护措施的性行为、亲密伴侣暴力和非双方自愿的性行为、自残，以及其他对精神和身体健康的挑战。

• 易受伤害个体的保护性因素源自她们与家庭和学校的联系，个体本身的内部和外部因素，而这些因素均受遗传风险和外界压力影响。

二、评估

（一）病史采集

首先与家长和患者会面，确定访视原因，然后请家长理解整个访谈过程。

保密性及其界限应与父母和孩子双方进行定义和讨论。

在美国所有 50 个州，青少年有权在父母不参与的情况下寻求对于性传播疾病诊断和治疗的帮助和干预。同时许多州还允许为青少年药物滥用提供照顾。

当临床医生认为青少年有很大的受伤害风险时，可不再进行保密。

保密访谈：放松；积极倾听；无偏见的回答；直截了当和尊重。

筛查工具可由青少年填写（图 20-14：保密的自我管理青少年访谈问卷）或由医生填写（HEADSFIRST 筛查工具）。

H——家庭：人际关系、空间、自由和限制、支持。

有哪些家庭成员？当家中发生冲突时会出现什么状况？

E——教育 / 就业：期望、学习习惯、未来、成就、工作。

在学校读几年级？

去年及今年成绩分别如何？

你在学校 / 社区的参与感如何？

对那些失学的人：你现在在哪里工作？体验如何？

A——行为 - 虐待 - 身体、性、情感、言语忽视。

有没有人对你做过什么让你感到不舒服的事？活动：你如何利用你的时间。

D——毒品：电子烟、大麻、烟草 / 尼古丁、酒精、非法毒品。

你的朋友吸电子烟 / 吸烟吗？你吸电子烟 / 吸烟吗？什么形式？多少？频率如何？尝试过戒断或者减量吗？

吸大麻 / 大麻二酚吗？以什么形式，多少剂量，多久一次？你有没有尝试过放弃或减量？

以同样的问题询问酒精、其他药物、非处方药。

如果答案为"是"，进行"CRAFFT"询问（详见"第 49 章　物质滥用"）。

C（car，车辆）：你是否在醉酒或吸毒状态下驾驶过车辆？或者是否乘坐过他人在醉酒或吸毒状态下驾驶的车辆？

R（relax，放松）：你有没有用酒精或毒品来放松自己，让自己感觉更好，或者融入氛围？

A（alone，独自）：你曾独自饮酒或使用毒品吗？

F（forget，遗忘）：你有没有忘记过你在酗酒／吸毒时所做的事情？

F（friend，朋友）：你的家人或朋友有没有告诉过你，你应该减少饮酒或毒品摄入吗？

T（trouble，麻烦）：你曾经因为酗酒／吸毒而遇到过麻烦吗？

S——性：性认同和性别认同、人际关系、活动、安全、身体变化。

你喜欢男孩还是女孩，或者两者都喜欢？

你认为自己是男性、女性、非二元性别还是其他的？

你有过性行为吗？经口腔，经阴道，还是经肛门？

在性行为中总是／经常／偶尔／从不使用避孕套？进行异性性行为时，是否采用第二种保护手段？

你曾经有过性传播感染或妊娠的经历吗？如果有，你想在今年妊娠或生育吗？

有没有人要求你用性来换取你想要或需要的东西（食物、衣服、钱、住所、其他物品）吗？

有人让你和别人发生性关系吗？

有没有人给你拍过性相关的照片，要求你发送你私处的照片，或者把这些照片贴在网上？

F——朋友：同伴的压力、积极的和消极的互动。

I——形象：自尊、外表、身体形象、营养状况。

R——娱乐：运动、放松和睡眠、媒体使用、运动。

S——安全：危险活动、安全带、自行车／摩托车头盔、驾驶。

T——威胁：伤害自己或他人、逃跑／被抛弃、无家可归。

（二）危险行为的其他危险信号

- 自卑
- 需要同伴支持
- 与家庭关系不和睦
- 朋友或家人滥用药物
- 既往酒精／药物滥用
- 容易获得酒精或毒品
- 注意缺陷多动障碍，认知冲动
- 学业成绩差，在学校被边缘化
- 抑郁，焦虑
- 失去父母或自己所爱之人

（三）药物使用、亲密伴侣暴力、性交易和其他不安全情况的危险信号

（见"第 46 章　性虐待、性交易和强奸"；以及"第 49 章　物质滥用"）

- 可疑的创伤或没有合理解释的伤害
- 意识水平的改变（药物使用？头部创伤？）
- 过度疲劳，异常睡眠习惯
- 红眼睛，可疑痕迹和可疑气味
- 体重或外观的变化
- 没有故事的文身，特别是条形码或其他品牌
- 变成朋友眼中的麻烦制造者
- 音乐，衣服的变化
- 在家里、在学校里挑战极限
- 在家里、钱包或背包里发现毒品用具
- 家庭作业不完成或未交
- 在课堂上注意力不集中，不恰当地大笑
- 易怒
- 记忆问题
- 涉嫌违法
- 高危性行为

（四）抑郁症的危险信号

（见"第 13 章　抑郁"）

- 愤怒
- 焦虑
- 食欲、体重和（或）饮食习惯的变化
- 抑郁，自卑，有悲伤 / 无助 / 空虚感
- 失眠、睡眠紊乱、睡眠过多和疲劳
- 内疚和羞耻
- 自我伤害

三、处理

方案取决于所评估的风险水平。

强调并鼓励禁欲 / 健康的选择，包括适合年龄的指导或评估直接风险。

生存模式：现在做什么能让你的情况变得更好？

需要解决的问题：在你的生活中，除外身体上还有什么其他问题？

通过动机性访谈减少危险行为。

对改变进行称赞，倾听并有所反馈。

进一步讨论回避性话题："我感受到你不想谈论……但我们再多聊聊这方面，或者告诉我你有什么顾虑？"

鼓励患者设定自己的目标。

在获得许可后提出建议（不要提出不受欢迎的建议）。

接受患者改变的动机（或缺乏动机），而不需要否定或评价。

在积极改变的过程中与患者合作同时维护其自主权。

如有需要，选择适当的治疗。

强调积极的一面：什么能改变青少年的生活。

帮助年轻人从固定型思维转变为成长型思维：表扬努力的过程，而不是表扬结果。

建立联系：与家庭和学校之间的联系都是具有高度保护性的；与社区的联系为志愿服务；与有爱心的成年人的联系，包括医疗保健提供者、教练和教师。探索社交媒体在年轻人生活中的作用：是时候暂停社交媒体活动了吗？

把年轻人看作是一种资产和积极的解决方案提供者，而不是需要解决的问题。

询问（问题），反思（向患者反馈你的理解），并鼓励改变。

参考文献

[1] Do KT, Guassi Moreira JF, Telzer EH. But is helping you worth the risk? Defining prosocial risk taking in adolescence. Dev Cogn Neurosci. 2017; 25:260–271.

[2] Dweck C. *Mindset: the New Psychology of Success*, 2008.

[3] Ginsberg K. *Raise Kids to Thrive*, 2015.

[4] Greenbaum VJ, Dodd M, McCracken C. A short screening tool to identify victims of child sex trafficking in the health care setting. Pediatric Emer Care. 2018; 34:33–37.

[5] Jankowski MK, Rosenberg HJ, Sengupta A, Rosenberg S, Wolford G. Development of a screening tool to identify adolescents engaged in multiple problem behaviors: the Adolescent Risk Behavior Screen (ARBS). J Adol Health. 2007; 40(2):180.e19–180.e26.

[6] Levy S, Sherritt L, Gabriellie J, Shrier L, Knight JR. Screening adolescents for substance use-related high-risk sexual behaviors. J Adol Helath. 2009; 45(5):473–477.

[7] Maslyanskaya S, Alderman EM. Confidentiality and consent in the care of the adolescent patient. Pediatr Rev. 2019. 40(10)508–516.

[8] Nesi J, Prinstein MJ. In search of likes: longitudinal associations between adolescents' digital status seeking and health-risk behaviors. J Clin Child Adolesc Psychol. 2019; 48(5):740–748.

[9] Pollak KI. Incorporating MI techniques into physician counselling. Patient Educ Couns. 2011; 84:1–2.

[10] Rome ES, Miller E. Intimate partner violence in the adolescent. Pediatr Rev. 2020; 41(2):73–80.

第 22 章　多毛症
Hirsutism

Benjamin L. Palmer　Lauren A. Kanner　著

李　彧　译　吴丹丹　顾卓伟　校

一、定义

女性雄激素敏感部位（上唇、下巴、中胸骨、腹部、背部，即男性型）出现过多、过粗的毛发，末端毛发的分布和数量增加。

二、要点

- 在大多数情况下是由于过量的雄激素产生的。
- 在儿童中，这可能是中枢性性早熟的第一个迹象。
- 在青少年中，可能是特发性的或肿瘤或卵巢或肾上腺的病理状况的早期迹象。
- 可能是男性化的第一个迹象（阴蒂肿大、颞部毛发退缩、声音加深、肌肉模式改变、乳房萎缩）。
- 多为末端粗，长卷曲，柔软的体毛。
- 必须与毛发增多症区分，体毛增多是指在正常分布范围内超出正常量的广泛性毛发生长。

三、病因鉴别

（一）少儿

肾上腺功能早现是最常见的病因。

先天性肾上腺皮质增生症（CAH）。

肾上腺皮质瘤。

特发性 / 遗传易感性。

（二）青少年

1. 特发性 / 遗传易感性

(1) 卵巢因素

① 无排卵 / 多囊卵巢综合征（PCOS）：最常见的病理病因（见"第 39 章　多囊卵巢综合征"）。

② 间质增生。

③ 卵巢肿瘤。

④ 酶缺乏症（17- 酮类固醇还原酶）。

(2) 肾上腺因素

① CAH（21- 羟化酶/11β- 羟化酶/3β- 羟基类固醇脱氢酶缺陷症）（见"第 3 章　两性畸形和性别发育异常"）。可以从儿童早期或青少年起病。

② 库欣综合征：占 2%～5% 病例。

③ 肾上腺皮质肿瘤。

④ 大结节性增生。

⑤ 下丘脑 - 垂体肿瘤引起库欣病。

2. 性别分化障碍

（见"第 3 章　两性畸形和性别发育异常"）。

(1) 药物源性：环孢素、雄激素、达那唑、重氮唑、糖皮质激素、米诺地尔、苯妥英、睾酮和丙戊酸。

(2) 其他原因：甲状腺功能减退症 / 高催乳素血症、压力和厌食症、中枢神经系统障碍（智力和运动迟钝）。

四、诊断

区分特发性多毛症和病理状态。

（一）病史

一般情况：年龄、生长发育指标、最近身高 / 体重的变化、种族。

毛发生长：发病和时间、位置 / 分布、进展、与其他第二性征和（或）月经的关系。逐渐和孤立的发病和进展提示特发性疾病、药物治疗、CAH 或慢性无排卵。快速进展与其他男性化的迹象，如声音加深和严重痤疮可能表明急性疾病，如肿瘤。

青春期和月经史：肾上腺瘤、月经初潮、月经周期和月经期。

评估家族史：PCOS、CAH、青春期速率、多毛症和毛发增多症。

药物使用：特别是使用睾酮和丙戊酸。

评估是否使用先前的毛发控制手段（剃须、打蜡、乳膏、电解、激光）。

（二）体格检查

1. 注意：寻找甲状腺疾病、溢乳、痤疮、库欣病症状和腹部 / 盆腔肿块的体征。

2. 检查体重、身高、生长速度。

3. 评估毛发分布类型

(1) 判断是末端毛发还是毫毛。

(2) 用 Ferriman-Gallwey 评分客观地量化多毛症的程度（分数＞8 表示多毛症，但确实取决于种族和民族，图 22-1）——询问患者最近是否脱过毛发。

(3) 确定毛发生长的位置和分布（雄激素敏感部位与弥漫性生长）。

(4) 评估颞叶或顶点脱发（男性型脱发）。

4. 查看皮肤上是否有痤疮和（或）黑棘皮病（颈部、腋窝、腰部的深色皮肤——伴有高胰岛素血症 /PCOS）。

5. 查看库欣病体征（满月脸、水牛背）。

6. 触诊甲状腺是否增大。

7. 青春期

(1) 性成熟等级。

(2) 检查乳房是否有溢乳 / 萎缩症。

(3) 监测男性化征象。

8. 触诊时评估腹部或骨盆肿块。

（三）实验室检查

确定是否存在肾上腺和卵巢高雄激素血症。

1. 游离 / 总睾酮

(1) 升高反映了卵巢雄激素的产生（理想情况下通过定量高效液相色谱 – 串联质谱进行）。

(2) 如果检查游离睾酮，也可以检测性激素结合球蛋白（sex hormone binding globulin，SHBG）用于 PCOS 筛查。

2. 硫酸脱氢表雄酮（DHEAS）

升高反映了肾上腺雄激素的产生。如果患者未男性化，则排除雄激素过量的其他原因。

3. 首先检查无排卵的原因：催乳素、促甲状腺激素（TSH）、人绒毛膜促性腺激素（hCG）水平。

4. 检查血清睾酮、DHEAS 水平

5. 检查非典型 CAH，检测上午 7 点钟的 17- 羟孕酮水平（17-OHP）。

(1) ＞300ng/dl 确认 CAH。

(2) ＞100ng/dl 需要促肾上腺皮质激素（ACTH）刺激试验来明确诊断。

如果有库欣样症状，则筛查库欣综合征。

6. 过夜低剂量地塞米松抑制试验。

(1) 晚上 11 点钟服用 1mg 地塞米松。

(2) 次日早上 8 点钟抽取空腹血清皮质醇。

(3) 正常为＜5ng/dl。

如果患者有男性化或毛发生长和其他高雄激素血症特征（引起对肿瘤的关注）

小儿

(1) DHEAS 水平：如果是单独肾上腺来源，通常在 40μg/dl（1—9 岁）和 130μg/dl（青春期早期的平均水平）之间。如果高于这个值，则需警惕肾上腺肿瘤或 CAH。

(2) 血清睾酮水平：如果＞100mg/dl，提示卵巢或肾上腺雄激素分泌肿瘤的可能。

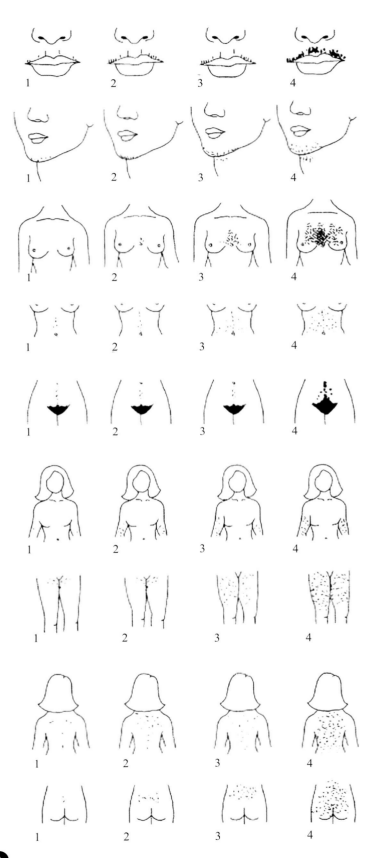

◀ 图 22-1 多毛症评分表

A. 最初的 Ferriman-Gallwey 评分给 9 个身体部位评分，得分 0~4 分，总分 8 分或以上表明多毛症（经许可转载，引自 Ferriman D, Gallwey JD. Clinical assessment of body hair growth in women. J Clin Endocrinol Metab 1961;21:1440.）

所有部位的 0 分表示没有末端毛发

部位	评分	定义
1. 上唇	1	外缘有少许毛发
	2	外缘的小胡子
	3	从外边缘延伸到一半的小胡子
	4	延伸到中线的小胡子
2. 下颌	1	几根零散的毛发
	2	少量分散的毛发
	3 & 4	完全覆盖，轻和重
3. 胸部	1	乳晕周围有毛发
	2	中线有毛发
	3	以上区域融合，覆盖 3/4
	4	完全覆盖
4. 上背部	1	几根散落的毛发
	2	更多毛发，但仍然分散
	3 & 4	完全覆盖，轻和重
5. 下背部	1	骶骨上一簇毛发
	2	有一些横向延伸
	3	覆盖 3/4
	4	完全覆盖
6. 上腹部	1	中线有少许毛发
	2	中线有更多的毛发
	3 & 4	半覆盖和完全覆盖
7. 下腹部	1	中线有几根毛发
	2	中线有条纹状分布的毛发
	3	中线有带状分布的毛发
	4	毛发呈倒 V 形生长
8. 上肢	1	毛发稀疏生长，影响肢体表面不超过 1/4
	2	毛发更多，但未完全覆盖
	3 & 4	完全覆盖，轻和重
9. 前臂	1，2，3，4	背侧皮肤表面完全覆盖；2 分为轻度生长和重度生长
10. 大腿	1，2，3，4	参考上肢
11. 腿	1，2，3，4	参考上肢

B

▲ 图 22-1（续） 多毛症评分表

B. 这里显示的改良的 Ferriman-Gallwey 评分为 11 个身体部位减去前臂，评分为 8 分或以上表示多毛症，可以在不同的种族 / 民族群体中应用（经许可转载，引自 Hatch R, Rosenfield RL, Kim MH, et al. Hirsutism: implications, etiology, and management. Am J Obstet Gynecol 1981;149:815. ）

(3) 超声检查：上午 7 点 17-OHP 水平。

如果＞100ng/dl，则需要进行 ACTH 刺激试验。

① 检测基础 17-OHP、17-OH 孕烯醇酮、醛固酮、雄烯二酮、11- 脱氧皮质酮、皮质酮水平。

② 静脉注射 250μg 二十四肽促皮质素。

③ 重新绘制 17-OHP，17-OH 孕烯醇酮，醛固酮，雄烯二酮，11- 脱氧皮质酮，60min 皮质酮水平（见"第 3 章　两性畸形和性别发育异常"）。

如果＞300ng/dl，诊断 CAH，但可行 ACTH 刺激试验以确认酶缺陷

青少年

(1) 血清睾酮水平：如果高于实验室参考范围（一般为 45～60ng/dl），且低于 150ng/dl，提示卵巢高雄激素血症和 PCOS。＞150ng/dl 提示为卵巢或肾上腺雄激素分泌肿瘤，需要进行盆腔超声检查。

(2) 血清脱氢表雄酮水平

① ＞700μg/dl 提示肾上腺肿瘤。

② 行肾上腺 CT 或 MRI 检查。

③ 如果为阴性，可能需要进行 ACTH 刺激试验，以排除 CAH（见"第 3 章　两性畸形和性别发育异常"）。

五、管理

（一）对因治疗，消除致病原因。

（二）管理体重，肥胖与无排卵、胰岛素抵抗、性激素结合球蛋白水平降低和 PCOS 值降低有关。

（三）进一步的治疗可分为美容 / 物理和药物治疗。

1. 美容 / 物理治疗——管理毛发。

(1) 漂白毛发。

(2) 物理剔除毛发。

(3) 脱毛膏。

(4) 电脱毛。

(5) 激光脱毛。

(6) 拔除毛发。

(7) 蜜蜡脱毛。

2. 药物治疗（由于毛发生长周期较长，可能需要 6～12 个月的改善周期）。

3. 对卵巢雄激素分泌过多疾病（最常见的是 PCOS）的管理。

(1) 雌激素 / 黄体酮联合治疗

① 口服避孕药可能优于经皮避孕贴片或阴道环。

② 雌激素成分增加性激素结合球蛋白，它结合循环中的雄激素，从而减少雄激素在毛囊中的作用。

③ 黄体酮成分抑制黄体生成素（LH）的分泌，减少卵巢雄激素释放。

(2) 重症患者可使用促性腺激素释放激素（GnRH）激动药

① 亮丙瑞林（Lupron Depot®）每月 3.75mg 肌内注射。

② 会导致雌激素功能减退症，可能需要与雌激素或雌激素 / 黄体酮补充剂结合（见"第 16 章　子宫内膜异位症"）。

③ 如果合并胰岛素抵抗，请考虑使用二甲双胍（见"第 39 章　多囊卵巢综合征"）。

④ 可能需要内分泌咨询。

4. 针对毛囊的管理

(1) 螺内酯

① 醛固酮拮抗药，具有抗雄激素作用。

② 通过抑制 5α- 还原酶的活性来减少雄激素的产生，并阻断毛囊中的雄激素受体。也可能有助于治疗痤疮。

③ 可与口服避孕药联合使用或单独使用，但因其有男性胎儿致畸风险，建议性生活时避孕。

④ 每日剂量为 50mg 口服，可增加至 100mg 口服，每日 2 次。

⑤ 不会改变已经存在的头发分布，但会减少新毛发生长。

⑥ 显效时间可能需要 6～12 个月。

(2) 盐酸依氟鸟氨酸 13.9% 乳膏（Vaniqa®）

① 抑制抗鸟氨酸脱羧酶的局部抗雄激素。

② 经美国 FDA 批准用于治疗女性多毛症。

③ 每天在面部和下颌上涂抹 2 次。

④ 可单独使用或与其他药物治疗联合使用。

⑤ 不良反应：灼烧感，毛囊炎。

⑥ 需 4～8 周后有临床改善。

5. 肾上腺雄激素分泌过剩的管理

(1) 对皮质类固醇治疗的作用很小，除外肾上腺酶缺乏症。

(2) 如果是 CAH（见"第 3 章　两性畸形和性别发育异常"），进行相应检查 / 管理。

(3) 如果卵巢或肾上腺肿瘤（见"第 35 章　卵巢肿物"）：需要手术切除。

参 考 文 献

[1] American Academy of Pediatrics (2017). Hirsutism, Hypertrichosis, and Precocious Sexual Hair Development. In McInerny TK, Adam HM, Campbell DE, DeWitt TG, Foy JM, Kamat DM, eds., *American Academy of Pediatrics Textbook of Pediatric Care* (2nd ed.). Elk Grove, IL: American Academy of Pediatrics.

[2] Divasta AD, Barbieri RL, Emans SJ (2020). Polycystic Ovarian Syndrome in the Adolescent. In Emans SJ, Laufer MR, DiVasta AD, eds., *Emans, Laufer, Goldstein's Pediatric and Adolescent Gynecology* (7th ed., pp. 443–451). Philadelphia, PA: Wolters Kluwer.

[3] Martin KA, Anderson RR, Chang RJ, Ehrmann DA, Lobo RA, Murad MH, Pugeat MM, Rosenfield RL. Evaluation and treatment of hirsutism in premenopausal women: an endocrine society clinical practice guideline. J Clin Endocrinol Metab. April 2018; 103(4):1233–1257.

第 23 章　青少年的人类免疫缺陷病毒预防和管理
Human Immunodeficiency Virus (HIV): Prevention and Management in Adolescents and Young Adults

Kimberly Huhmann　Andrea Zuckerman　著

山　珊　译　　杨叶平　陈露婷　校

一、定义

人类免疫缺陷病毒（HIV）是一种攻击人体免疫系统的病毒，因此人体难以抵抗该病毒的感染。该病毒可以通过性和体液传播。

二、要点

- HIV 感染尚无治愈的方法。
- 在每年新诊断出的 HIV 感染病例中，13—24 岁的青年占病例的 21%。
- 87% 的男性：最常见的传播方式是男男之间的性接触（93%）。
- 13% 的女性：男女之间的性接触是最常见的传播方式（86%）。
- 跨性别人群感染 HIV 的风险增加。
- 约 1/7 的跨性别女性 HIV 呈阳性，黑种人 / 非裔美国人和西班牙裔 / 拉丁裔的感染率更高。
- 近 3% 的跨性别男性 HIV 呈阳性。
- 患有性病的人如果接触 HIV，感染 HIV 的可能性会高出 2～5 倍。梅毒和疱疹性溃疡通过增加血液 – 黏膜接触而促进 HIV 的性传播。淋病和衣原体通过增加生殖器分泌物中的病毒载量来促进 HIV 传播。
- 暴露前预防（preexposure prophylaxis，PrEP）是一种常规用药，可帮助预防高危人群中的 HIV 传播，每天服用可将性传播风险降低约 99%，静脉吸毒传播风险降低 74%～84%。

- 暴露后预防（postexposure prophylaxis，nPEP）在非职业性 HIV 暴露后服用，可预防 HIV 感染。
- 密切行 STI 筛查和巴氏涂片。

三、评估

（一）筛查

向以下人群提供 HIV 筛查。

1. 所有 13—64 岁的青少年和成年人至少筛查 1 次。

2. 要求性传播疾病评估 / 检查的人。

3. 自最近一次 HIV 检测后，本人或其性伴侣有不止 1 个性伴侣的异性恋者。

4. 职业暴露（如针刺伤）。

5. 开始结核病（tuberculosis，TB）治疗的患者。

6. 在开始新的性关系之前。

7. 符合 HIV 相关疾病 / 妇科疾病的表现。

8. 有药物滥用史及无保护性行为。

9. 进行性交易换取金钱或毒品的人。

10. 已知性伴侣感染 HIV 或处于高感染风险。

11. 强奸 / 性虐待受害者（检测 HIV 基线值，并 3～9 个月后复测）。

12. 具有性病史。

13. 妊娠。

14. 与多个性伴侣、老年男性或来自 HIV 流行地区的性伴侣发生无保护性行为。

15. 任何患有急性反转录病毒综合征的人：在

抗体检测呈阳性之前的 HIV 感染，最初几周内出现发热、不适、淋巴结肿大、喉咙痛、肌痛和皮疹等。

（二）诊断

HIV 检测前必须获得知情同意。建议选择退出筛查（即未拒绝的患者均进行检测）

1. 理想的检测方法

HIV-1/HIV-2 抗原 / 抗体（Ag/Ab）免疫测定。

如果是阳性，HIV-1/HIV-2 补充检测（HIV-1/HIV-2 抗体分化检测、免疫印迹法检测或间接免疫荧光检测）。如果免疫检测结果为阳性而补充检测结果为阴性或不确定，则进行血清 HIV RNA 检测以识别急性感染。

2. 替代的检测方法

快速检测如果阳性则需要 HIV-1/HIV-2 Ag/Ab 免疫检测以确认。酶联免疫吸附试验（enzyme-linked immu-nosorbent assay，ELISA），如果阳性，随后进行性蛋白质印迹以确认（可能无法识别急性感染）。

重新测试：在过去 3 个月内有过 HIV 暴露的人。

注意：在提供检测结果时，始终确保检测结果正确，结果以保密方式告知。患者已同意听到检测结果。您准备好就结果向患者提供医疗咨询及必要的资源。

四、管理

立即转诊患者，指导患者接受初步的医疗咨询，行为、心理社会和医学评估以及治疗服务。

评估患者是否存在提示 HIV 感染晚期的症状或体征（如发热、体重减轻、腹泻、咳嗽、呼吸急促和口腔假丝酵母菌病）——如有，应紧急转诊就诊。

鼓励 HIV 阳性患者通知性伴侣。将患者转介至卫生部门的性伴侣通知项目。如果患者不愿意通知他们的性伴侣，应告知卫生部门使用保密程序。

检测 hCG，确保患者没有妊娠。

（一）PrEP

1. 应提供给有很大 HIV 感染风险的 HIV 阴性个体，包括以下个体。

(1) 拥有多个性伴侣。

(2) 肛交和（或）阴道性交不始终使用或不使用安全套。

(3) 共用针头（例如，注射药物或性别肯定激素）。

(4) 性工作者。

(5) 拥有 HIV 阳性的性伴侣。

(6) HIV 高度流行地区。

(7) 近期感染细菌性性传播疾病。

(8) 最近接受药物治疗或药物注射治疗。

2. 启动 PrEP 检测

(1) HIV 阴性检测。

(2) 乙型肝炎表面抗原。

(3) 血清肌酐。

(4) 尿液妊娠试验（针对出生时生理性别为女性的患者）。

3. 药物剂量

(1) 特鲁瓦达 Truvada®：每天口服 200mg 恩曲他滨和 300mg 富马酸替诺福韦酯。

在性接触和静脉注射药物期间防止 HIV 传播，可用于高危成人和青少年（≥35kg）。

(2) 达可辉 Descovy®：每天口服恩曲他滨 200mg 和替诺福韦艾拉酚 25mg。

可防止 HIV 感染的性传播（不包括接受性阴道性行为），可用于高危成人和青少年（≥35kg）。

(3) 常见不良反应：一过性恶心。

如果肌酐清除率<30ml/min，则应停止使用 PrEP。没有乙肝免疫力的人应该接种疫苗。停止 PrEP 治疗后，乙型肝炎病毒阳性个体可能会出现疾病发作。

4. 随访

每 3 个月进行 HIV 检测，每 6 个月进行性传播疾病检测。

5. 充分的保护

接受肛交：开始后 7 天。

接受阴道性交和静脉注射毒品：开始后 21 天。

保护接受肛交或阴道性交的药物时间尚未有足够的数据来支撑。

6. 性伴侣双方一位是 HIV 阳性，一位是阴性

大多数患者确实接受了 PrEP 治疗，因为它已被证明是安全且耐受性良好的。然而，支持和反对在该人群中使用 PrEP 的观点同时存在。

(1) 支持不使用

① 积极使用抗反转录病毒疗法也可以防止 HIV 传播。

② 使用 PrEP 可能会产生与其使用相关的成本和代价。

(2) 支持使用

① 抗反转录病毒治疗期间病毒载量可能会反弹。

② 并非所有关系都是一夫一妻制。

③ PrEP 的使用使 HIV 阴性个体能够控制其感染风险。

7. 对生育的影响

研究未显示使用 PrEP 可导致激素避孕药的功效降低。

提倡避免首过代谢的可靠避孕方法，如长效可逆避孕方法。当不希望妊娠时，建议咨询是否需要备用的避孕方法（如工具避孕）。

PrEP 不会影响出生缺陷率或出生结局。

如果 HIV 阳性伴侣正在接受抗反转录病毒治疗，那么 PrEP 不会提供额外的保护。HIV 阴性伴侣在妊娠期间可能不需要 PrEP。

性别确认激素的功效不会降低。

（二）nPEP

1. 应提供给在接触 HIV 阳性个体后有感染 HIV 风险的个人（如性接触、共用针头、性侵犯等）

需要 nPEP 的接触类型如下。

(1) 接触黏膜表面（阴道、直肠、眼睛、嘴巴等）、非完整皮肤或经皮。

(2) 其中一个表面存在血液 / 血液污染的体液、精液、阴道 / 直肠分泌物或母乳。

(3) 对方为 HIV 阳性个体。

2. 在暴露于 HIV 阴性或阳性状态未知的个体情况下，医务人员应评估风险并确定是否开具 nPEP

开始用药前的检测

(1) HIV 检测。

(2) 肌酐和肝功能检查。

(3) 乙型和丙型肝炎抗体。

(4) 梅毒、淋病和衣原体。

3. 用药剂量

通常涉及三药方案，没有证据表明某一种药物组合优于其他。有多种可用的方案，每种方案具有不同的不良反应和用药剂量。有关选项，请参阅 CDC nPEP 指南（表 23-1）。

必须在接触后 72h 内开始。每天服用 1～2 次，持续 28 天。

不良反应：短暂的恶心。

4. 随访

暴露后 12 周重复 HIV 检测。暴露后 24 周重复 HIV 检测（仅在感染丙型肝炎病毒的情况下）、乙型和丙型肝炎抗体，梅毒。

（三）保险覆盖范围

大多数保险提供者（包括州医疗补助）涵盖 PrEP。但是，某些保险提供者可能需要事先授权才能完成。

要获得免费药物，请访问 getyourprep.com

如需共同支付方面的帮助，请访问 gileadvancingaccess.com

有关州援助计划，请访问 nastad.org/prepcost-resources/prep-assistance-programs

（四）性传播疾病筛查

淋病、衣原体、滴虫和梅毒：入院时筛查，至少每年筛查 1 次。

表 23-1　nPEP[a, b] 的首选和替代抗反转录病毒药物 28 天方案

年龄组	首选 / 替代	药物方案
≥13 岁的青少年和成人，包括孕妇、肾功能正常者（肌酐清除率≥60ml/min）	首选	三药方案：替诺福韦 DF 300mg，每天 1 次固定剂量的恩曲他滨 200mg（特鲁瓦达[c]）和每天 2 次拉替拉韦 400mg 或每天 1 次多替拉韦 50mg
	替代	三药方案：替诺福韦 DF 300mg，每天 1 次固定剂量的恩曲他滨 200mg（特鲁瓦达）和每天 1 次达芦那韦 800mg（400mg 药片 2 片）或每天 1 次利托那韦[b] 100mg
≥13 岁的青少年和成人，肾功能不全者（肌酐清除率≤59ml/min）	首选	三药方案：齐多夫定和拉米夫定，两种药物剂量均根据肾功能程度调整，每天 2 次拉替拉韦 400mg 或每天 1 次多替拉韦 50mg
	替代	三药方案：齐多夫定和拉米夫定，两种药物剂量均根据肾功能程度调整，每天 1 次达芦那韦 800mg（400mg 药片 2 片）或每天 1 次利托那韦[b] 100mg
2—12 岁的儿童	首选	三药方案：由替诺福韦 DF、恩曲他滨和拉替拉韦组成，药物的剂量根据年龄和体重调整
	替代	三药方案：齐多夫定和拉米夫定与拉替拉韦或洛匹那韦 / 利托那韦，根据年龄和体重调整拉替拉韦和洛匹那韦 / 利托那韦[b]
	替代	三药方案：替诺福韦 DF、恩曲他滨和洛匹那韦 / 利托那韦[b]，药物的剂量根据年龄和体重调整
3—12 岁的儿童	替代	三药方案：替诺福韦 DF、恩曲他滨和达芦那韦[d]/ 利托那韦[b]，药物的剂量根据年龄和体重调整
4 周龄至 2 岁的儿童[e]	首选	三药方案：齐多夫定口服溶液和拉米夫定口服溶液与拉替拉韦或洛匹那韦 / 利托那韦[b] 口服溶液（克力芝[f]），药物的剂量根据年龄和体重调整
	替代	三药方案：齐多夫定口服溶液和拉米夫定口服溶液与恩曲他滨或洛匹那韦 / 利托那韦[b] 口服溶液（克力芝[f]），药物的剂量根据年龄和体重调整
刚出生至 27 日龄的婴儿	咨询儿科 HIV 专家	

a. 本表所列抗反转录病毒药物的建议用法不反映当前 FDA 批准的分类

b. 利托那韦在临床实践中用作药代动力学增强药，以增加地瑞那韦、洛匹那韦和其他蛋白酶抑制药的谷浓度并延长半衰期。在上述"三药"方案中，利托那韦不被视为直接抗 HIV 的药物

c. Gilead Sciences, Inc., Foster Gity, California

d. 达芦那韦仅经 FDA 批准用于 3 岁以上儿童

e. 儿童应达到≥28 天的产后年龄和≥42 周龄的月经后年龄（即母亲最后一次月经期的第一天加上出生后经过的时间）

f. Abbvie, Inc., North Chicago, Illinois

HIV. 人类免疫缺陷病毒；nPEP. 暴露后预防；DF. 二吡呋酯

引自 CDC, Updated Guidelines for Antiretroviral Postexposure Prophylaxis After Sexual, Injection Drug Use, or Other Nonoccupational Exposure to HIV, CDC 2016; https://www.cdc.gov/hiv/pdf/ programresources/cdc-hiv-npep-guidelines.pdf

乙型和丙型肝炎：入院时筛查，之后需要根据风险进行筛查。如果患者没有慢性乙型肝炎和（或）没有乙肝免疫力，建议接种乙型肝炎疫苗。

推荐预防感染的屏障预防措施。

（五）针对 HIV 阳性女性的巴氏涂片建议

HPV 疫苗接种与非 HIV 阳性患者相同。

筛查仅使用细胞学检查：首次性行为后 1 年内；如果 HIV 诊断发生在首次性行为之后，则在 HIV 感染诊断 1 年内单独进行细胞学筛查；如果到 21 岁时没有首次性行为，则在 21 岁时开始进行细胞学筛查。

每年进行细胞学筛查，直到连续 3 年的阴性结果。然后，每 3 年进行 1 次细胞学筛查。

30 岁时，可以单独进行细胞学筛查或联合检测（细胞学和 HPV 检测）。

仅细胞学检查：每年 1 次，直到连续 3 个阴性结果。然后每 3 年筛查 1 次。

联合检测：在一个阴性结果后，每 3 年重复 1 次。

在整个生命周期内进行筛查。无论既往细胞学筛查结果如何，都不要在 65 岁时停止筛查。

参 考 文 献

[1] Antiretroviral Postexposure Prophylaxis after Sexual, Injection-Drug Use, or Other Nonoccupational Exposure to HIV in the United States: Recommendations from the U.S. Department of Health and Human Services [Internet]. [cited 2020 May 4]. Available from: https://www.cdc.gov/mmwr/preview/mmwrhtml/ rr5402a1.htm

[2] Transgender Health Archives » LGBT Health Education Center [Internet]. [cited 2020 May 4]. Available from: https://www.lgbthealtheducation.org/category/transgender-health/

[3] Learn About PrEP | Preventing New HIV Infections | Clinicians | HIV | CDC [Internet]. [cited 2020 May 4]. Available from: https://www.cdc.gov/hiv/clinicians/prevention/prep.html

[4] Gynecologic Care for Women and Adolescents with Human Immunodeficiency Virus | ACOG [Internet]. [cited 2020 Sep 11]. Available from: https://www.acog.org/clinical/clinical-guidance/practice-bulletin/ articles/2016/10/gynecologic-care-for-women-and-adolescents-with-human-immunodeficiency-virus

第 24 章　处女膜解剖：正常和异常处女膜
Hymenal Anatomy (Normal and Abnormal)

Kate McCracken 著

山　珊　译　　杨叶平　梁艳　校

一、要点

- 处女膜的解剖结构可能会有所不同；然而，并未有处女膜缺失的文献报道；如果处女膜缺失，请寻找原因。
- 通常处女膜异常是孤立的，对性功能、生育力或产科结局没有长期影响。
- 月经流出障碍（如处女膜闭锁）会增加子宫内膜异位症的风险。有处女膜闭锁病史的女性如果有持续性痛经，应进行评估。
- 处女是一种社会文化概念，而不是医学诊断，不受处女膜切除术（去除多余处女膜组织）的影响，也不能根据处女膜 / 体格检查确定是否为处女。

二、检查

如何观察处女膜，请参阅儿科患者的妇科检查章节（见"第 20 章　妇科检查"）。

轻柔的阴唇牵引以及让患者做 Valsalva 动作有助于观察处女膜。

青春期前患者：使用湿润的涤纶棉签或润滑的 5mm 小儿导管，以更好地评估处女膜的周长。

青春期非性活跃患者：使用湿润的棉签检查处女膜缘以评估融合情况。

激素刺激可以治愈处女膜撕裂，使处女膜缘看似不间断。处女膜的检查不能用来证明是否为处女膜裂伤。

三、青春期前处女膜形态

环状（圆周）（图 24-1）：处女膜完全围绕阴道口的圆周延伸。

新月体状（后缘）（图 24-2）：约在阴道口前壁 11 点钟和 1 点钟位置无处女膜组织附着。

冗余（图 24-3）：丰富的处女膜组织，往往会自行折叠或突出。

流苏状（图 24-4）：处女膜边缘有多个突起或凹陷。

有一些非特异性的青春期前处女膜的报道——包括尿道周围 / 处女膜周围带、处女膜赘、处女膜肿块 / 凸起。

四、青春期的处女膜形态变化

随着年龄的增长，具有新月体处女膜结构的儿童数量增加，且横向径及纵向径经常增加。

处女膜丘和阴道内嵴的数量随着年龄的增长而增加，但通常与先前存在的嵴相关。

处女膜赘、前庭带、切迹、尿道周围带或外嵴的数量没有显著变化。

在初潮时，处女膜通常从新月体状发展为流苏状，并且由于内源性雌激素不断增加而变厚。

五、性虐待的迹象

性器官插入式性虐待可能导致处女膜变化，包括处女膜急性裂伤或瘀斑、后半部处女膜组织缺失、愈合的处女膜横断或完全裂开。

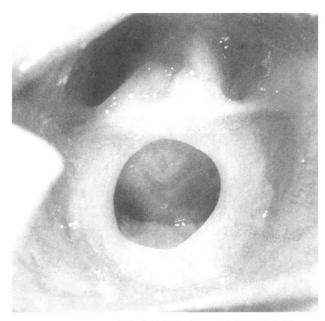

▲ 图 24-1　4 岁非裔美国女童，正常环状处女膜

经许可转载，引自 Kerns D, McCann D, Child Abuse Atlas, EvidentiaLearning. com.

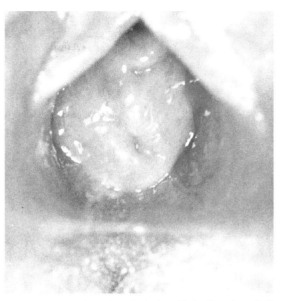

▲ 图 24-3　2 岁的盎格鲁女童，处女膜冗余。非儿童虐待研究。阴唇分离牵引，膝胸卧位

经许可转载，引自 Kerns D, McCann D, Child Abuse Atlas, EvidentiaLearning.com.

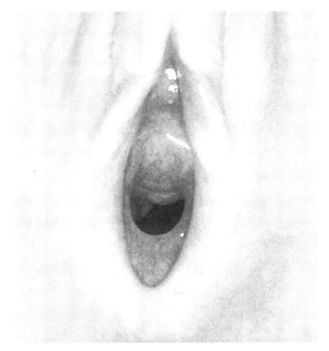

▲ 图 24-2　3 岁的盎格鲁女童，处女膜呈新月体状。非儿童虐待研究。阴道内纵嵴。阴唇分离牵引，膝胸卧位

经许可转载，引自 Kerns D, McCann D, Child Abuse Atlas, EvidentiaLearning.com.

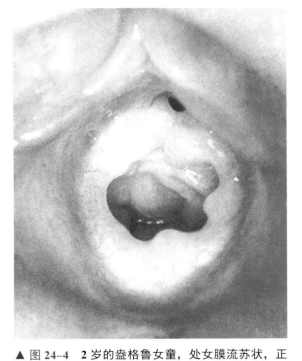

▲ 图 24-4　2 岁的盎格鲁女童，处女膜流苏状，正常变异

经许可转载，引自 Kerns D, McCann D, Child Abuse Atlas, EvidentiaLearning.com.

请记住，处女膜会很快愈合，而正常的处女膜无法证明或推翻性器官插入式性虐待。

六、先天性异常

处女膜闭锁

1. 新生儿

（1）有阴道黏液蓄积（图 24-5）：在阴道口部呈现黄色或半透明肿块。随着母体雌激素水平的减弱，阴道黏液应在 1 个月内消退；除非出现尿路梗阻症状，否则可等待至明显的青春期发育进行处女膜切开术。

（2）没有阴道黏液蓄积：等待至明显的青春期发育进行处女膜切开术。与青少年一样的诊疗流程。

2. 青少年（图 24-6）

（1）临床表现

① 无症状：在儿童健康检查时偶然发现。

② 有症状：周期性腹痛、尿潴留、后背痛和原发性闭经。

（2）体格检查

① 无症状：阴唇牵引，尝试用润滑的拭子或饲管探查。如果无法忍受，随着 Tanner 分期进展后进行检查（可能需要盆腔超声检查）。

② 有症状：出现阴道积血（可能是子宫阴道积血），阴道口处有紫蓝色肿块，通常肿块随着 Valsalva 动作而移动。

如果诊断不明确，可进行直肠检查。如果仍不清楚，进行盆腔超声或 MRI 检查与其他流出道异常进行鉴别（如阴道横隔、阴道纵隔、远端阴道发育不全、宫颈闭锁——见"第 58 章 阴道畸形"）

（3）治疗：处女膜切除术。

全身麻醉，截石位，留置导尿管，以避免在手术过程中因尿道变形而造成损伤。在手术过程中佩戴护目镜，使用电切割器械（如电针）作十字形或 U 形切口。

抽吸阴道内积血：最好使用冲洗液，因为陈旧积血比较稠厚，可能需要轻柔冲洗才能完全排空阴道。排空阴道内积血后，切除多余的处女膜组织（注意避开尿道和直肠）。最终阴道口直径应足以容纳两个手指的宽度或一个标准窥器。

可使用 3-0 或 4-0 可吸收线将阴道黏膜间断地缝合至处女膜环，以降低退化/狭窄的风险。

（4）术后护理

① 根据需要采取适宜的措施：冷敷/冰袋敷于外阴，坐浴；使用口服非甾体抗炎药；每天使用局部润肤剂或麻醉药。

② 青春期前的患者，每天在该区域涂抹雌激素软膏可能有助于愈合。

③ 为患者提供咨询。

关于处理处女膜闭锁后阴道流血可能延长——这是正常现象，因为子宫收缩促使宫腔内积血排出。如果患者出现发热和寒战或恶臭的阴道分泌物，应就医。

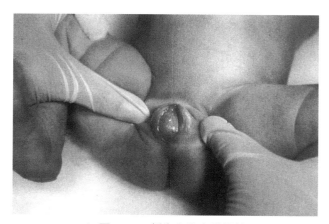

▲ 图 24-5 新生儿处女膜闭锁

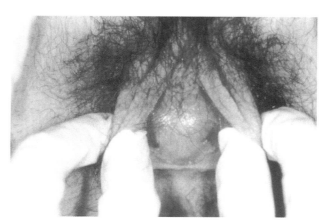

▲ 图 24-6 青少年处女膜闭锁和阴道积血

3. 处女膜开口过小（图 24-7）

(1) 定义：处女膜组织完全覆盖阴道开口，过小开口通常位于尿道周围组织正下方的 12 点钟位置。

(2) 治疗：如果需要，去除多余的处女膜组织以便于卫生棉条的使用或允许插入式阴道性交。如果患者月经或阴道分泌物流出不畅，也可以考虑治疗。

处女膜切除术与上述用于处女膜闭锁的治疗相似。最终阴道口直径可容纳两个手指宽度或标准窥器。术后护理同处女膜闭锁。

4. 筛状处女膜（图 24-8）

(1) 定义：处女膜完全延伸穿过阴道口，但仍有多少不一的微小开口。

(2) 治疗：如果需要，去除多余的处女膜组织以方便卫生棉条的使用或允许插入式阴道性交。如果患者月经或阴道分泌物流出不畅，也可以考虑治疗。

处女膜切开术与上述用于处女膜闭锁的治疗相似。最终阴道口直径可容纳两个手指宽度或标准窥器。术后护理同处女膜闭锁。

5. 中隔处女膜（图 24-9）

(1) 定义：将阴道口一分为二的组织带，形成两个或多个开口。患者可能难以插入或取出卫生棉条。通常患者能够插入卫生棉条，但当卫生棉条随着经血膨胀时，难以取出。在这种紧急情况下，将中隔向外侧牵拉偏移可将卫生棉条移除。

(2) 治疗：如有要求，请去除中隔以方便卫生棉条的使用或允许插入式阴道性交。如果患者依从性好且隔膜不太厚，则首选在诊室切除。

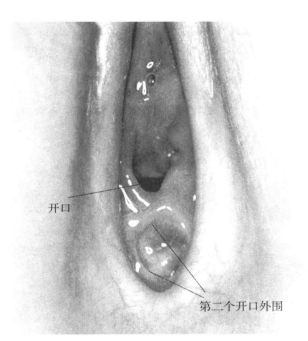

▲ 图 24-8　3 岁盎格鲁女童，处女膜中线缺损；筛状处女膜，一种先天性变异

经许可转载，引自 Kerns D, McCann D, Child Abuse Atlas, EvidentiaLearning.com.

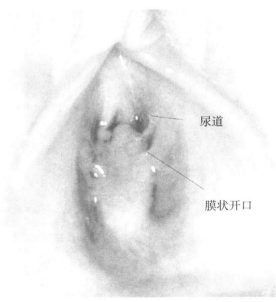

▲ 图 24-7　18 月龄女婴，处女膜开口过小。多个尿道周围和处女膜周围带

经许可转载，引自 Kerns D, McCann D, Child Abuse Atlas, EvidentiaLearning.com.

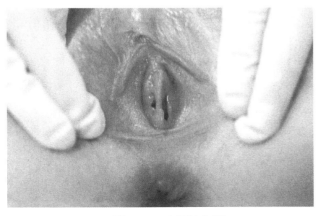

▲ 图 24-9　中隔处女膜

可以应用局部麻醉或在前后隔膜附着处滴注利多卡因，围绕隔膜的前部和后部缝合结扎（使用4-0可吸收缝线），然后切除中间组织带。或者在组织带的中部缝合结扎，缝合线处的隔膜坏死。

或者使用弯曲止血钳钳夹在隔膜的前部和后部周围，等待1min使组织受到挤压损伤。然后取下止血钳，使用小虹膜剪刀在挤压损伤部位切除隔膜。可根据需要使用硝酸银止血。这样可在诊室中完全和立即切除隔膜，可能更适宜某些患者。

如果患者不合作，或者隔膜太厚，请在全身麻醉下进行切除。缝合结扎隔膜的上、下端，然后用电切割器械切掉中间的组织带。

术后护理同处女膜闭锁。

6. 处女膜赘（图 24-10）

(1) 定义：从处女膜区域延伸的带蒂组织。厚度和长度异质性大。

(2) 治疗：有症状时切除。如果患者依从性好且处女膜赘很薄，可以在诊室中切除。在赘的基低部缝合结扎，组织会坏死脱落。如果患者依从性差，或者组织带太厚，在全身麻醉下切除。使用电切割器械（如电针）切除赘生物。使用4-0可吸收缝线缝合基底部。

术后护理同处女膜闭锁。

7. 处女膜囊肿（图 24-11）

(1) 定义：处女膜内的囊液聚集。

(2) 治疗：有症状时切除。在全身麻醉下进行切除。使用电切割器械（如电针）进行切除。使用4-0可吸收缝线缝合基底部。

术后护理同处女膜闭锁。

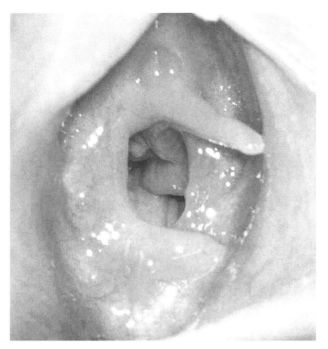

▲ 图 24-10　10 月龄盎格鲁女性，处女膜赘似乎是阴道后壁的延伸

经许可转载，引自 Kerns D, McCann D, Child Abuse Atlas, EvidentiaLearning.com.

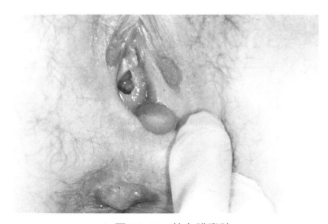

▲ 图 24-11　处女膜囊肿

参考文献

[1] Berenson AB, Grady JJ. A longitudinal study of hymenal development from 3–9 years of age. J Pediatr. 2002; 140:600–607.

[2] Heger AH, Ticson L, Guerra, et al. Appearance of the genitalia in girls selected for nonabuse: review of hymenal morphology and nonspecific findings. J Pediatr Adolesc Gynecol. 2002; 15:27–35

[3] Kerns D, McCann D, Child Abuse Atlas, EvidentiaLearning.com

第 25 章　阴唇疾病
Labial Disorders

Chelsea A. Kebodeaux　Jennifer E. Dietrich　著

杨旖赛　译　　杨叶平　钱志大　校

一、脓肿

（一）要点

- 阴唇脓肿（见"第 8 章　前庭大腺脓肿"），起源于皮肤，可能由某种类型的创伤（如剃须、脱毛、刺穿、毛囊损伤）或耐甲氧西林金黄色葡萄球菌（MRSA）感染引起。
- 大多数阴唇脓肿采用切开引流术治疗 ± 抗生素。
- 感染，常为多种微生物，通常为 MRSA。
- 非感染性阴唇肿块大多为囊性或良性肿瘤。
- 体格检查、实验室和影像学研究将有助于评估非感染性阴唇肿块，以确定是否建议进行观察或是否需要切除 / 活检。

（二）诊断

1. 病史

(1) 青春期发育。

(2) 肿块的诱因、持续时间和大小随时间变化。

(3) 任何相关疼痛、压痛、红斑、流液或发热。

(4) 既往创伤或性虐待史、以前的阴唇 / 腹股沟脓肿、性发育或青春期发育障碍、神经纤维瘤病、炎症性肠病或皮肤病。

(5) 克罗恩病筛查（检查任何胃肠道症状，见"第 59 章　外阴疾病"）。

2. 体格检查

(1) 评估生命体征，包括体温、血流动力学稳定性、体重和发育情况。

(2) 进行彻底的皮肤检查（注意皮肤状况、咖啡牛奶斑），并检查颊黏膜是否有损伤。

(3) 检查外生殖器，注意位置、大小、颜色、压痛、波动、周围水肿 / 硬化、分泌物、活动性和肿块性质。

（三）治疗

治疗的主要方法是切开引流（incision and drainage, I&D），应在手术室中进行，指征如下所示：脓肿＞2cm；保守治疗失败；合并系统性疾病；存在治疗失败的风险因素（已知或疑似 MRSA 携带者、免疫抑制、复发感染史）。

当不满足以上条件，且脓肿＜2cm 时，可采用保守治疗（每天 3～4 次热敷或坐浴）。

在出现以下情况时，可考虑局部麻醉（见"第 6 章　应用于小儿和青少年的局部麻醉药"）或利多卡因局部浸润：年长或更合作的患者；脓肿＜5cm；可以充分暴露和清创。

全身麻醉应用于下列情况：较年轻或不合作的患者；脓肿＞5cm；脓肿可能延伸至另一解剖隔室。

切开引流：取截石位，在脓肿最薄部分指示点切开。使切口足够大，以便于将止血钳放入脓肿腔内。留取引流液进行革兰染色、需氧菌和厌氧菌培养，以及药敏试验。充分引流和冲洗，使用止血钳打开所有腔室。在脓肿的最上边缘和最下边缘用 11 号刀片单独切开，然后通过这些开口将血管环或小口径 Penrose 引流管固定（图 25–1）。

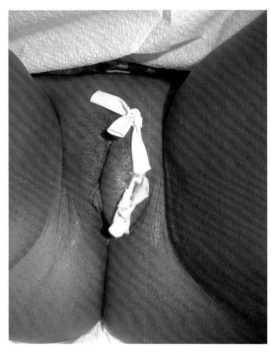

▲ 图 25-1 使用 Penrose 引流管引流阴唇脓肿

在保持开口和允许持续引流方面，湿敷料与干敷料一样有效，但湿敷料对患者造成的痛苦较小。

让患者在 5～7 天内返院以拆除环或引流管。

如果出现以下情况，应使用抗生素保守治疗（最初或 48h 后无改善）。

切开引流后，如果脓肿＞5cm；无法彻底引流；脓肿延伸到另一个腔室；广泛 / 快速进展的周围蜂窝织炎；怀疑 MRSA 感染；全身感染；免疫功能低下；复发性脓肿。

脓肿通常是多种微生物（主要是金黄色葡萄球菌、链球菌、大肠埃希菌、革兰阴性菌或厌氧菌）感染引起的。

如果需要住院或年龄＜5 岁，则开始静脉注射抗生素。

克林霉素 30～40mg/（kg·d），分 3～4 次静脉注射。万古霉素 40～60mg/（kg·d），分 4 次静脉注射（仅在严重疾病时使用高剂量）。

静脉注射治疗后或仅需要口服抗生素治疗者，完成 7～10 天的疗程，包括甲氧苄啶磺胺甲噁唑 8～12mg/（kg·d），3～4 次 / 天；克林霉素 30～40mg/（kg·d），3～4 次 / 天；多西环素 2～4mg/（kg·d），1～2 次 / 天。

二、阴唇粘连

（一）要点

• 通常是无症状的，但可能表现为泌尿生殖系统症状。

• 潜在原因可能与低雌激素环境下的外阴炎症有关，也可能由生殖器创伤引起。

• 无症状患者可保守治疗，直至青春期。

• 有症状的患者可采用局部治疗［雌激素和（或）类固醇乳膏］或手术分离。

（二）定义

小阴唇在中线融合，通常表现为青春期前发病，发病高峰为 13—23 月龄。

（三）诊断

1. 病史

通常无症状，可能有复发或持续数月的既往病史。

如果有症状，可能会有以下主诉。

(1) 异常排尿。

(2) 排空膀胱后滴尿。

(3) 外阴阴道炎。

(4) 尿路感染。

(5) 尿潴留。

(6) 排尿困难。

2. 体格检查

轻柔牵引阴唇进行评估。

阴唇粘连表现为中线灰色纤维化线性组织（称为中缝），从后阴唇系带向前延伸至阴蒂。

部分粘连通常发生在后方。

需排除其他疾病，如泌尿生殖窦、先天性无阴道、阴道横隔、处女膜闭锁。

（四）治疗

1. 无症状

观察，通过每日坐浴保持外阴清洁，避免使

用刺激性肥皂和乳液，正确的如厕卫生。

如果需要，可使用局部润肤剂，如 40% 氧化锌、凡士林、羊毛脂软膏或椰子油（特别是有烧灼感者在排尿前使用）。

2. 如果有症状或持续到青春期

(1) 局部类固醇：建议作为一线治疗。使用 0.05% 丙酸倍他米松乳膏。用棉签或指尖在中缝涂抹少量，每天 2 次，持续 4～6 周，可以在局部施加温和的压力进行阴唇牵引，以促进分离。

局部类固醇能使 68% 使用雌激素乳膏治疗失败的女孩粘连消退，其复发风险也比雌激素低。

不良反应：红斑、瘙痒、毛囊炎和皮肤萎缩。

(2) 局部雌激素：结合雌激素阴道乳膏或 0.01% 雌二醇阴道乳膏，用棉签或指尖少量涂抹于中缝，每天 2 次，2～6 周，并使用上述同法进行阴唇牵引。

50%～89% 会消退。不良反应：外阴红斑或色素沉着、刺激和乳房发育。

(3) 手工分离：可用于有尿路梗阻症状或尿路感染的患者。

表面麻醉药：涂抹 EMLA® 乳膏（2.5% 普鲁卡因 /2.5% 利多卡因混合乳膏）30min，或者涂抹 2% 利多卡因凝胶 5～10min。

对无法忍受门诊手术的患者，尤其是 18 个月龄以上的儿童进行药物镇静。将润滑或湿润的棉签插入粘连处的开口中，并沿中缝轻轻按压。术后每天 1 次或 2 次在小阴唇间涂抹雌激素乳膏 2～4 周，以促进愈合。

(4) 复发：复发率在 7%～55%。应告知父母复发的风险。

风险因素包括：会阴卫生不良、过度清洁、创伤、复发性生殖器感染、合并持续性内科疾病或皮肤疾病。

治疗方法与初治方法相似，首先进行保守治疗，可以考虑重复局部治疗。

三、小阴唇不对称 / 肥大

（一）要点

• 在建议进行针对小阴唇异常的手术前，应格外小心，因为联邦法律 18《美国法典》第 116 条 "女性生殖器切割"（见 "第 17 章 女性割礼"）禁止用于非医疗适应证切除小阴唇手术，并且只有在严格条件下才应考虑对 18 岁以下的女孩进行阴唇整形。

• 小阴唇在青春期变大变暗，大小有明显变化，且增大或不对称通常不是病理性的。

• 大多数无症状，但可出现刺激、身体活动后疼痛、月经期卫生困难或性交困难。

• 使其安心、教育、行为改变和保持外阴卫生是最重要的干预措施。

• 手术矫正（阴唇成形术）正变得越来越普遍，可能与阴毛去除、理想的生殖器解剖图像，以及公众对阴道整容手术的认识有关。

（二）定义

小阴唇是阴道前庭边缘的两片无毛皮肤，通常成人阴唇的尺寸为 3～50mm。

阴唇不对称是常见的，可能被视为正常变异。

关于阴唇肥大的定义，文献中没有共识，一些专家认为距中线＞4cm（图 25-2）。

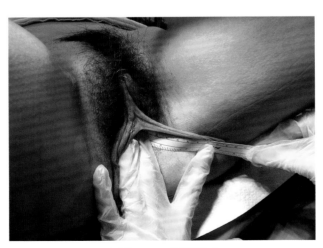

▲ 图 25-2 阴唇肥大

（三）诊断

1. 病史

(1) 通常无症状，但可能有外观美容问题，如通过紧身衣看到阴唇，青少年对外表的困扰。

由于缺乏对变异的认识，母亲担心孩子的解剖结构与自己的解剖结构存在差异。

(2) 如果有症状，可能会有以下主诉。

① 局部刺激。

② 穿着紧身衣服不舒服。

③ 坐着或活动时疼痛。

④ 月经或如厕卫生问题。

⑤ 干扰性交。

⑥ 既往先天畸形、外阴创伤、感染和炎症性肠病的病史。

⑦ 手术干预的动机应与父母和青少年单独协商。

⑧ 筛查身体畸形和任何其他精神疾病。

2. 体格检查

评估体重和生长情况等生命体征。

进行常规外生殖器评估，测量从基底到两侧小阴唇游离边缘的距离。

排除其他生殖器异常，如阴唇肿块、儿童期大阴唇不对称增大（childhood asymmetric labium majus enlargement，CALME）、外阴静脉曲张、皮肤状况或感染、炎症性肠病的外阴表现。

（四）治疗

1. 保守治疗是金标准

消除个人对阴唇正常形态的疑虑。关于阴唇多样性概念的教育［Nick Karras 的《花瓣》（展示外阴照片），www.labialibrary.org.au 上的 "阴唇图书馆"，www.greatwallofvagina.co.uk 上的 "阴道长城"］。根据联邦法律，禁止手术切除正常解剖结构。

• 保持外阴卫生 / 舒适可使用敏感肤质肥皂，使用润肤剂，穿宽松棉质内衣，或者尝试多种款式以找到一种舒适的内衣，避免去除阴毛。

如果存在严重的苦恼，考虑咨询 / 心理社会支持。

2. 外科治疗

手术矫正（小阴唇整形术）仅适用于 18 岁以下有明显先天性或外伤性畸形和（或）与阴唇解剖结构直接相关的持续症状的女孩。

对青少年进行非健康必要的阴唇手术是违反美国联邦刑法的。

医生应了解关于小阴唇整形术的地方、州和联邦法律。

3. 小阴唇整形术及外科技术

切断术：阴唇的游离边缘被向下修剪缝合，导致整形后的小阴唇游离边缘留下瘢痕。

部分切除术：楔形切除或去上皮化，在阴唇内部形成瘢痕，保留自然边缘。

手术并发症包括伤口裂开、血肿、感染、出血、需要额外修整、手术后阴唇持续生长、瘢痕 / 瘢痕疙瘩形成、感觉丧失、性功能障碍或疼痛。

四、阴唇肿块

（一）要点

• 阴唇脓肿是最常见的阴唇肿块。

• 非感染性阴唇肿块不常见，需和众多疾病鉴别诊断。

• 治疗方法取决于体格检查结果。

（二）定义和鉴别诊断

1. 阴唇脓肿（压痛、波动性 / 充满脓液、红肿）由感染引起

(1) 皮肤 / 毛囊炎。

(2) 伤口 / 血肿。

(3) 化脓性汗腺炎。

2. 非感染性阴唇肿块有多种病因

(1) 性腺残留。

(2) 先天性或后天性疝（阴道突无法闭合），可能含有液体、卵巢或睾丸成分（如性别发育异常）。

(3) 外阴静脉曲张。

(4) 胚胎残留物。

① 中肾管囊肿。

② 努克管囊肿。

③ 巴氏管囊肿。

④ 尿道旁囊肿。

⑤ 处女膜囊肿。

(5) 间充质瘤。

① 横纹肌瘤。

② 脂肪瘤。

③ 纤维瘤。

④ 淋巴管瘤。

⑤ 神经组织（颗粒细胞瘤、神经纤维瘤病）。

⑥ 血管瘤。

(6) 恶性肿瘤。

① 胚胎性横纹肌肉瘤（葡萄状肉瘤）。

② 内胚窦瘤。

③ 原始神经外胚叶肿瘤（primitive neuroectodermal tumor，PNET）。

④ 鳞状细胞癌。

⑤ 黑色素瘤。

(7) 罕见原因

① 错构瘤。

② 性早熟。

③ 先天性肾上腺皮质增生症（CAH）。

（三）治疗

治疗取决于诊断。

1. 感染性阴唇肿块：见本章开头的脓肿部分。

2. 非感染性阴唇肿块：如果体格检查不具有诊断性，则首先对阴唇（如有指征，可行盆腔超声）进行软组织超声检查，以确定肿块的实性 / 囊性性质（如果是卵巢，可显示外周卵泡），记录内部解剖结构和筛查伴发盆腔肿瘤。

考虑盆腔 MRI 以确定巨大肿块性质。

在合作患者和（或）年长患者中，可能局部使用 EMLA®（见"第 6 章　应用于小儿和青少年的局部麻醉药"），然后用利多卡因渗透进行门诊活检。

3. 性早熟或外生殖器不清：针对情况进行适当实验室检查（见"第 3 章　两性畸形和性别发育异常"，以及"第 44 章　青春期"）。

4. 疝：即使充满液体，也应进行手术修补，以防止卵巢脱进疝内。

5. 神经纤维瘤病（多发性咖啡牛奶斑）：肿块可能是神经纤病瘤病的最早临床表现，很少是恶性的，可适当观察。

6. 对于血管瘤（见"第 59 章　外阴疾病"）、淋巴管瘤、平滑肌瘤和脂肪瘤，除非有症状，否则不需要干预。

7. 如果超声检测到肿块，但病因仍不确定，则应进行活检和（或）肿块切除。

8. 如果怀疑有其他肿块，可在手术切除时进行阴道镜 / 膀胱镜检查（阴道或膀胱中可发现神经纤维瘤）。

9. 对于非恶性肿瘤，是可以通过手术切除治愈的。

10. 阴唇恶性肿瘤在儿童 / 青少年中很少见，通常预后较差。

参考文献

[1] Bacon JL, Romano ME, Quint EH. Clinical recommendation: labial adhesions. J Pediatr Adolesc Gynecol. 2015. 28:405–409.

[2] Breast and labial surgery in adolescents. American College of Obstetricians and Gynecologists Committee Opinion No. 686. Obstet Gynecol. 2017:129:e17–9.

[3] Lowry DLB, Guido RS. The vulvar mass in the prepubertal child. J Pediatr Adolesc Gynecol 2000; 13:75–78.

[4] Runacres SA, Wood PL. Cosmetic labiaplasty in an adolescent population. J Pediatr Adolesc Gynecol. 2016; 29:218–222.

第 26 章 特殊人群的月经抑制
Menstrual Suppression in Special Populations

Y. Frances Fei　Elisabeth H. Quint　著

杨旖赛　译　　余滢滢　黄秀峰　校

一、要点

- 青少年人群的月经抑制或管理是安全的，月经抑制可能有多种原因。

1. 针对残疾青少年的卫生问题。

2. 癌症治疗引起的骨髓抑制。

3. 异常出血。

4. 跨性别护理。

- 月经抑制的目标可以包括完全闭经，同计划性的少量出血相比，这可能很难获得。

- 在选择方法时，避孕需求也是需要考虑的重要因素。

二、诊断

（一）病史

1. 月经抑制的需求和目标。

2. 人体安全性，人际关系状况和节育的需求。

3. 月经形式，经前和经期行为模式及相关症状（痛经、经期癫痫频率的改变）。

4. 骨髓抑制的预期持续时间（对于肿瘤患者）。

5. 心理健康评估和咨询，计划过渡时间表，青春期或月经抑制的需求（对于跨性别者或非二元性别者）。

6. 完整的用药史、手术史及个人社交史和家族史。

（二）体格检查

评估生命体征、一般情况，检查甲状腺、腹部、四肢、心、肺。

除患者有特定的主诉外，乳房和盆腔检查并非必查项。

（三）实验室检查和影像学检查

1. 若月经周期正常：无须实验室检查。

2. 若存在异常出血、停经：应考虑妊娠检查，促甲状腺激素、催乳素、生物活性和（或）彻底的激素检查（见"第 39 章　多囊卵巢综合征"）。

3. 若月经量多：全血细胞计数、铁含量测定（见"第 1 章　异常子宫出血"）。

4. 若合并出血性疾病，严重贫血：测定 PT/PTT，血管性血友病（见"第 1 章　异常子宫出血"）。

5. 若合并静脉血栓栓塞（VTE）疾病家族史：血栓形成倾向性检查（见"第 12 章　避孕"）。

6. 盆腔超声（通常为经腹超声）通常只用于需排除器质性病变严重痛经患者。

三、治疗

每种激素的治疗方案见表 26-1。

（一）对于有认知或者躯体残疾的青少年人群

1. 不应在月经初潮时即开始月经抑制。

2. 设定目标：完全闭经，抑制行为改变或紧张性经期癫痫，避孕。

3. 建立实际期望：可能需要数个月经周期甚至一年时间以达到完全闭经。

4. 卫生问题：对于使用护垫、难以保持卫生或触碰体液的患者，应考虑使用"卫生裤"。其外

表 26-1　激素治疗后的闭经成功率		
	类　型	闭经 12 个月成功率
复合雌孕激素避孕药	复方口服避孕药（30～35μg 雌二醇）	80%
	阴道环	80%
	经皮贴片	不推荐 [a]
孕激素类	炔诺酮 35μg	10%
	醋酸炔诺酮 5mg	76%
	醋酸甲羟孕酮 150mg/ml 肌内注射	68%
	醋酸甲羟孕酮 104mg/0.65ml 皮下注射	57%
	依托孕烯皮下埋植	20%
	左炔诺孕酮 52mg	20%
	左炔诺孕酮 19.5mg	12%
	左炔诺孕酮 13.5mg	6%

基于产品报告的闭经率

a. 不推荐持续常规使用，可增加血栓形成风险

观与内衣相似，但有一层额外吸收剂层（通常是活性炭）替代卫生巾或卫生棉条来吸收月经血（如 Thinx® 或 Bambody®）。

5. 若合并痛经：可使用非甾体抗炎药（NSAID）（布洛芬和萘普生口服液）。

6. 若月经影响了生活质量（如卫生问题、经期相关症状等），可考虑激素类药物治疗（见"第 12 章　避孕"，以获取更详细的处方信息）。

（1）长效复方激素（continuous combined hormonal，CHC）疗法。

① 口服避孕药（OCP）：推荐单用雌二醇咀嚼片 30～35μg。

② 延长月经周期以降低出血频率（连续服用，跳过安慰剂，直到突破性出血后停止服药 4 天，无论是否仍在出血，开始下一轮用药）。

③ 酶诱导抗癫痫药物可降低血清 CHC 水平，而 CHC 可降低血清拉莫三嗪水平。

④ 目前尚无行动不便患者的 VTE 风险数据，可评估 VTE 的其他危险因素；但总体上单用孕激素的风险较低。

（2）孕激素疗法

① 口服孕激素：炔诺酮（每天 0.35mg，口服），甲羟孕酮（每天 10～20mg，口服），醋酸炔诺酮（每天 2.5～15mg，口服），屈螺酮（每天 4mg，口服）。

注意：从最低剂量开始并逐渐增加；并非所有方法都建立了避孕措施。

② 醋酸甲羟孕酮（DMPA）：150mg 或 104mg 皮下注射，每 12～13 周注射 1 次。若出现持续的突破性出血，可能需要将用药频率改变到 12 周以下。

长期使用与骨密度问题：补充钙剂（每天 1200～1500mg）和维生素 D（每天 600～1000U）。长期药物月经抑制后可进行骨密度测定。目前尚无针对行动不便患者额外风险评估的数据。

体重增加可能会给护理人员进行日常生活活动（activities of daily living，ADL）和自行移动的患者带来问题。

③ 左炔诺孕酮 IUD（52mg 剂量抑制作用最大，出血较少）：通常在麻醉状态下置入，不抑制卵巢

生理周期，对于经期症状和行为改变等情况可能无效（痛经除外）。

(3) 手术治疗：子宫内膜去除术和子宫切除术不推荐用于年轻女性，尤其不作为首选疗法。在许多国家，认知能力迟缓的未成年或成年患者接受影响生育力的手术前需得到法院批准。

（二）对于出血性疾病患者

1. 设定目标：完全抑制或出血较少、较低频率的月经周期；避孕。

2. 可能需要激素和非激素类药物的联合治疗。

3. 建议与血液科医生共同治疗。

4. CHC：OCP，经皮贴片，阴道环。

(1) 预防出血性囊肿。

(2) 延长月经周期，以减少出血频率。

5. 孕激素疗法

(1) 口服孕激素（见上文）：起始剂量取决于出血的严重程度和月经抑制需求的紧迫性。并非所有孕激素疗法都有避孕措施。

(2) 注射用 DMPA：肌肉内血肿的风险。强调负重运动，需补充钙和维生素 D。

(3) 左炔诺孕酮 IUD：放置前可考虑预防性使用止血药（氨甲环酸、去氨加压素、氨基己酸），需咨询血液科医生。不抑制排卵，因此可能无法预防相关的出血性囊肿。

6. 非激素类疗法

(1) 补充铁（每隔 1 天补充 60～120mg）和（或）膳食中增加含铁食物

(2) 在月经周期中可考虑使用止血药（氨甲环酸、去氨加压素、氨基己酸）3～5 天。

（三）对于患有肿瘤疾病的青少年

1. 设定目标：月经抑制避免因癌症治疗导致的血小板减少，避孕。

2. 注意使用雌激素会增加血栓栓塞的风险。

3. 治疗方案可参见“第 30 章　重视肿瘤治疗中的妇科问题”。

（四）变性或跨性别者

1. 设定目标：抑制月经，抑制青春期生理改变，避孕。

2. 治疗方案见“第 51 章　跨性别和性别多样化治疗”。

参 考 文 献

[1] Hillard P. Menstrual suppression: current perspectives. Int J Womens Health. 2014; 6:631–637.

[2] Hodax J, Wagner J, Sackett-Taylor A, Rafferty J, Forcier M. Medical options for care of diverse and transgender youth. J Pediatr Adolesc Gynecol. 2020; 33:3–9.

[3] Options for prevention and management of menstrual bleeding in adolescent patients undergoing cancer treatment. ACOG committee opinion number 817. American College of Obstetricians and Gynecologists. Obstetrics Gynecol. 2021; 137:e7–e14.

[4] Pradhan S, Gomez-Lobo V. Hormonal contraceptives, IUDs, GnRH analogues and testosterone: menstrual suppression in special adolescent populations. J Pediatr Adolesc Gynecol. 2019; 32:S23–S29.

[5] Presky KO, Kadir RA. Women with inherited bleeding disorders–challenges and strategies for improved care. Thromb Res. 2020; 196:569–578. Doi: 10.1016/j.thromres.2019.07.004

第27章 月　经
Menstruation

Kimberly Huhmann　著

杨旖赛　译　　余滢滢　许　泓　校

一、要点

- 月经初潮的平均年龄在 12—13 岁。
- 月经初潮通常发生在乳房发育约 2 年后（1～3 年）。
- 几乎所有少女都在 16 岁前月经初潮。

二、正常的月经

由于青少年的下丘脑 – 垂体 – 卵巢轴（HPO 轴）不成熟，月经初潮后 1～3 年的月经周期相较成年人更容易发生变化。

月经开始的前 1～3 年为孕激素缺乏和雌激素单一作用状态，因此月经周期可能不规则，这是正常现象。

月经初潮后 3 年，95% 的月经为规律排卵性出血。即使在此发展期间月经周期长度在 21～45 天，行经可持续 7 天或更短时间。

卫生巾或卫生棉用量：一天可使用 6 张卫生巾 / 常规卫生棉或更少；一天可使用 4 根加量卫生棉或更少。

若出血量大于预期需要注意（见"第 1 章　异常子宫出血"）：卫生巾 / 卫生棉用量大于上述；每 2～3 小时浸透需更换卫生巾 / 卫生棉；白天或夜间出血量汹涌；排出的血块大于卫生巾 / 卫生棉的 1/4。

痛经是比较常见的，尤其是当月经周期逐渐变为排卵性月经周期时。

非甾体抗炎药和保温可缓解痛经，月经来潮前 2～3 天开始，每 6～8 小时服用 600～800mg 布洛芬。

若因痛经而无法上学应视为异常情况，需要进行评估。

三、随访跟踪月经周期的工具

应鼓励青少年和监护人记录月经周期。

识别青少年时期的月经异常可能有助于提早发现成年后才能被确诊的疾病。

少女健康中心有许多 APP 和纸质图表可用于记录月经周期频率、长度、出血量和疼痛情况：https://youngwomenshealth.org/wp-content/uploads/2014/08/Endometriosis-My-Symptom-Tracker.pdf.

参考文献

[1] Graham RA, Davis JA, Corrales-Medina FF, The adolescent with menorrhagia: diagnostic approach to a suspected bleeding disorder, Pediatr Rev. 2018, 39 (12) 588–600. DOI: https://doi.org/10.1542/pir.2017–0105.

[2] Loveless M. Normal pubertal development and the menstrual cycle as a vital sign. In Sanfilippo JS, Lara- Torre, Gomez –Lobo (Eds) *Sanfilippo's Textbook of Pediatric and Adolescent Gynecology* (2nd ed.) (CRC Press, Boca Raton, FL, 2020), pp. 1–10.

[3] Menstruation in girls and adolescents: using the menstrual cycle as a vital sign. ACOG Committee Opinion No. 651. American College of Obstetricians and Gynecologists. Obstet Gynecol. 2015;126(6):1328.

[4] Pitts SAB, Gordon CM. The physiology of Puberty. In Emans SJ, Laufer MR, DiVasta AD (Eds) *Emans, Laufer and Goldstein's Pediatric and Adolescent Gynecology* (Wolters Kluwer, 2020), pp. 35–45.

第 28 章　传染性软疣
Molluscum Contagiosum

Kaiane Habeshian　Kalyani Marathe　著

陈文雅　译　　余滢滢　刘璟蓝　校

一、定义

由痘病毒引起的一种常见的皮肤病毒感染，导致典型的表皮硬化、蜡样改变、拱形变、表皮的凹陷病变，并通过与感染者皮肤接触或物质（如衣服、毛巾）接触传播。

二、要点

- 通过自体接种或皮肤接触、偶然接触、污染物的传染性高。
- 青少年常通过外阴剃须传播。
- 通常为自限性感染。
- 免疫功能低下患者可导致外阴形态严重破坏和难以治愈。

三、鉴别诊断

- 生殖器疣。
- 特应性皮炎。
- 单纯疱疹。
- 带状疱疹。

四、诊断

（一）病史

单个或多个不连续的无痛性丘疹，病变可以发生在身体的任何部位，更有可能发生在四肢，并可以扩散到外阴。经常瘙痒，可自愈。

可能有多重细菌感染。缺乏全身症状。患者/父母可回忆起与感染者的接触——潜伏期为 2～6周。如果病变仅限于外阴，而其他部位没有先前存在的病变史，询问性虐待/自愿性接触史。

（二）体格检查

有明确的珍珠白色或粉红色圆顶状丘疹，直径 2～6mm，有中心凹，可出现在身体任何部位；常伴有湿疹。

中心凹下方是白色奶油状核心，若排出，形似绳索状。

陈旧的病变随着身体与病毒对抗，可能会结痂并发展成周围的皮炎；可随着水痘样瘢痕和色素沉着消退。

有时可变大、疼痛、发炎；通常不是真正的感染，而是皮疹即将愈合迹象。

免疫功能低下的患者，病变更广泛、更大，可能表现不典型。

对于儿童患者，要寻找其他身体部位的软疣，因为通常会自发种植到肛门生殖器区域。

在性行为活跃的青少年中，检查是否有其他性传播疾病（衣原体感染和淋病）。

（三）实验室检查

诊断通常基于典型的临床表现。如果诊断不确定，可以用光学显微镜检查内容物。

局部使用麻醉药物 10min，用酒精擦拭干净，用刮匙刮取软疣，将内容物放在玻片上，使用 KOH 溶液。寻找卵圆形病毒包涵体（Henderson-Paterson 小体）。除非表现不典型，否则不需要活检（如免疫缺陷患者）。

五、管理

1. 通常为自限性（一般 1～2 年，可能持续 4 年）

通常选用观察 / 保守治疗，尤其是年幼的儿童，但青少年通常不习惯等待。避免抠 / 抓，使用保湿霜修复皮肤屏障，必要时少量使用氢化可的松乳膏止痒。

2. 药物 / 替代疗法

大多数治疗方式缺乏高质量证据；在肛门生殖器区域的不良反应风险更大。

目前还没有美国 FDA 批准的治疗软疣的方法。

刮除或摘除病灶中央病损区：适用于希望立即去除或只有少量病灶的人。刮除前可以使用 EMLA® 软膏（见 EMLA® 的使用，第 6 章应用于小儿和青少年的局部麻醉药）。

(1) 5% 咪喹莫特软膏：免疫调节药。

常局部应用咪喹莫特，但未发表的随机对照试验表明缺乏有效性，病变处红斑为阳性反应。不良反应包括刺激、烧灼感、流感样症状和白细胞减少。可导致外阴上皮明显糜烂 / 刺激。青春期前儿童的不良反应可能更严重。

在治疗的第 1 周，用棉签将试探剂量涂抹在一处病变，在缓慢扩大治疗范围之前重新评估。

如果发生严重刺激，减少使用频率。

治疗方案：青少年睡前涂抹少量在软疣上揉搓，早上洗掉。重复 3 次 / 周，持续 6～ 12 周。小儿 / 青少年早期 1～2 次 / 周。

(2) 斑蝥素：刺激角质细胞黏附的分解。目前在美国被 FDA 禁止；但是纯斑蝥素和柔性胶合剂可以按照预计量购买，混合后用于治疗（见 Epstein 2001）。

成人（青少年）/ 儿童方案

① 用木制牙签或棉签的木质钝端取少量涂抹在每个病变处，避免与正常皮肤接触。

② 让患者静坐等 5min，使斑蝥素完全干燥。每次最多治疗 20 个病灶。

③ 如果观察到严重的烧灼 / 刺激或起疱，4～6h 内或更早冲洗掉。

④ 每 2～4 周随访 / 复诊。

可引起明显的局部刺激和水疱；最初在 1～2 个病变测试患者的敏感性，靠近黏膜表面时要特别小心。

3. 替代药物治疗

西咪替丁：具有免疫调节作用的 H_2 受体拮抗药。

成人（青少年＞45kg）剂量：1600mg 分成每天 2～4 次。儿童剂量：30～40mg/（kg·d）分成每天 4 次（最大剂量如上）。

4. 免疫力低下患者

在使用抗病毒药物方面咨询小儿皮肤科。西多福韦：选择性病毒 DNA 抑制药。局部使用 1% 或 3% 的制剂涂抹在病灶上，然后用胶带封住，每天 1 次，连续 5 天，或者每周 1 次，持续 8 周。静脉使用与以下情况有关：肾脏毒性（必须用生理盐水提前稀释并监测肾功能），粒细胞减少症。

参考文献

[1] Chen X, Anstey AV, Bugert JJ. Molluscum contagiosum virus infection. Lancet Infect Dis. 2013;13(10):877–888.

[2] Dohil M, Prendiville JS. Treatment of molluscum contagiosum with oral cimetidine: clinical experience in 13 patients. Pediatr Dermatol. 1996;13:310–312.

[3] Epstein E. Cantharidin therapy for molluscum contagiosum in children. J Am Acad Dennatol. 2001;45:638.

[4] Katz KA, Williams HC, van der Wouden JC. Imiquimod cream for molluscum contagiosum: neither safe nor effective. Pediatr Dermatol. 2018;35(2):282–283. doi:10.1111/pde.13398.

[5] Koning S. Interventions for cutaneous molluscum contagiosum. Cochrane Database Syst Rev. 2017;5(5):CD004767. Published 2017 May 17. doi:10.1002/14651858.CD004767.pub4

[6] van der Wouden JC, van der Sande R, Kruithof EJ, Sollie A, van Suijlekom-Smit LW, Koning S. Interventions for cutaneous molluscum contagiosum. Cochrane Database Syst Rev. 2017;5(5):CD004767.

第 29 章　肥　胖
Obesity

Angie Hamouie　Maggie L. Dwiggins　著

陈文雅　译　　吴丹丹　顾卓伟　校

一、要点

- 肥胖症影响了美国近 20% 的 2—19 岁的儿童和青少年。与白种人（14.1%）和亚洲人（11%）相比，在黑种人（22%）和西班牙裔（25.8%）人口中更常见。在低收入群体和低教育水平家庭的儿童中更普遍（https://www.cdc.gov/ obesity/data/childhood.html）

- 儿童肥胖症是与长期病症发病率相关的严重问题，包括妇科问题（如无排卵、多囊卵巢综合征）、非酒精性脂肪性肝病（可能影响代谢激素避孕药）、抑郁症、高血压、2 型糖尿病、冠心病、卒中、胆囊疾病、睡眠呼吸暂停、呼吸系统疾病，以及骨科疾病（如大股骨骺滑脱、胫骨内翻、膝外翻、肌肉骨骼疼痛、增加骨折的可能性）。

- 对儿童时期的肥胖症进行评估，有助于防止疾病的发展和预防相关疾病；遗传和激素原因虽罕见，但值得考虑。

- 对儿童和青少年的自尊有负面影响，对长期幸福感和生活中的成就有潜在影响。

- 指导会议强调，儿童及其家庭的健康饮食和锻炼习惯，可能对这些患者的生活方式产生持久影响。

- 对严重或难治性病例的患者可以考虑药物和手术选择。

二、定义（表 29-1）

体重指数（body mass index，BMI）是指体重（kg）除以身高（m）的平方，用来确定青少年与体重相关疾病风险的便宜工具。用于成年人的标准 BMI 体重状态分类不依赖于年龄或性别，因此不能用于青少年的 BMI。

表 29-1　成年人的体重分型	
体重分型	**标　准**
超重	第 85 百分位数≤BMI＜第 95 百分位数
I 型	第 95 百分位数≤BMI＜第 95 百分位数的 120%
II 型	第 95 百分位数的 120%≤BMI＜第 95 百分位数的 140%，或者 BMI≥35kg/m²，以较低者为准
III 型	BMI≥第 95 百分位的 140%，或者 BMI≥40kg/m²，以较低者为准

为了描述 19 岁之前体重、身高和肥胖的正常性别特异性变化，BMI 应该在生长图表上绘制出来，以确定年龄相关 BMI 和性别相关 BMI 的百分位数。

肥胖不能直接测量；因此，在预测肌肉量增加的运动青少年或肌肉量减少的久坐青少年的健康风险方面是不准确的。

超重被定义为 BMI≥第 85 百分位数；肥胖是指 BMI≥第 95 百分位数；严重肥胖是指 BMI≥该年龄的第 99 百分位数；极端肥胖指达到或超过该年龄特定性别的第 95 百分位数 120% 的青少年。

虽然列出了肥胖和严重肥胖的定义，但在患

者病历中进行记录时，应考虑使用 BMI 百分位数而不是用病态肥胖等术语。

三、鉴别诊断

导致肥胖的内源性、医源性和环境因素

1. 内在原因

(1) 激素或基因缺陷。

(2) 只影响很小比例的儿童。

(3) 可以通过仔细询问病史和体格检查诊断。

(4) 以生长障碍为特征；通常在该年龄身高的第 5 百分位数以下，或者比之前的生长曲线明显下降。

(5) 甲状腺功能减退是最常见的缺陷：诊断为促甲状腺激素（TSH）升高和（或）游离甲状腺素水平低。与便秘、畏寒、皮肤干燥有关。

(6) 皮质醇增多症（库欣综合征）：如果高度怀疑，应进行至少两项高度敏感的筛查试验，并应有至少两项不同的明确异常结果。

① 深夜唾液皮质醇：皮质醇水平应该在晚上降到最低点，但库欣综合征患者却并非如此。夜间唾液皮质醇抑制不足被认为是试验阳性，但具体临界值尚未确定。

② 24h 尿游离皮质醇：基础尿皮质醇排泄＞3 倍正常上限（视化验方法而定）为阳性试验。

③ 地塞米松抑制试验：晚上 11 时口服地塞米松 1mg 或 $0.3mg/m^2$，早上 8 点钟抽取血浆皮质醇，＜$1.8\mu g/dl$ 排除库欣综合征；$1.8\sim7.2\mu g/dl$ 不太可能是库欣综合征；＞$7.2\mu g/dl$ 有可能是库欣综合征。

(7) 其他病因包括生长激素缺乏和 1a 型假性甲状旁腺功能减退症（又称 aka Albright 遗传性骨营养不良）。

2. 医源性原因

(1) 抗抑郁药物（如单氨氧化酶抑制药、三环类抗抑郁药、5- 羟色胺选择性重摄取抑制药、5- 羟色胺去甲肾上腺素再摄取抑制药）。

(2) 抗精神病药物（如第一代及非典型抗精神病药物）。

(3) 糖尿病药物（如胰岛素、磺酰脲类、噻唑烷二酮类、甲基格列菊酯类）。

(4) 糖皮质激素（如泼尼松）。

(5) 激素制剂，尤其是黄体酮（如甲羟孕酮）。

(6) 神经和情绪稳定药（如锂、卡马西平、加巴喷丁、丙戊酸钠）。

(7) 抗组胺药（如赛庚啶）。

(8) α 受体拮抗药（如特拉唑嗪）。

(9) β 受体拮抗药（如普萘洛尔）。

3. 环境因素

(1) 饮用含糖饮料。

(2) 使用屏幕的时间增加（如玩电子游戏、看电视）。

(3) 睡眠时间不规律和缩短。

(4) 活动减少。

四、评估

（一）诊室评估

初诊及每年 1 次测量身高和体重，并绘制适合年龄的曲线（图 29-1 至图 29-3）。

每次就诊时，用适合该年龄的尺寸的血压袖带测量血压；如果血压异常，咨询初级保健员。

每年 1 次的就诊。

心脏疾病危险因素评估：早期（55 岁以下）心血管疾病、高胆固醇、高血压、1 型或 2 型糖尿病家族史；吸烟或暴露在烟雾中；身体活动水平。

骨科问题评估：背部或四肢问题。

皮肤科问题的评估：腋窝和会阴间区假丝酵母菌病、黑棘皮病。

对抑郁和其他情绪问题的评估（PHQ-9 表格，见"第 13 章　抑郁"）。

月经紊乱的评估。

如发现异常，咨询适当的专科医生作进一步的评估和处理。

（二）实验室检测

血脂筛查。

1. ＜2 岁不筛查。

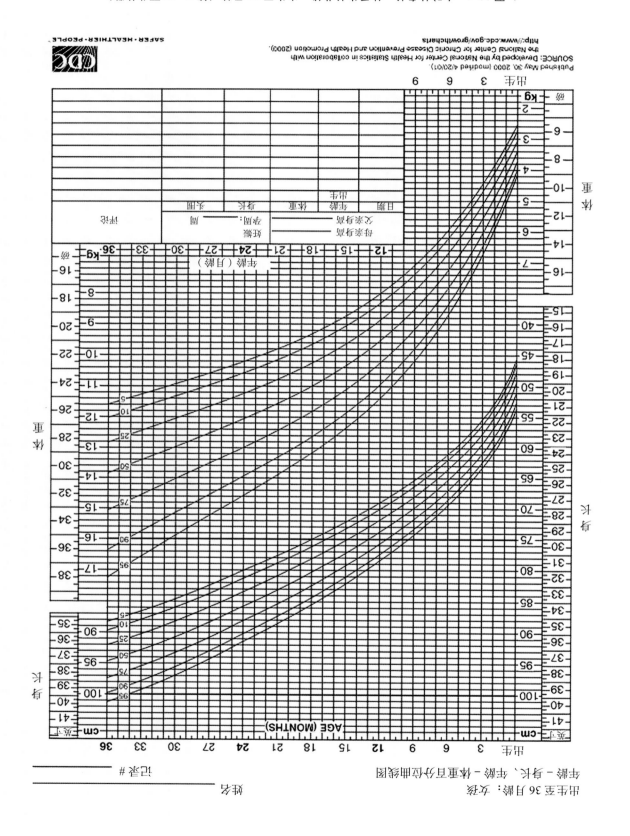

▼ 图 29-1 女孩的身长、体重生长曲线：出生至 36 月龄（第 5～95 百分位数）

引自 https://www.cdc.gov/growthcharts/data/set/clinical/cj41l018.pdf.

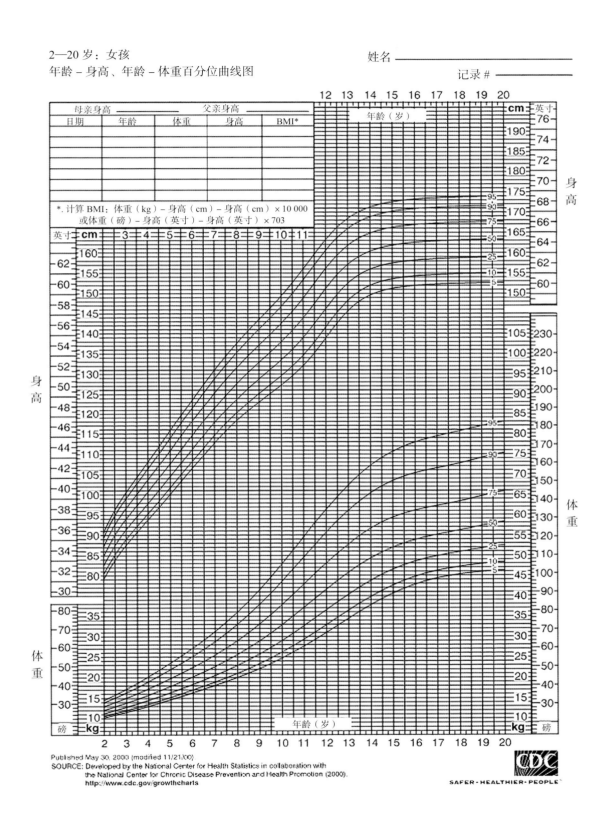

▲ 图 29-2　女孩的身高、体重生长曲线：2—20 岁（第 5~95 百分位数）
引自 https://www.cdc.gov/growthcharts/data/set1clinical/cj41l022.pdf.

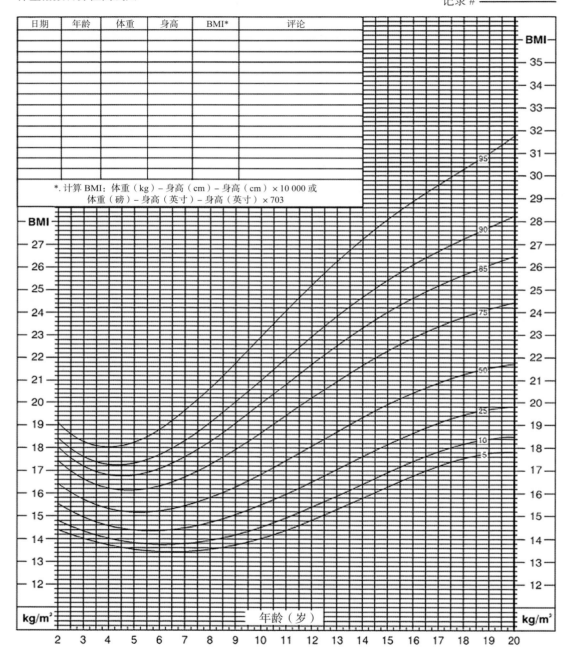

▲ 图 29-3　按年龄的体重指数

引自 https://www.cdc.gov/growthcharts/data/set1clinical/cj41l024.pdf.

2. 2—8 岁：不常规筛查。有一个以上的心血管疾病风险因素的肥胖儿童或体重正常的儿童，应每 1~3 年进行血脂筛查。通过在 2 周到 3 个月内两次测量空腹血脂谱，获得平均结果。

3. 9—11 岁：建议对这个年龄段的所有儿童进行普遍的血脂筛查，无论 BMI 或其他心血管疾病的危险因素如何。

4. 12—16 岁：不建议在这个年龄段进行血脂筛查，因为青春期会引起血脂水平的变化，这会降低筛查的敏感性和特异性。

5. 17—21 岁：所有这个年龄段的青少年都应该进行一次血脂筛查。对于有肥胖或其他心血管疾病风险因素的儿童，原则上与 2—8 岁儿童相同，如前所述。

考虑在初次就诊时筛查高胰岛素血症和糖耐量异常，并在今后就诊时进行筛查；如果异常，请咨询初级保健者或小儿内分泌科。

五、干预（管理）

早期干预对于预防疾病进展和建立健康习惯至关重要。父母在成功干预中起至关重要的作用（见 Moran 1999 为父母提供的成功的减肥计划建议的内容）。

药物和手术干预在肥胖治疗中的作用

1. 药物

(1) 奥利司他（四氢苯丙氨酸）120mg，每日 3 次。

① 阻断脂肪吸收的脂肪酶抑制药。

② FDA 批准的唯一用于 12 岁以上青少年的减肥药物。

③ 与 BMI 平均降低 0.7~0.85kg/m² 相关。

④ 不良反应包括脂溶性维生素吸收不良，因此应同时服用包括维生素 A、D、E 和 K 在内的多种维生素；大便急迫和遗粪，这可能会限制青少年对其耐受性。

(2) 二甲双胍

① FDA 批准双胍类胰岛素敏感药用于治疗年

龄≥10 岁儿童的 2 型糖尿病。

② 未经 FDA 批准用于减肥，但在非糖尿病儿童中可能起到降低 BMI 的作用。

(3) 奥曲肽

① 抑制胰岛素分泌的胰岛素类似物。

② 已用于患有下丘脑性肥胖症的儿童。

③ 与体重稳定和 BMI 降低有关。

④ 未经 FDA 批准，应视为研究性的。

2. 手术

(1) 对于有严重肥胖症和其他标准的青少年，可以考虑进行减肥手术。

① BMI＞35kg/m² 且有严重并发症。

② 2 型糖尿病。

③ 中度至重度阻塞性睡眠呼吸暂停。

④ 严重的非酒精性脂肪肝。

⑤ 假性脑瘤。

⑥ BMI＞40kg/m²，有以下一个轻度并发症：高血压、血脂异常、轻度阻塞性睡眠呼吸暂停、轻度非酒精性脂肪肝、糖尿病前期、脂膜炎、尿失禁、静脉瘀滞症、与体重有关的关节病、日常生活活动障碍、严重的社会心理困扰。

(2) 附加要求

① Tanner 第 4 阶段和第 5 阶段的阴部发育和完成 95% 的预期增长。

② 经过 6 个月有计划、有医疗监督的减肥尝试后，情况仍难有改善。

③ 基本的精神状况稳定。

④ 有证据表明，对手术的风险 / 好处有成熟的认知。

⑤ 能够提供知情同意书。

⑥ 表示坚持随访。

⑦ 表示对术后所需的短期和长期生活方式改变的理解。

⑧ 社会环境支持。

⑨ 愿意在术后 1 年内避免妊娠。

(3) 减肥手术的类型

① Roux-en-Y 胃旁路手术：联合限制性和吸收不良的过程。在青少年群体中，在手术后 12 个

月内，与最有力和长期的 BMI 降低有关（平均降低 17.2kg/m^2）。并发症解决率：67%～100%。

② 可调式胃束带：植入式装置的限制性手术。与 12 个月时 BMI 减少 10.4kg/m^2 有关。长期并发症：1/3 的患者的装置被腐蚀，需要手术切除。

③ 垂直袖状胃切除术：限制性但非吸收不良的过程。不需要植入式装置。12 个月时体重指数减少 14.5kg/m^2。比 Roux-en-Y 和胃束带有更多的好处 / 更少的风险，效果相似；现在更经常用于青少年。

六、肥胖青少年的妇科问题

（一）异常子宫出血

（闭经、大量月经出血；见"第 1 章　异常子宫出血"）。

可能是由于游离睾丸增加导致，如果这种非对抗性的雌激素状态不加以治疗，最终发生子宫内膜癌的风险增加。

（二）多囊卵巢综合征

（见"第 39 章　多囊卵巢综合征"）

即使不能确定患者是否真正诊断为多囊卵巢综合征，也应进行治疗。使用复合口服避孕药来调节月经和正常化雄性激素可能有效。

（三）避孕问题

（见"第 12 章　避孕"）

口服避孕药、DMPA、避孕植入剂、宫内避孕器——肥胖患者不禁忌。

避孕贴片（每天 150μg 的炔诺酮和每天 35μg 的炔雌醇）禁用于 BMI＞30kg/m^2 或体重＞90kg 的患者，因为肥胖患者的静脉血栓事件风险增加。

紧急避孕药——可能较除铜质宫内避孕器以外的避孕制剂效果差，但不存在安全问题。

参考文献

[1] Expert Panel on Integrated Guidelines for Cardiovascular Health and Risk Reduction in Children and Adolescents, National Heart, Lung, and Blood Institute. Expert panel on integrated guidelines for cardiovascular health and risk reduction in children and adolescents: summary report. Pediatrics. 2011; 128. Suppl 5: S213.

[2] Moran R. Evaluation and treatment of childhood obesity. Am Fam Physician. 1999;59:861–868.

[3] Obesity in adolescents. American College of Obstetricians and Gynecologists Committee Opinion No. 714. Obstet Gynecol. 2017; 130: e127–e140.

[4] Skinner AC, Perrin EM, Moss LA, Skelton JA. Cardiometabolic risks and severity of obesity in children and young adults. N Engl J Med. 2015; 373: 1307–1317.

[5] Wickham EP, DeBoer MD. Evaluation and treatment of severe obesity in childhood. Clin Pediatr (Ohila). 2015. 45(10): 929–940.

第30章　重视肿瘤治疗中的妇科问题

Oncology Care and Gynecologic Concerns

Maggie L. Dwiggins　著

杨乃萍　译　孙　峰　李　红　校

一、要点

- 许多癌症治疗，特别是那些涉及烷化剂、骨髓移植（bone marrow transplant，BMT）或盆腔照射的治疗，可能会损害生殖功能——在治疗癌症前尽早转诊保存生育力是非常有必要的。

- 月经紊乱，如月经过多和闭经，在癌症治疗期间很常见。

- 接受癌症治疗的青年不应被认为需要完全禁欲；如有需要，应向其提供性健康和避孕咨询。

- 约75%的儿童癌症幸存者会经历癌症的晚期效应——内分泌功能障碍、不孕、乳腺癌、卵巢癌和性功能障碍。

- 癌症治疗可能会对患者的生育力产生即时或长期的影响，妇科医生需对青春期诱导、激素替代治疗、生育力保存、性功能障碍和慢性外阴阴道疾病等进行管理和干预。

- 鼓励对癌症治疗采取多学科管理。

二、具体关注

（一）生育力保存/生育

许多儿童癌症治疗都会导致性腺损伤（见"第18章　生育力保存"）。

开始癌症治疗前即进行转诊是最佳选择。由于临床实践证据的不断变化，应首选转诊至肿瘤生育专家。对于青春期女性来说，需进行卵母细胞/胚胎和卵巢组织冷冻保存。

对于青春期前的女性来说，只有卵巢组织冷冻保存这一种选择。即使治疗后月经恢复，一些患者在几年后可能会出现早发性卵巢功能不全（POI）。患者应记录月经，如果月经不规律，则应通过测定卵泡刺激素（FSH）、雌二醇、抗米勒管激素（AMH）和（或）窦状卵泡计数来评估卵巢功能。

（二）月经紊乱

1. 急性子宫出血

咨询肿瘤医生团队以评估雌激素使用的安全性。

(1) 雌激素治疗。

① 复方口服避孕药每日3次，共7日。

② 结合雌激素25mg，静脉注射，每4小时1次，直到出血停止。

(2) 孕激素治疗。

① 醋酸甲羟孕酮60～80mg，每日2次，直到出血停止，逐渐减量。

② 醋酸炔诺酮10～20mg，每8小时1次，直到出血停止，逐渐减量。

(3) 如果一种治疗方法效果欠佳，尝试换另一种治疗方法。

(4) 考虑添加抗纤溶药物。

(5) 如果上述药物治疗无效，可能需要使用长效药物（如长效醋酸甲羟孕酮、宫内节育器），但这些长效药物起效慢，出血模式不可预测；因此可与短效激素疗法结合使用，效果更佳。

如果对药物治疗无反应，考虑宫内球囊填塞。

避免手术治疗，如子宫动脉栓塞和子宫内膜切除术。

维持治疗以防止后续出血，详细如下。

2. 月经期出血过多（见"第 1 章 异常子宫出血"）

月经期出血过多增加患者发生贫血的风险，或者加重已经存在的贫血，并影响治疗。

常见于血小板功能障碍或血小板减少的患者，一旦出现治疗较为困难。因此，预防更为重要。

雌激素的使用可能会增加血栓栓塞的风险，与肿瘤科医生共同讨论后确定益处大于风险方可适用。

(1) 单用孕激素口服疗法

① 醋酸甲羟孕酮，每日 10～20mg。

② 醋酸炔诺酮，每日 5～15mg。

③ 屈螺酮，每日 4mg（同时有避孕的作用）。

④ 醋酸炔诺酮，每日 0.35mg（同时有避孕的作用）。

(2) 注射疗法

① 醋酸甲羟孕酮 150mg 肌内注射，每 3 个月 1 次。

② 可能导致难以管理的突破性出血和体重增加。

③ 长期使用可致骨密度降低，需补充维生素 D 和钙。

(3) 长效避孕药物（LARC）。

① 根据世界卫生组织（WHO）和疾病控制中心（CDC）的评估，可安全用于因癌症治疗而导致免疫抑制的女性。

② 左炔诺孕酮宫内节育系统 52μg 放置于宫腔内已被 FDA 批准用于治疗月经出血过多。

③ 依托孕烯皮下植入剂，可能伴有常见不良反应：持续出血。

(4) 促性腺激素释放激素（GnRH）激动药

① 最常见的用法为醋酸亮丙瑞林 11.25/22.5mg 肌内注射，每 3 个月 1 次；或者 3.75mg 肌内注射，每月 1 次。

② 如果血小板较低，请确保在注射部位按压 30min，以避免血肿的形成。

③ 第一次注射后 2～3 周，会出现卵巢功能的短暂激活和撤退性出血。

④ 与醋酸炔诺酮 5mg 联合使用以保护骨骼，并考虑补充钙 1200mg/d。

⑤ 不良反应包括血管舒缩症状、骨密度下降。

⑥ 使用时间应≤2 年。

3. 闭经

慢性疾病如癌症及各种治疗方法，均可能导致短暂性闭经。如果在治疗结束后闭经时间＞1 年，可能需要评估 POI（见下文）。在治疗期间避免血清学筛查 POI，因为结果可能假性降低。即使没有规律的月经，仍然建议进行避孕。

（三）避孕

癌症患者会被告知治疗可导致不孕，因此许多人认为他们无法妊娠。这是一个错误的认知，如果患者不希望妊娠，仍需要可靠的避孕措施。

所有性活跃的青少年可考虑 LARC（见"第 12 章 避孕"），尽管既往认为宫内节育器的放置是植入异物，现在宫内节育器使用没有禁忌。CDC 认为，同时使用左炔诺孕酮宫内节育器和免疫抑制药是安全的。考虑使用依托孕烯皮下植入剂，其出血和闭经率较低，如果益处大于潜在出血风险则建议植入。

由于血栓栓塞事件的风险增加，应避免使用含雌激素的避孕药具，有关患者适应证的更多信息，请参阅 CDC（见"第 12 章 避孕"）https://www.cdc.gov/reproductivehealth/contraception/mmwr/mec/summary.html

在接受治疗期间保持禁欲的优势，这是保证避免妊娠的唯一方法。治疗期间性行为可能更容易造成感染，因为化疗药物可通过口腔和阴道黏液排出，理论上性伴侣存在化疗药物暴露的风险。

GnRH-a 和醋酸炔诺酮不被认为是避孕药具。

（四）性功能障碍

1. 至少每年体检进行筛查，由于黏膜炎、外阴阴道萎缩、移植物抗宿主病、癌症治疗可能会对性活动和性反应产生负面影响。

2. 考虑使用有效的筛查工具，如女性性功能指数。

(1) 提出关于性欲望、性唤起、润滑、性高潮、满足感和疼痛的问题。

(2) 可以诊断整体性功能障碍或特定区域性功能障碍。

(3) ≤26 分可诊断为性功能障碍。

3. 考虑转诊至性健康专家，鼓励使用润滑剂和性交的前戏，并在必要时加强医疗管理。

(1) 阴道局部雌激素 1g 治疗，每周 3 次。

(2) 奥司匹米芬 60mg，每日口服。

(3) 激素受体阳性乳腺癌患者应慎重治疗。

（五）青春期

治疗可能会影响青春期的发育——可以有性早熟，青春期延缓，青春期发育停滞或 POI。

性早熟在接受超过 24Gy 的头颅放疗或开始放疗<4 年的患者中更常见。

中枢性 / 同性性早熟较为典型，如果青春期发育迅速，应高度怀疑性早熟，结合内分泌学治疗（见"第 44 章　青春期"）。青春期延迟或青春期发育停滞可能需要激素诱导治疗（见"第 40 章　早发性卵巢功能不全"）。

如果患者在治疗后 2～5 年，没有青春期发育或月经恢复的迹象，检查 FSH、雌二醇和 AMH。如果有异常情况，请在 4～6 周内复查。如果复查仍然异常，请进行治疗（见"第 40 章　早发性卵巢功能不全"）。值得注意的是，卵巢功能通常在正常治疗结束 1 年后出现下降，因此避免 1 年内过度的血清监测和治疗。

（六）阴道的移植物抗宿主病

通常是 BMT 后的并发症。更有可能发生在经历慢性口腔、眼睛或胃肠道移植物抗宿主病（graft versus host disease，GVHD）的患者中。症状可以是非特异性的，而且容易被遗漏。性交困难、阴道干燥、阴道分泌物和外阴疼痛是常见的症状；有外阴红斑、局部压痛（特别是前庭大腺或尿道旁腺），在小阴唇、会阴、阴蒂包皮和前庭上的白色 / 网状斑块或斑块；任何患有口腔 GVHD 的患者均应被怀疑。

可导致瘢痕、慢性溃疡、黏膜增厚、阴道口狭窄或瘢痕组织形成使得阴道口完全闭塞。

管理：检查应每年进行 1 次，并根据年龄、患者的舒适度和性行为史进行调整。青春期前的患者进行外阴检查可能就足够了。青春期的患者：牵引大阴唇，暴露观察大阴唇、小阴唇、阴蒂、阴蒂包皮，用棉签轻轻触摸外阴 / 前庭，检查是否有疼痛，将棉签伸入阴道，以评估阴道的长度和口径，如果可以忍受检查，指检可以评估阴道口径，如果可以忍受检查，考虑使用小号窥器，评估阴道壁和宫颈黏膜炎，如果需要评估阴道积血，无法双合诊检查时可考虑肛查。

高效局部类固醇（氯倍他索，0.05%），每日 2 次，持续 4～6 周。每 4 周监测 1 次反应，并根据需要继续监测，逐步减少到每周 2～3 次维持治疗。

在无反应的病例中，可使用 0.1% 他克莫司软膏。

考虑中等效力的类固醇激素，如醋酸氢化可的松直肠栓剂 25mg 加 2% 克林霉素，阴道给药。

阴道狭窄可通过阴道扩张器治疗、润肤剂、局部雌激素或类固醇或联合治疗。

薄粘连可使用阴道扩张器处理，或者在麻醉下使用术后阴道扩张药溶解粘连。

对扩张器治疗无反应的狭窄需要转诊至专业的临床中心，因为这些病例除需月经抑制外可能还需要组织移植。

（七）乳腺癌和子宫颈癌的筛查

既往接受胸部放疗可导致乳腺癌风险增加 13%～20%。

筛查应在 25 岁或放疗后 8 年开始，以最后发生者为准。

每年进行筛查，直到在一般人群中停止筛查的年龄。

首选的筛查方式为乳房 MRI 或乳房钼靶检查。

除非有慢性免疫抑制，宫颈癌筛查与一般人群相同。

考虑根据疾控中心的建议对那些因艾滋病而导致免疫功能低下的患者进行筛查。

鼓励 HPV 疫苗接种。

参考文献

[1] Debiec KE, Todd N. Gynecologic care for pediatric and adolescent patients undergoing hematopoietic stem cell transplantation. J Pediatr Adolesc Gynecol. 2021; 34:112–116.

[2] Gynecologic issues in children and adolescent cancer patients and survivors. American College of Obstetricians and Gynecologists Committee Opinion no 747. Obstet Gynecol. 2018; 132(2):e67–e77.

[3] Kornik RI, Rustagi AS. Vulvovaginal graft-versus-host disease. Obstet Gynecol Clin North Am. 2017; 44(3):475–492.

[4] Mulder RL, Kremer LCM, Hudson MM, et al. Recommendations for breast cancer surveillance for female childhood, adolescent and young adult cancer survivors treated with chest radiation: a report from the International Late Effects of Childhood Cancer Guideline Harmonization Group. Lancet Oncol. 2014; 14(13):621–629.

[5] Options for prevention and management of menstrual bleeding in adolescent patients undergoing cancer treatment. American College of Obstetricians and Gynecologists Committee Opinion no 817. Obstet Gynecol. 2021; 137(1):e7–e15.

第 31 章　围术期的要点
Operative Care

Katherine Hayes　著

杨乃萍　译　李红齐英　校

一、要点

- 手术原理与成人相似，但需要根据患者体型进行一些更改。
- 儿童的发育情况应被纳入术前评估。
- 术中和术后药物治疗剂量必须根据体重调整。

二、术前诊疗

在手术前与患者和家属一起讨论计划手术的适应证、风险、益处和替代方案，包括医疗和手术的替代方案，以及不进行手术的风险。讨论是否需要输血。

考虑使用视觉辅助工具，包括视频、图表和解剖模型，允许整个家庭提出他们关于手术的问题。

获得法定监护人的手术同意；如果年龄和情况允许，获得患者的同意。

在手术的前一天，考虑让患者在手术前一天晚上洗澡，以减少术后手术部位感染的风险。通常患者应在手术前 8h 停止食用固体食物。较新的治疗方案允许在手术前 2h 前饮用液体（见儿童人群中的 ERAS；见"第 32 章　围术期诊疗：术后加速康复"）。

肠道准备不适用于常规妇科手术，但如果计划进行肠道手术，可以考虑进行肠道准备。

在手术的当天考虑将年龄较小的患者和有特殊需要的患者安排在较早的时间手术。如果情况允许，考虑增加生活照料，特别是对年龄较小的患者。

实验室检查：月经前期和月经后患者需进行妊娠检测。如果预期手术出血较为显著，应考虑全血计数（complete blood count，CBC）和血型筛查（type and screen，T&S）。根据患者可能的并发症进行其他实验室检查。

三、术中护理

（一）预防静脉血栓栓塞

气压治疗装置应用于大手术，包括腹腔镜、经腹手术和阴道重建手术或持续时间超过 30min 的手术。如果患者发生血栓栓塞的风险较高，考虑使用肝素预防，儿童发生血栓栓塞的风险较低，所以可以考虑术前向血液科医生进行咨询。

含雌激素的避孕药具：停止使用含雌激素的避孕药后，血液高凝状态相关凝血因子的变化需要 4~6 周。血栓栓塞的风险必须与意外妊娠的风险进行权衡。

（二）预防手术部位感染

若无禁忌证，腹部手术皮肤准备应使用酒精类药物消毒。根据医生的偏好，阴道手术可以用碘伏或氯己定（<4% 酒精制备）消毒。清洁污染伤口的手术应预防性应用抗生素，最常用的抗生素是头孢唑林 30mg/kg（体重 <120kg 的患者不超过 2g，>120kg 的患者不超过 3g），包括子宫切除术、阴道重建手术，以及考虑进行经腹手术而不进入肠道或阴道。

如果需要备皮，应使用电动剃刀脱去毛发。

（三）避免术中低温

根据患者的需要设置手术室温度，加热毯子，防止暴露部位皮肤的热量损耗，新生儿和婴儿使用加热灯。

（一）麻醉下检查

1. 体位：利用脚架和马镫采取截石位。确保使用适当的尺寸，应注意不要极度屈伸，防止神经损伤，骨骼部位应垫上衬垫，以防止神经损伤。

根据计划的手术方式和患者的体型，可以采用蛙式体位。

2. 如果在临床上没有进行彻底的检查，可以考虑检查皮肤、甲状腺、乳房和腹部。

3. 对外生殖器进行系统评估（见"第 20 章　妇科检查"）。

4. 考虑收集生殖道分泌物进行培养，淋病 / 衣原体 / 滴虫进行核酸扩增检测，宫颈和（或）阴道进行细胞学检查，以及适当的外阴和（或）阴道活检。

（二）阴道检查

体位与麻醉下检查体位相同，因为阴道检查与手术经常一起进行。

膀胱镜或宫腔镜可用于阴道检查；尺寸应根据儿童的大小，较小的儿童使用 3～5mm 大小的镜子，稍大的儿童使用 6～10mm 大小的镜子。

无菌生理盐水是最常用的膨胀介质。

轻轻按压阴唇暴露阴道开口，使阴道扩张，阴道和宫颈可见。

（三）腹腔镜检查

1. 体位

(1) 如果不进行子宫操作，应采用仰卧位。

(2) 如果需要同时进行阴道操作，应使用带靴形镫的截石位。

(3) 考虑在进腹腔前使用胃管进行胃肠减压。

(4) 考虑在进腹腔前留置导尿管或使用一次性导尿管进行膀胱减压。

2. 进腹

(1) 皮肤切口。

(2) 气腹针。

(3) 直接或光学成像技术。

(4) 基于外科医生个人偏好的技术。

(5) 新生儿应采用开放式入路，以降低未闭脐血管空气栓塞的风险。

3. 形成气腹

(1) 对于 2 岁以下的儿童，气腹压力应保持在 10mmHg 以下。

(2) 对于 2—10 岁的儿童，气腹使用的压力为 10～12mmHg。

(3) 10 岁以上的儿童通常能承受 15mmHg 的压力。

(4) 病态肥胖患者可能需要更高的压力进行充分的可视化，这必须与麻醉下的通气能力相平衡。

4. 打孔位置选择

(1) 使用能够安全完成手术的最小孔径（可用尺寸包括 2mm、3mm、5mm、10mm、11mm、12mm 和 15mm 孔径）。

(2) 考虑无须打孔的 2mm 仪器，以减少切口的数量。

(3) 辅助孔通常需要打在较高的腹部，以符合三角定位和手术人体工程学。

5. 标本取出

(1) 小的活检标本可以通过一个孔直接取出。

(2) 较大的标本可以用标本回收袋取出。

(3) 大的标本可能需要袋内机械分割和（或）扩大切口取出。

6. 关腹

即使切口＜5mm，在儿童手术切口缝合时也需要缝合筋膜，以防止术后孔疝形成。

（四）经腹手术

1. 体位

(1) 采用仰卧位，除非需要阴道通路。

(2) 如果需要阴道通路，应使用带靴形镫的截石位。

2. 切口

(1) 根据病变的大小和位置来确定。

(2) 如果涉及恶性肿瘤或非常大的附件肿块，应采用正中切口。

3. 关腹

(1) 正中切口应采用延迟可吸收缝线。

(2) 考虑将延迟可吸收缝线用于下腹横切口，因为儿童术后吸收比成人更活跃。

(3) 关闭死腔，以降低血肿形成的风险，并减少皮肤闭合处的张力。

(4) 考虑使用可吸收缝线进行皮内缝合，以改善美容效果。

四、术后护理

（一）疼痛管理

1. 用于腹腔镜和经腹手术的对乙酰氨基酚和非甾体抗炎药。

(1) 对乙酰氨基酚剂量：每 4～6 小时 10～15mg/kg（不超过标准成人剂量）。

(2) 酮咯酸剂量：每 6 小时 0.5mg/kg（静脉注射）（每次剂量不超过 30mg）。

(3) 布洛芬剂量：每 6 小时 5～10mg/kg（不超过标准成人剂量）。

2. 应谨慎使用麻醉药品，但如有必要，使用短效羟考酮（每 4～6 小时 0.05～0.15mg/kg，每次最大剂量 5mg）。

3. 关于术后其他疼痛管理模式（如硬膜外阻滞、TAP 阻滞、加巴喷丁等），见"第 32 章　围术期诊疗：术后加速康复"。

（二）饮食

患者术后可立即恢复饮食。饮食恢复应在耐受的情况下进行，以尽量减少恶心和呕吐。一旦患者对口服液体耐受良好，应停止静脉输液。

（三）伤口护理

绷带通常可以在术后第 1 天去除。术后第 1 天患者可以洗澡。通常情况下，在术后 2 周内，伤口不得浸入水中。

（四）术后活动限制制动

切口为 5mm 或更小的患者在 48h 后没有任何活动限制；切口为 10～12mm 的患者术后 2 周应避免举起超过 10～15 磅的物品。有经腹手术切口的患者术后 4～6 周应避免举起超过 10～15 磅的物品。会驾车的患者应该避免驾驶，直到他们觉得可以猛踩刹车，并用力控制驾驶方向盘，以及能避免发生事故。

（五）术后门诊随访

1. 询问患者的恢复情况，包括是否仍有疼痛和是否恢复正常的活动。

2. 检查伤口。

3. 详细询问解答，包括患者 / 家属拍摄的照片。

4. 如果可以，查看病理结果。

5. 适当地讨论下一步诊疗措施。

参 考 文 献

[1] ACOG Practice Bulletin No. 195: prevention of infection after gynecologic procedures. Obs Gynecol [Internet]. 2018/05/26. 2018; 131(6):e172–e1789. Available from: https://www.ncbi.nlm.nih.gov/pubmed/29794678

[2] American College of Obstetricians and Gynecologists' Committee on Gynecologic Practice. Perioperative pathways: enhanced recovery after surgery. Obstet Gynecol [Internet]. 2018; 132(3):120–30. Available from: https://www.acog.org/–/media/Committee-Opinions/Committee-on-Gynecologic-Practice/co750. pdf?dmc=1&ts=2018082

2T2127336408

[3] Hewitt G. Pediatric and Adolescent Gynecologic Surgery. In Handa VL, Van Le L, eds. *TeLinde's Operative Gynecology* (12th ed., pp. 732–745). Wolters Kluwer, 2020.

[4] Practice Bulletin No. 84: prevention of deep vein thrombosis and pulmonary embolism: correction. Obs Gynecol [Internet]. 2016/11/29. 2016; 127(1):166. Available from: https://www.ncbi.nlm.nih.gov/pubmed/27892904

第 32 章 围术期诊疗：术后加速康复
Operative Care: Enhanced Recovery after Surgery (ERAS)

Krista J. Childress 著

杨乃萍 译 孙 峰 齐 英 校

一、定义

术后加速康复（enhanced recovery after surgery，ERAS）是围术期优化诊治的一系列措施，目的是维持体内平衡、减少手术创伤、控制炎症和减轻应激反应，以促进术后患者快速康复。

二、要点

- 已被证明可以提高患者满意度，减轻术后疼痛，缩短住院时间。
- 包括术前、术中和术后。
- 注重维持体内稳态平衡和减少手术创伤、炎症和压力。

三、ERAS 操作指南

ERAS 组成内容如下。

1. 术前咨询。
2. 限制性的围术期禁食。
3. 术后早期恢复饮食及早期活动。
4. 计划性的术前和术后阿片类药物镇痛。
5. 手术期间使用局部麻醉。
6. 使用微创手术。
7. 使用目标导向明确的静脉输液。
8. 限制使用外科引流管和导管。

ERAS 协会发布了成人妇科手术指南，该指南的制订基于妇科手术和其他专科（包括结直肠手术）的成功经验（表 32-1）。ERAS 也已成功应用于小儿外科专业，包括结肠直肠外科、整形外科、耳鼻喉科、泌尿科、儿科和青少年妇科。

表 32-1 围术期管理需要考虑的 ERAS 组成部分	
手术时期	**干预措施**
术前 — 禁食	关于手术预期的具体咨询 禁食建议 • 术前 6h 内禁止摄入固体食物 • 术前 2h 禁止摄入液体 术前 2h 补充含碳水能量的液体
术前 — 镇痛	术前 1 天 • 加巴喷丁 5mg/kg，每日 3 次 手术当天 • 加巴喷丁 15mg/kg，口服，1 次 对乙酰氨基酚 10mg/kg，口服，1 次

（续表）

手术时期		干预措施
术中	镇痛	• 区域麻醉（神经阻滞，即腹横肌阻滞） • 尽量减少阿片类药物 • 酮咯酸
	液体	• 保持液体出入量平衡 • 减少晶体给药 • 增加胶体给药
	镇吐药	地塞米松和（或）昂丹司琼
	引流管	避免导尿管折叠或在结束时取出
	血栓预防	如果有指征，使用气压装置
	抗感染治疗	• 第一代头孢菌素或阿莫西林克拉维酸，如果有指征在手术后 60min 内应用 • 如果失血量＞1500ml，重新给予抗生素 • 皮肤清洁剂：酒精类药物 • 阴道清洁：4% 葡萄糖酸氯己定或聚维酮碘 • 备皮（不要剃毛）
	体温	维持常温
	活动 / 饮食	早期活动和经口摄入饮食
术后	镇痛	计划性的多模式镇痛 • 加巴喷丁 5mg/kg，每日 3 次，口服，3～7 天 • 对乙酰氨基酚 10mg/kg，口服，每 6 小时 1 次 • 布洛芬 10mg/kg，口服，每 6 小时 1 次 • 根据需要使用利多卡因透皮贴剂 • 阿片类药物仅用于剧痛（如羟考酮）
	液体	限制液体注射

ERAS. 术后加速康复

参考文献

[1] Perioperative pathways: Enhanced Recovery after Surgery. ACOG Committee Opinion No. 750. American College of Obstetricians and Gynecologists. Obstet Gynecol. 2018;132(3):e120–e130.

[2] Smith AE, Heiss K, Childress KJ. Enhanced recovery after surgery in pediatric and adolescent gynecology: a pilot study. J Pediatr Adolesc Gynecol. 2020;33(4):403–409. 10.1016/j.jpag.2020.02.001

第 33 章　骨质疏松
Osteoporosis

Kelsey Shnaekel　Kathryn Stambough　著
顾倪浩　译　孙　峰　金富锐　校

一、定义

- 儿童和青少年人群中低骨密度的定义为骨密度的 Z 值 <–2，其标准差需要根据年龄、性别、种族进行调整。

- 值得注意的是，在整个青春期的骨矿获取率存在显著差异，因此成人的骨密度标准值并不适用于诊断儿童和青少年群体。

- 骨密度 Z 值为 –1.9～–1.0 可被定义为骨密度低。

- 20 岁以下患者的骨质疏松症的诊断需要同时符合低骨密度影像学表现及有临床意义的骨折史（即 10 岁前发生 ≥2 个长骨骨折或 19 岁前发生 ≥3 个长骨骨折）。

二、要点

- 青春期是骨量增长的峰值时期，约 40% 的成人骨量在青春期获得。

- 青少年腰椎及股骨颈骨密度的主要预测因素是种族、实际年龄和体重。

- 青春期骨量每增加 10%，就意味着未来骨折风险可能降低 50%。

- 双能 X 线吸收法（dual energy X-ray absorptiometry，DEXA）是评估儿童、青少年的骨密度和骨矿含量的首选方法。

- 骨质疏松、骨密度低与营养不良、慢性疾病、遗传疾病、长期使用皮质激素、早发性卵巢功能不全、癌症、肾病和某些药物使用有关。

三、诊断

（一）病史采集

1. 月经史

停经超过 6 个月与雌激素减少和潜在的骨质流失相关。

2. 药物使用

(1) 抗癫痫药物。

(2) 长期使用甾体激素。

(3) 长期（>2 年）使用长效甲羟孕酮。

3. 既往史

(1) 行动困难（如依赖轮椅）。

(2) 癌症。

(3) 肾病。

(4) 严重哮喘。

(5) 早发性卵巢功能不全。

4. 家族史

(1) 骨质疏松。

(2) 骨折。

（二）体格检查

1. 测量身高、体重、血压、心率：体重明显减轻，与热量不足有关的心动过缓。

2. 寻找雌激素不足的体征（例如，乳房或阴道萎缩）。

四、实验室检查

出现闭经、月经间隔 >90 天、雌激素不足表现。

检测卵泡刺激素、促甲状腺激素、催乳素、雌二醇、25-羟维生素 D。

五、影像学检查

（一）DEXA

DEXA 是检测儿童、青少年骨密度的首选方法。通常检测青少年的腰椎、髋关节，但髋关节检测不适用于儿童。骨密度 Z 值是适用于儿童、青少年人群的参考指标，它将患者骨量与相同的年龄、性别和种族的人群骨量进行比较。骨密度 T 值在儿童、青少年人群中并不适用，因为儿童、青少年尚未达到骨密度峰值。DEXA 的误区：仅提供以 g/cm² 为单位的骨骼二维测量值，不提供有关骨深度的信息；可能有助于鉴别患者是否可能出现青春期延迟。首先检查骨龄，然后根据骨龄与实际年龄调整 DEXA。

（二）定量 CT 检测和外周定量 CT 检测

是评估骨密度的新方法，通过以 g/cm³ 为单位量化真实体积骨密度，提供三维成像，从而避免骨骼大小对测量的影响。主要用于研究，临床上未广泛使用。

六、诊断

对于 20 岁以下的个体，骨质疏松的诊断需要同时兼具影像学标准和具有临床意义的骨折史。

影像学检查符合低骨密度影像。

有临床意义的骨折史定义为以下一项或多项。

1. 10 岁前发生 2 次或以上长骨骨折

2. 19 岁以下任何年龄发生 3 处或更多长骨骨折

3. 1 处或多处椎体压缩性骨折

骨密度低被定义为骨密度的 Z 值<-2，其标准差需要根据年龄、性别、种族进行调整；骨密度 Z 值为 -1.9～-1.0 可被定义为骨密度偏低。

注意：暂无根据儿童、青少年骨密度 Z 值建立的骨折阈值。

七、治疗

1. 儿科内分泌就诊

可以考虑由遗传学家和其他专家参与以治疗并发症、改善骨骼健康为目的的多学科联合诊疗。

2. 补充钙（1300mg/d）、维生素 D（600U/d）

(1) 适当负重运动。

(2) 双膦酸盐疗法用于难以补充钙质的严重病例（如成骨不全）、并发症的管理，不作为其他健康的低骨密度儿童的一线用药。儿童人群中目前不能确定最佳的双膦酸盐剂量、频率和持续治疗时间。

(3) 不良反应包括低钙血症、肌肉骨骼痛、胃肠道不适、截骨术后延迟愈合、双膦酸盐诱导的骨硬化症、骨骼模型缺陷和致畸作用。

成人有非典型颌骨骨折、骨坏死的报道，但儿童、青少年尚未报道这些不良反应。

没有关于儿童、青少年使用双膦酸盐疗法对未来妊娠、胎儿影响的长期研究。

对于患有早发性卵巢功能不全的青少年，雌激素替代疗法与骨密度的改善息息相关。

(4) 经皮 17β-雌二醇 0.1mg 连续使用、微粒化黄体酮后半周期添加的序贯治疗是首选方案，因为这种方法已被证明可显著提高骨密度 Z 值。

(5) 激素避孕和对骨骼健康的影响：不建议以增加骨量的目的使用，该疗法不会增加骨密度。长效可逆避孕措施不影响峰值骨量获取，应被视为低骨密度、骨质疏松患者的一线避孕药。口服避孕药的使用与骨折风险增加无关：考虑使用至少含有 30μg 炔雌醇的口服避孕药，因为较低雌激素剂量不足以支持峰值骨量需求。

目前认为避孕贴、阴道环不会对成年女性的骨骼健康产生不利影响，但青少年的相关数据有限。

(6) 长效甲羟孕酮可以降低骨密度。

① 连续用药物未超过 2 年，其降低骨密度的效应是可逆的。

② 连续使用药物超过 2 年，其降低骨密度的效应将不可逆。

③ 若青少年倾向于本药物避孕，则不能因为其对骨密度的影响而放弃该避孕方法，因为预防意外妊娠的受益仍远大于骨密度风险。

④ 不建议仅因使用长效甲羟孕酮就对青少年进行常规 DEXA 评估。

⑤ 对于罹患骨质疏松或低骨密度的个体，应考虑尽可能避免使用长效甲羟孕酮，以免加剧潜在的骨质流失。

八、随访

初始 DEXA 可作为基线用于将来对照，连续监测 DEXA。

每隔 12 个月复查 1 次以检测有意义的变化。

两次检查最小间隔应不少于 6 个月。

九、预防

识别风险因素，如慢性疾病状态、药物使用、营养不良、家族骨折史和早发性卵巢功能不全。纠正高危因素，并优化不可纠正的高危因素。

十、建议

纠正高危因素

1. 优化营养状况，包括保持健康的体重和摄入推荐（剂量）的钙和维生素 D。

2. 参加适当的负重运动。

3. 避免吸烟、饮酒。

4. 限制碳酸饮料（包括苏打水）。

参考文献

[1] Cromer, BA, Binkovtiz L, Ziegler J, Harvey R, Debanne SM. Reference values for bone mineral density in 12–to–18–year–old girls categorized by weight, race and age. Pediatr Radiol. 2004 Oct; 34(10):787–792.

[2] Golden, NH. Bones and birth control in adolescent girls. J Pediatr Adolesc Gynecol. 2020 Jun; 33(3):249–254.

[3] Golden, NH and Abrams, SA. Optimizing bone health in children and adolescents. Pediatrics. 2014 Oct; 134(4):e1229–e1243.

[4] Steffey, CL. Pediatric osteoporosis. Pediatr Rev. 2019; 40(5): 259–261.

第34章 卵巢囊肿
Ovarian Cysts

Dana Elborno　Sari Kives　S. Paige Hertweck　著

李国静　译　孙　峰　狄　文　校

一、要点

- 最常见的是生理性囊肿（即正常卵泡生长发育的结果）。
- 从超声检查的角度来看，单纯性卵巢囊肿发生恶变等并发症的概率很低。
- 卵巢囊肿在月经初潮前和青春期的女孩中很常见。
- ＜20mm 的囊肿被认为是生理性的，不需要随访。
- 大多数生理性囊肿（单纯性和复杂性）在不治疗的情况下常在 6 个月内可自行消退。
- 新生儿、青春期前和青少年女性卵巢囊肿的现代化管理主要基于保守治疗和密切观察。
- 手术干预适用于急性症状、实体或复杂性肿块，以及未消退的大肿块（＞5cm）。

二、胎儿卵巢囊肿

产前超声可以诊断子宫 - 卵巢囊肿，若不做产前超声检查则不会被发现。高达 98% 的女性胎儿在 28～32 孕周可被超声检测到有小生理性囊肿。

在胎儿中，卵巢的卵泡刺激是母体雌激素、胎盘人绒毛膜促性腺激素和胎儿促性腺激素刺激的结果。

复杂性囊肿在超声上有回声表现，可能包含隔膜、充满碎片的液面或血凝块，通常代表新生儿囊肿蒂扭转或出血。

恶性肿瘤在新生儿 / 胎儿中极为罕见。

（一）女性胎儿 / 新生儿囊性肿块的鉴别诊断

1. 胃肠病学

(1) 肠重复畸形。

(2) 肠梗阻。

(3) 囊性胎粪性腹膜炎。

(4) 大网膜囊肿。

(5) 肠系膜囊肿。

(6) 胆总管囊肿。

2. 妇科学

(1) 子宫阴道积水。

(2) 卵巢囊肿。

3. 泌尿科学

(1) 脐尿管囊肿。

(2) 肾盂积水。

(3) 肾囊肿。

(4) 膀胱扩张。

（二）并发症

最常见的并发症是产前扭转 ± 自发破裂（发生率为 25%～54%）。尺寸的快速增加和特征从简单到复杂的变化暗示着扭转。如果超过 5cm 更常见，如果大小随位置改变而减小，怀疑为自发破裂。极少数情况下，肿块可导致胃肠道 / 泌尿生殖道压迫 ± 羊水过多。

（三）产前管理

1. 观察

囊肿在新生儿期的分辨率高。

产前发生并发症的风险低。

2. 无指征进行产前抽吸。

3. 将治疗推迟到新生儿期。

4. 允许自然阴道分娩。无证据支持需要阴道助产或剖宫产。

三、新生儿卵巢囊肿

通常是单侧的，也可能是单纯性 / 复杂性。

复杂性囊肿的特征有：液体 – 碎片水平、固缩凝块、分隔有 / 没有内部回声。

复杂性卵巢囊肿：通常表现为子宫 / 新生儿扭转 ± 自发破裂或出血。

鉴别诊断与胎儿囊肿相同（见上文）。

简单性和复杂性囊肿均在出生后 4 个月内消退。

发生恶性肿瘤的风险基本上不存在，因此肿瘤标志物并不是常规评估项目。

（一）并发症

1. 卵巢扭转 ± 自发破裂和坏死。

2. 肿块导致胃肠道 / 泌尿生殖道梗阻或呼吸窘迫。

3. 腹股沟疝嵌顿。

（二）管理

1. 每 4～6 周做 1 次超声检查。

2. 教育护理人员了解急性扭转的症状。

(1) 急性腹痛。

(2) 恶心 / 呕吐。

(3) 发热。

3. 经皮穿刺：大囊肿（＞5cm）可考虑进行。

4. 手术指征。

(1) 抽吸后囊肿复发。

(2) 4～6 个月内未消退的复杂附件肿块（如果自发破裂，可能需要 1 年才能消退）。

(3) 急性腹部症状。

5. 手术方式：腹腔镜下卵巢囊肿切除术。

四、儿童卵巢囊肿

由于促性腺激素和性激素水平低，卵巢囊肿在这个年龄段最不常见。

小囊肿（＜9mm）在 6 个月内消退，10% 的＞9mm 囊肿持续 6 个月以上。

可能与性早熟有关，自主功能性卵巢囊肿（如 McCune-Albright 综合征或甲状腺功能减退）或促性腺激素所致（见"第 44 章 青春期"）。这个年龄段中大多数单纯和复杂的肿块都会消退，即使＞5cm。

大多数未消退的实性肿块或单纯 / 复杂肿块是成熟囊性畸胎瘤。约 10% 的病例可能为恶性肿瘤，以生殖细胞肿瘤最常见。

（一）表现

1. 无症状肿块。

2. 腹围增加。

3. 急性腹痛伴恶心、呕吐、发热（考虑扭转）。

4. 性早熟的征象：乳房发育，阴道分泌物或出血。

（二）评估

1. 体格检查

排除性早熟。

(1) 身高曲线增加。

(2) 乳房发育。

(3) 处女膜有雌性化的征象。

(4) 阴道出血。

2. 超声

有关恶性肿瘤的超声特征，见图 45-5、图 45-6；以及第 35 章卵巢肿物以进一步评估。

（三）管理

1. 根据大小、症状和超声显示成分。

(1) 小，单纯性囊肿（＜2cm）：正常所见，不需要干预。

(2) 不止一个小囊肿：如果与早熟有关，见"第 44 章 青春期"。

(3) 如果囊肿＞2cm：每 4～8 周用超声监测 1 次，有可能消退。

2. 手术指征

(1) 有急性症状或怀疑扭转。

(2) 实性或复杂肿块（见"第 35 章 卵巢肿物"）。

(3) 囊肿（＞4cm）在数个月后仍未消退。

3. 手术方式

腹腔镜下卵巢囊肿切除术是金标准。

五、青少年卵巢囊肿

（一）临床表现

1. 无症状：12% 的 10—19 岁患者通过超声偶然发现了无症状囊肿。

2. 月经失调。

3. 腹腔 / 盆腔疼痛。

4. 尿频。

5. 便秘。

6. 腹围增加。

（二）卵巢囊肿的鉴别诊断

1. 功能性囊肿

(1) 卵泡囊肿。

(2) 黄体囊肿。

(3) 出血性囊肿。

(4) 卵巢子宫内膜异位囊肿。

(5) 输卵管卵巢脓肿。

2. 良性卵巢肿瘤

(1) 皮样囊肿是这个年龄段最常见的肿瘤。

(2) 上皮囊腺瘤。

3. 恶性（见"第 35 章 卵巢肿物"）

其他类似卵巢囊肿的病理类型。

(1) 输卵管病变

① 输卵管积水。

② 输卵管积脓。

③ 输卵管旁囊肿。

④ 异位妊娠。

⑤ 输卵管扭转。

(2) 梗阻性生殖器病变

① 处女膜闭锁。

② 无交通子宫角。

③ 米勒管残余。

④ 腹膜囊肿。

⑤ 阑尾周围脓肿。

（三）评估

1. 病史

(1) 月经史：进行性痛经可能提示先天性梗阻性病变。

(2) 肥胖和高雄激素血症与输卵管旁囊肿的存在相关：来源于女性体内中肾管残余的刺激，可能是激素敏感。

(3) 保密性生活史：可能提示感染过程（即输卵管 - 卵巢脓肿）。

2. 体格检查

(1) 腹部检查——腹部压痛。

(2) 考虑对性活跃患者进行盆腔检查。

3. 实验室检查

(1) 人绒毛膜促性腺激素（hCG）。

(2) 如果怀疑输卵管卵巢脓肿：全血细胞计数 / 性传播疾病检测。

(3) 如果怀疑恶性，行肿瘤指标检测（见"第 35 章 卵巢肿物"）。

(4) 最近的研究表明，成熟的皮样囊肿与非生殖卵巢细胞肿瘤共存。

检测疑似成熟皮样囊肿的肿瘤标志物。

4. 影像学检查

（见"第 45 章 妇产科疾病的放射学检查"）

超声：评估卵巢囊肿 / 肿块的一种方式。

超声影像的特点如下。

(1) 卵泡（图 45-1）

① 正常卵泡：单房，无回声。

② 黄体：厚度≤3cm 的厚壁囊肿可能有细锯齿状内边缘、内部回声和强烈的外周彩色多普勒血流。

③ 低回声区周围伴有血流。

(2) 出血性囊肿（图 45-3）

① 代表纤维蛋白链的细交叉线的网状回声（图 34-1）。

② 可能有固缩的凝块：无血管回声成分，边

缘有棱角或凹陷。

(3) 皮样囊肿（图 34-2 和图 45-3）

① 通常＜10cm。

② 液体具有高回声线和"点和线"现象。

③ 可见漂浮的回声球形结构。

④ 通常有高回声成分与声学阴影。

(4) 子宫内膜异位囊肿（图 45-3）：通常具有均匀的低回声，无内部血流。

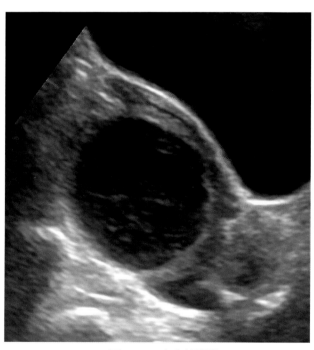

▲ 图 34-1 出血性囊肿

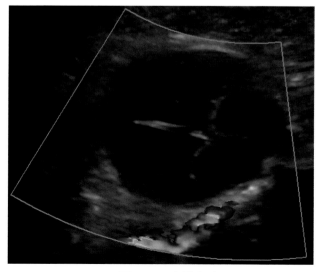

▲ 图 34-2 皮样囊肿

(5) 卵巢外囊肿（图 45-3）

① 输卵管旁囊肿：通常为单房，壁薄光滑 ± 强化，无强化实体组织。当施加压力时，可产生质量效应并与卵巢分离。可能会引起输卵管和（或）卵巢扭转，如果扭转，输卵管可能表现为实性非增强组织。几乎可以肯定是良性的（O-RADS 2）。

② 腹膜囊肿：沿着邻近盆腔器官的轮廓，不产生质量效应，通常有分隔，卵巢位于病变边缘或悬挂在病变内。

③ 输卵管积水：分隔不完全，呈管状。

输卵管内皱襞：液体内壁周围的短圆形突起。"齿轮"样的远端管状结构。

超声工具如下。

(1) 超声形态指数（morphology index，MI）（表 34-1）是将超声的发现与肿瘤组织学联系起来的工具。7～10 分考虑恶性肿瘤。

(2) 卵巢月牙征（ovarian crescent sign，OCS）（图 34-3）是一种用于评估卵巢肿瘤的新超声工具。可能表明囊肿周围有正常卵巢组织，有助于排除侵袭性卵巢恶性肿瘤。可出现在交界性恶性肿瘤和卵巢转移的病例中，96% 为良性肿块，3% 为显微恶性肿块。

当与 MI 联合使用时，在 19 岁卵巢肿瘤 / 扭转患者中，伴有紧急或非紧急表现的 OCS 被认为是一种非常准确的评估工具：在一组 1236 例 MI 为 4 分或更低的无症状卵巢肿块患者中，未发现恶性肿瘤。

(3) CT 扫描：使图像更清晰，有助于区分外科腹部的胃肠道疾病。

(4) MRI：良性病变很少采用 MRI 检查。

（四）管理

1. 功能性囊肿（卵泡，黄体，出血性）

(1) ＜5cm，扭转的可能性降低——观察，未来不需要治疗。

(2) ＞5cm，也可以自行消退。可以考虑在最初诊断时进行手术，或者在两个周期内重复成像，如果持续存在就进行手术。首次超声检查后平均

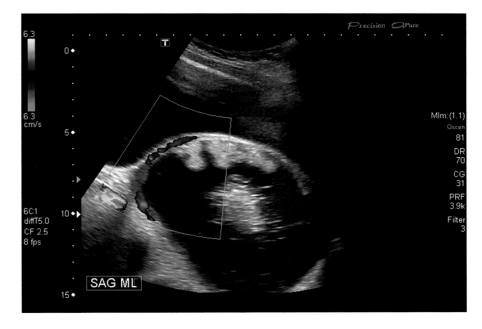

◀ 图 34-3　卵巢月牙征
经许可转载，引自 Allen L, et al.
2E, OR Stankovic ZB, Sedlecky
K, Savic D, et al. J Pediatr Adolesc
Gynecol. 2017; 30:405-412.

	表 34-1　形态指数（MI）组成	
结构评分	0 分	壁光滑，透亮
	1 分	壁光滑，弥漫回声
	2 分	壁增厚（＜3mm），细隔膜
	3 分	乳头状突起（≥3mm）
	4 分	复杂，以实性为主
	5 分	复杂、实性和囊性区域，并有瘤外液体
体积评分 [a]	0 分	＜10cm³
	1 分	10～50cm³
	2 分	＞50～100cm³
	3 分	＞100～200cm³
	4 分	＞200～500cm³
	5 分	＞500cm³

a. 使用长椭球公式计算（L × H × W × 0.523）
结构评分 + 体积评分＞7 分在女孩和青少年中令人担忧
经许可转载，引自 Stankovic ZB, et al. J Pediatr Adol Gynecol.
2017; 30:409.

6 个月内开始消退。

（3）＞10cm，则主张手术干预。

持续性单纯囊肿更可能是良性上皮肿瘤，如浆液性或黏液性囊腺瘤。口服避孕药不能加速当前囊肿的消退，但可以预防新发囊肿。

2. 皮样囊肿（良性或成熟畸胎瘤）

（1）不能自发消退，即使很小也需要监测。

（2）良性、缓慢的生长速度，如果无症状，可以定期随访。

（3）如果有症状，＞5cm 或每年生长速度＞2cm，由于扭转或破裂风险增加，则进行手术。

（4）少数病例含有功能性甲状腺组织，即卵巢甲状腺肿。

（5）少数病例可能与抗 NMDA 受体脑炎相关。

（6）恶性转化极为罕见，但已有良性畸胎瘤与非卵巢生殖细胞肿瘤灶并存的报道。

（7）术后 1 年内复发的风险约为 10%——1 年内通过超声进行监测。

3. 输卵管旁囊肿

不是生理性的，因此不会自发退化。可能与高雄激素血症有关。

如果囊肿<5cm，则考虑期待疗法；如果囊肿>6cm，则进行手术干预。

采取措施预防扭转。对症状较轻的孤立性输卵管扭转有较高的预测价值。几乎可以肯定是良性的。

4. 手术原则

(1) 腹腔镜下囊肿切除术是首选手术。

(2) 根据病变的大小或患者的并发症，可能剖腹手术是更有利的。

① 获取腹腔液进行细胞学检查。

② 检查并记录网膜、腹膜表面和对侧卵巢的检查结果。

(3) 腹腔镜检查时囊肿破裂常见，尤其是大囊肿。

皮样囊肿切除术发生率为 15%～100%，不排除腹腔镜手术。发生化学性腹膜炎的风险<1%。如果发生破裂，建议彻底清除囊肿内容物并用大量生理盐水进行腹腔灌洗。

参 考 文 献

[1] Andreotti RF, Timmerman D, Strachowski LM, et al. O-RADS US risk stratification and management system: a consensus guideline from the ACR Ovarian-Adnexal Reporting and Data System Committee. Radiology. 2020; 294:168–185.

[2] Anthony EY, Caserta MP, Singh J, et al. Adnexal masses in female pediatric patients. Am J Roentgenol. 2012; 198:W426–W431.

[3] Aydin BK, et al. Evaluation and treatment results of ovarian cysts in childhood and adolescence: a multicenter, retrospective study of 100 patients. J Pediatr Adolesc Gynecol. 2017; 30(4):449–455. doi:10.1016/j. jpag.2017.01.011.

[4] Ben-Ami I, et al. Long-term follow-up of children with ovarian cysts diagnosed prenatally. Prenat Diagn. 2010 Apr; 30(4):342–347. doi:10.1002/pd.2470.

[5] Billmire D, Dicken B, Rescorla F, et al. Imaging appearance of nongerminoma pediatric ovarian germ cell tumors does not discriminate benign from malignant histology. J Pediatr Adolesc Gynecol. 2021; 34:383–386.

[6] Multani J, Kives S. Dermoid cysts in adolescents. Curr Opin Obstet Gynecol. 2015 Oct; 27(5):315–319. doi:10.1097/GCO.0000000000000206.

[7] Papic JC, et al. Management of neonatal ovarian cysts and its effect on ovarian preservation. J Pediatr Surg. 2014. Jun; 49(6):990–994. doi:10.1016/j.jpedsurg.2014.01.040.

[8] Pienkowski C, et al. Ovariancysts in prepubertal girls. Pediatr Adolesc Gynecol Endocr Dev. 2012; 101–111. doi:10.1159/000326627.

[9] Schallert EK, et al. Physiologic ovarian cysts versus other ovarian and adnexal pathologic changes in the preadolescent and adolescent population: US and surgical follow-up. Radiology. 2019; 292(1):172–178. doi:10.1148/radiol.2019182563.

[10] Stankovic ZB, Djukic MK, Savic D, et al. Pre-operative differentiation of pediatric ovarian tumors: morphological scoring system and tumor markers. J Pediatr Endocrinol Metab. 2006; 19:1231–1238.

[11] Stankovic ZB, Sedlecky K, Savic D, et al. Ovarian preservation from tumors and torsions in girls: prospective diagnostic study. J Pediatr Adolesc Gynecol. 2017; 30:405–412.

第 35 章　卵巢肿物
Ovarian Masses

Dana Elborno　Sari Kives　S. Paige Hertweck　著

陈　澜　译　张　平　狄　文　校

一、要点

• 小儿及青少年妇科（pediatric and adolescent gynecology，PAG）人群中的大多数卵巢肿块是良性的，只有 10%～20% 是恶性的。儿童和青少年的晚期恶性肿瘤并不常见。一般来说，卵巢恶性肿瘤的生存率很高。

• 恶性肿瘤的风险随着实体瘤的发生而增加。2/3 的实体瘤是生殖细胞瘤，在儿童和青少年的恶性肿瘤中占大多数，与成人不同，上皮性肿瘤是成人最常见的恶性肿瘤，无性细胞瘤是最常见的恶性生殖细胞肿瘤；其余 1/3 是性索间质肿瘤或上皮细胞肿瘤。

• 儿童肿瘤学组的分期（children's oncology group staging，COG）是针对该人群修改后的 FIGO 分期系统，考虑到了腹腔冲洗液阳性人群复发风险增高。

• 性索间质肿瘤通常具有激素活性，可表现为性早熟、男性化或功能失调性出血。

二、鉴别诊断

卵巢肿瘤的分类（表 35-1 和图 35-1）

1. 生殖细胞肿瘤

(1) 良性

① 性腺母细胞瘤。

② 胚胎起源：成熟的畸胎瘤（皮样囊肿）和多胚胎瘤。

(2) 恶性

① 胚胎分化：胚胎性癌。

② 胚胎体细胞起源：未成熟畸胎瘤。

③ 胚胎外起源：内胚层窦瘤（卵黄囊肿瘤）和绒毛膜癌。

④ 多能生发状态：无性细胞瘤。

2. 性索间质瘤

(1) 良性

① 卵泡膜细胞瘤 / 纤维瘤

② 硬化性间质瘤

③ 两性母细胞瘤

④ 环管状性索肿瘤

(2) 恶性

① 颗粒细胞瘤（成人和青少年型）

② 支持 – 间质细胞瘤

③ 两性母细胞瘤

④ 环管状性索肿瘤

3. 上皮肿瘤

浆液性、黏液性、子宫内膜样、透明细胞、移行性或各类型混合。分为良性、交界性和恶性。

4. 其他肿瘤

(1) 神经母细胞瘤。

(2) 肾母细胞瘤。

(3) 横纹肌肉瘤。

(4) 淋巴瘤 / 白血病。

三、诊断

（一）临床表现

最常见的无症状，但可能表现为：腹痛、腹围增大、性早熟、男性化和功能性子宫出血。

表 35-1 卵巢肿瘤标志物

		CA125	HE4	AFP	hCG	INH	E₂	TT	17-KS	Gn	MIS
生殖细胞肿瘤	无性细胞瘤	-/↑			-/↑	-/↑	↑/-				
	卵黄囊瘤（内胚层窦瘤）	-/↑		↑↑						↑	
	绒毛膜癌	-/↑		↑↑	↑		↑/-				
	胚胎性癌	-/↑		↑/-	↑/-		↑/-				
	未成熟畸胎瘤	-/↑		↑/-	↑/-		↑/-				
	混合生殖细胞瘤	-/↑		↑/-	↑/-		-/↑				
上皮间质瘤	浆液性癌	↑↑	↑↑								
	黏液性癌	↑	↑			↑↑					
	子宫内膜样癌	↑↑	↑↑			↑					
性索间质肿瘤	颗粒细胞瘤	-/↑	↑			↑↑	↑			→	↑↑
	幼年型颗粒细胞瘤	-/↑	↑			↑↑	-/↑^	-/↑^		→	↑↑
	卵泡膜细胞瘤/纤维瘤	-/↑				↑	↑	-/↑^			
	支持间质细胞瘤	-/↑		-/↑^		↑	-/↑^	-/↑^	-/↑^	→	↑
	环管状性索肿瘤	-/↑					↑	↑↑	↑↑		↑↑
	类固醇细胞瘤	-/↑					-/↑↑	↑↑	↑	→	
其他卵巢肿瘤	性腺母细胞瘤	-/↑					-/↑↑	↑		→	↑

肿瘤标志物可帮助诊断、监测治疗反应并检测复发和（或）进展。在任何卵巢肿瘤中，CA125 水平可能略有升高。HE4 是一种新的肿瘤标志物，与 CA125 相比，具有较高的灵敏度和特异度。乳酸脱氢酶（LDH）水平可用于生殖细胞肿瘤的分期和风险评估

AFP. 甲胎蛋白；CA125. 癌胚抗原 125；E₂. 雌二醇；Gn. 促性腺激素；hCG. 人绒毛膜促性腺激素；HE4. 人附睾蛋白 4；INH. 抑制素；MIS. 米勒管抑制物；TT. 睾酮；17-KS. 尿 17- 酮留体

引自 Dr. Robert Debski, Assistant Professor of Pediatrics and Pathology, University of Louisville, and Dr. Mary Fallat, Professor of Surgery, University of Louisville and Chief of Surgery for Norton Children's Hospital, Louisville, KY, USA.

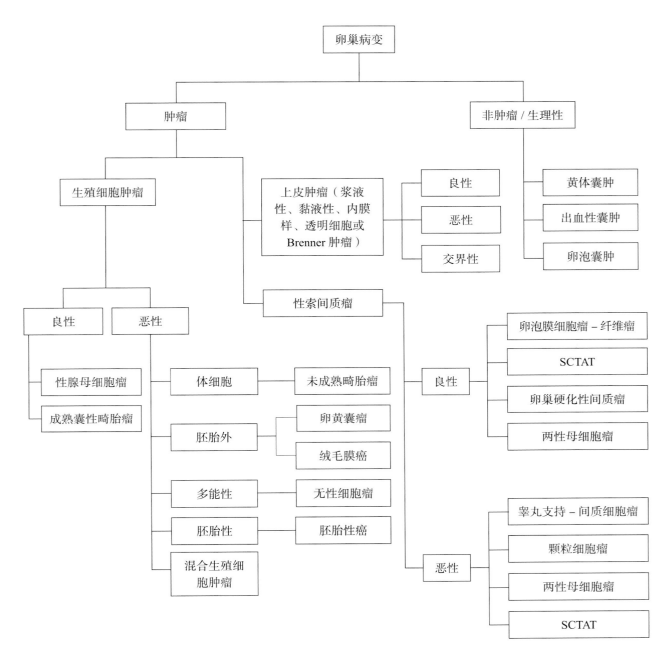

▲ 图 35-1 卵巢病变的分类
SCTAT. 环管状性索肿瘤

注意：临床症状不是术前恶性肿瘤风险的准确指标。

（二）病史

1. 胃肠道 / 泌尿系统症状。

2. 青春期发育开始

(1) 性早熟（＜8 岁）。

(2) 性发育不良。

① 多毛症。

② 痤疮。

③ 男性化。

3. 月经 / 性生活史

4. 家族史

(1) 子宫内膜异位症。

（2）炎症性肠病。

（3）卵巢肿瘤。

① 既往腹部 / 盆腔手术史。

② 既往盆腔感染。

（三）体格检查

1. 生命体征：一般情况 / 青春期发育。

2. 腹部体格检查。

（1）评估压痛区域 / 腹膜炎症状。

（2）肿块性质（固定、移动、规则与不规则及大小）。

3. 盆腔体格检查：外生殖器（评估青春期发育，是否符合年龄）。

（四）影像学检查

（见"第 45 章　妇产科疾病的放射学检查"）。

超声：经腹超声而不是阴超是确定肿块大小和特征（简单、复杂、实体、双侧等）的首选影像学方式。

一般而言，与恶性肿瘤相关的超声特征如下。

1. 多房囊肿。

（1）≥10cm 光滑内壁。

（2）任何大小，光滑内壁，血流评分 =4 分。

（3）任何大小、不规则内壁和（或）不规则间隔，任何血流评分。

2. 多房或单房囊肿中的任何实性成分。

3. 腹水和（或）腹膜结节。

4. 血流量增加。

MRI：如有以上任何 1 项与恶性肿瘤相关的超声特征，则推荐进行检测。

进一步描述肿块 / 肝脏 / 淋巴受累，有助于术前风险分层，并确定恶性肿瘤的范围。

（五）其他检查

肿瘤指标如下。

1. 甲胎蛋白（alpha-fetoprotein，AFP）

（1）内胚层窦瘤（卵黄囊瘤）。

（2）混合生殖细胞肿瘤。

（3）未成熟畸胎瘤。

注意：AFP 作为正常胎儿抗原，可升高至妊娠 8 月。

2. 乳酸脱氢酶（lactate dehydrogenase，LDH）：无性细胞瘤。

3. 人绒毛膜促性腺激素

（1）无性细胞瘤。

（2）绒癌。

（3）胚胎卵巢癌。

4. 癌胚抗原（carcinoembryonic antigen，CEA）：上皮性卵巢癌。

5. 抑制素 B：颗粒细胞瘤。

6. 米勒管抑制物（Müllerian inhibiting substance，MIS）：颗粒细胞瘤。

7. CA125：上皮性卵巢癌的非特异性标志物，可随着许多其他腹腔内过程（例如，子宫内膜异位症、盆腔炎、炎症性肠病等）而增加。

8. 染色体核型：考虑生殖细胞瘤。

注意：雌二醇 / 睾酮 /DHEA-S 和雄烯二酮有助于评估可疑性索间质瘤。

四、管理

（一）恶性肿瘤风险分层是评估的关键组成部分

1. 使用上述肿瘤标志物。

2. 影像学检查（见"第 45 章　妇产科疾病的放射学检查"）。

3. 有用的风险分层工具

（1）形态指数（见"第 34 章　卵巢囊肿"）。

（2）卵巢新月征（见"第 34 章　卵巢囊肿"）。

（3）O-RADS 系统。

（二）疑似生殖细胞肿瘤（germ cell tumor，GCT）恶性肿瘤的手术分期

1. 比上皮恶性肿瘤的范围小。

2. 具体如下。

（1）在进入腹腔时收集腹水或腹腔冲洗液。

（2）活检或切除任何腹膜表面结节。

（3）评估和触诊腹膜后任何坚硬或增大的淋巴结。

(4) 对坚硬或增大的淋巴结采样。

(5) 检查和触诊网膜，去除任何粘连或异常区域。

(6) 检查和触摸对侧卵巢，活检任何异常区域。

(7) 完全切除含肿瘤的卵巢，如果肿瘤不涉及输卵管，则保留输卵管。

（一）治疗取决于恶性肿瘤的风险

1. 低风险（O-RADS 2 影像学结果，即单纯囊肿、出血或皮样囊肿）。

手术干预：腹腔镜 / 剖腹手术卵巢囊肿切除术

2. 中等风险（O-RADS 3 或 4 影像学结果，即模棱两可的影像学检查结果：囊性＞实性成分、复合囊肿＞8cm；肿瘤标志物阴性 / 术前 MRI 检查无卵巢外病变）。

(1) 术前咨询肿瘤科和小儿外科。

(2) 微创腹腔镜与开腹囊肿切除术。

与患者和父母讨论冷冻切片的选择和限制。可能需要第二次手术。

3. 高风险（O-RADS 5 影像学结果，即不规则多房性实体瘤、乳头状结构、实体成分＞囊性成分、血流信号增加、肿瘤标志物升高、MRI 显示增大的淋巴结或卵巢外疾病的证据）。

术前咨询小儿外科和（或）肿瘤科

手术根据 FIGO 或 COG 分类进行分期。

应特别注意 FIGO 1c 期或 COG Ⅲ 期患者的描述。

术前和术中囊肿破裂均符合此阶段的描述，但破裂漏液细节和细胞学结果可能具有重要的治疗意义。

COG 分期标准：表 35-2。

（二）一般管理原则

1. 联合妇科 / 小儿肿瘤学 / 小儿外科治疗所有恶性肿瘤。

2. Ⅰ 期 GCT 恶性肿瘤通常通过手术切除和积极随访，复发率高达 30%，所有病例均发生在初次手术后 1 年内，90% 成功进行补充性化疗。

3. 含铂类方案的辅助化疗通常适用于晚期 GCT 恶性肿瘤。3～4 个周期的 PEB（顺铂、依托泊苷和博来霉素）是一种常见的方案，与成人的 BEP 相比，PEB 降低了博来霉素的使用频率以限制肺毒性。

4. 化疗的不良反应 / 并发症

(1) 博来霉素：肺纤维化

(2) 依托泊苷：急性髓系白血病

(3) 顺铂：周围神经病变和听力损失

注意：POI / 不孕症不是该方案的常见不良反应，约 3% 发生。

（三）一般预后

预后在过去 30 年中得到了极大的改善

治愈率。早期接近 100%，晚期 75%。

（四）肿瘤相关

1. Peutz-Jeghers 综合征

(1) 卵巢性索间质瘤。

(2) 颗粒细胞瘤。

2. *STK11/LKB1* 肿瘤抑制基因突变性索间质瘤 - 环管状性索肿瘤。

3. *DICER 1* 突变

(1) Sertoli-Leydig 细胞瘤（睾丸支持间质细胞瘤）。

(2) 幼年颗粒细胞瘤。

(3) 两性母细胞瘤。

(4) 横纹肌肉瘤。

(5) 也见于肾肿瘤、肺囊肿、其他肉瘤和结节性甲状腺疾病。

4. 性腺发育不全：无性细胞瘤。

（五）特殊生殖细胞肿瘤

1. 无性细胞瘤

恶性 GCT 最常见的亚型，15% 为双侧。

(1) 治疗：手术切除和辅助化疗（除非 IA 期，完整切除，＜10cm 且没有扩散的证据）。

对放疗非常敏感，但很少需要放疗。

(2) 5 年总生存率：Ⅰ 期为 96%，手术切除和铂类药物治疗的晚期为 93.8%。

分　期	疾病范围
表 35-2　卵巢恶性生殖细胞肿瘤分期	
I	• 卵巢肿瘤完整切除，包膜未受侵犯 • 没有部分或完全包膜穿透的证据 • 腹腔细胞学检查未见恶性细胞 • 腹膜表面和网膜无病灶，或者如果外观异常行组织学活检阴性 • 淋巴结在多维成像上短轴都<1.0cm 或活检证明为阴性 〔注意：淋巴结 1～2cm，需要在 4～6 周内进行短间隔随访。如果淋巴结在 4～6 周（1～2cm）时没有变化，请考虑活检或转移到化疗组。如果变大，转到化疗组〕
II	• 卵巢肿瘤完全切除，但术前活检，肿瘤包膜受侵犯，或者在组织学上存在部分或完全包膜穿透 • 腹腔镜切除>10cm 的肿瘤 • 将肿瘤分碎取出，因此无法评估肿瘤的浸润程度 • 腹膜细胞学活检未见恶性细胞 • 淋巴结、腹膜表面和网膜在手术记录中记录为无病灶，如果外观异常，则活检证明阴性
III	• 通过多维 CT 检查，淋巴结短轴≥2cm 或 1～2cm，但在 4～6 周时检查未能消退 • 卵巢肿瘤活检或切除，并伴肉眼残留 • 腹腔液细胞学检查恶性细胞阳性，包括未成熟畸胎瘤 • 淋巴结恶性细胞阳性，包括未成熟的畸胎瘤 • 腹膜活检恶性细胞呈阳性，包括未成熟的畸胎瘤
III～X	根据 COG 标准，患者在其他方面属于 I 期或 II 期，但具有以下特征 • 未能收集腹膜细胞学 • 在多维影像学检查中，短轴>1.0cm 的淋巴结活检失败 • 未能对异常腹膜表面或网膜进行活检 • 那些在第一次手术中仅接受卵巢切除术的患者，在第二次手术中延迟完成手术分期
IV	转移至肝实质（肝被膜表面转移归为 III 期）或转移至腹腔外其他脏器（骨、肺、脑）和胸腔积液且细胞学检查阳性

双侧卵巢肿瘤可以是任何分期，只要满足其他分期标准。肿瘤根据分期更高的一侧进行分期

引自 National Cancer Institute, PDQ Cancer Information Studies, CDC, Bethesda 2002.

2. 未成熟畸胎瘤

根据未成熟神经成分从 1 到 3 进行分级。复发最重要的危险因素是分级。3 级肿瘤分期影响复发风险。

可能发生腹膜胶质瘤病，腹膜上具有成熟的神经胶质组织，不会使病理升级。

(1) 治疗

① 完全手术切除，密切监测分期，辅助化疗的作用目前有争议。在儿童和青少年中，辅助化疗似乎不能降低复发风险。

② 第二次手术和挽救性化疗以治疗复发。

(2) 4 年总生存率：如果完全切除，无论分级或是否存在微小卵黄囊肿瘤或 AFP 升高，均为 100%。

3. 内胚窦瘤

内胚窦瘤也被称为卵黄囊瘤，是最具侵袭性的生殖细胞肿瘤。通过腹膜内播种、血管和淋巴管快速传播，可能更常见为晚期疾病。有肝 / 肺 / 中枢神经系统的转移倾向。

(1) 治疗：完全手术切除和分期。

• II～IV 期辅助化疗，如果肿瘤减灭术不可行，可能需要新辅助化疗。

(2) 4 年总生存率为 96%。注意：4 年无复发生存率为 52%。复发治疗后结局良好和存活率高。

4. 胚胎性癌

非常罕见和高度恶性，通常发生在混合性恶性 GCT 的情况下。

β-hCG 与 FSH/LH 共有亚基可能导致性早熟、月经不调。腹膜播散。

5. 绒毛膜癌

罕见于儿童，通常与妊娠有关。非常具有侵袭性，经常作为混合恶性 GCT 的一部分发生。hCG 是监测疗效及复发的良好标志物。非妊娠形式可能累及其他中线结构，预后不良。

（六）非生殖细胞恶性肿瘤

性索间质瘤

1. 病史

获取可能提示 DICER 1 综合征的家族史：结肠息肉、胸膜肺发育不良 / 肺囊肿、肉瘤、甲状腺疾病、儿童早期肺部手术、囊性肾瘤等肾肿瘤。

2. 体格检查

注意 Peutz-Jeghers 综合征症状：黑色素细胞斑疹，尤其是口腔周围。

软骨瘤病 / 奥利尔病的体征——可能与性索间质瘤有关。干骺端软骨的错构瘤性增生，常见于手 / 足。导致长度扭曲生长和病理性骨折。

(1) 幼年颗粒膜细胞瘤：是最常见的性索间质瘤。恶性肿瘤与颗粒细胞数量相关，1/2 分泌雌激素，可能表现为性早熟 / 月经过多。

治疗

① Ⅰ 期——仅通过手术治疗，存活率接近 100%。

② Ⅰ 期——多模式治疗，生存率 80%。

很少复发，复发通常在诊断后 2～3 年内。

(2) Sertoli-Leydig 细胞瘤：少见。

可分泌 17- 羟孕酮、睾酮、雄激素二酮（很少产生雌激素），可能导致高血压。

通常表现为雄激素过多（多毛症、痤疮，闭经，男性化），恶性程度不同。

治疗：手术切除和分期。

如果超过 FIGO Ⅰa 期或 COG Ⅰ 期或有高风险特征（高有丝分裂活性 / 低分化），则建议进行辅助化疗。

（七）上皮性肿瘤

1. 卵巢交界性肿瘤（BOT 低恶性潜能肿瘤）

(1) 通常在病理标本上意外发现，具有恶性卵巢肿瘤的典型细胞学特征（核异型性、高有丝分裂指数、上皮增生），但缺乏肿瘤细胞的基质浸润。更常见于青春期 / 初潮期女孩，罕见于初潮前人群。

术前难以诊断，年龄越大、囊肿越大、具有乳头状或实性成分不规则、腹水、多普勒血流增加需考虑交界性。

CA125 在约 50% 病例中可升高

(2) 治疗

• 如果在病理学上偶然诊断，监测。

接受囊肿切除术而非 USO 的患者的复发率更高，不影响总生存期。

如果术前怀疑，行 LSC 或开放性单侧输卵管卵巢切除术与囊肿切除术。如果是双侧，考虑囊肿切除术。冷冻切片准确性仅为 70%。

黏液性卵巢交界性肿瘤（borderline ovarian tumor，BOT）——建议进行阑尾切除术。

不建议进行淋巴结切除术，除非淋巴结肿大或冷冻病理符合乳头状浆液性 BOT。根据最终病理结果二次手术进行淋巴切除术尚未被证明可以改善结局。

通常在早期诊断，仅通过手术即可治愈复发率为 30%。

以下患者更可能复发：诊断晚期、侵入性腹膜植入物、微毛细血管生长模式。

(3) 随访：相关文献较少。

每 3～6 个月监测 1 次，持续 5 年，然后每年监测 1 次，持续 10～20 年。如果最初升高，则遵循体格检查、影像学检查、肿瘤标志物。

2. 上皮浸润性癌

非常罕见，Ⅰa 期肿瘤以外的患者应与成年女性的处理类似。

参 考 文 献

[1] Childress KJ Patil NM, Muscal JA, et al. Borderline ovarian tumor in the pediatric and adolescent population: a case series and literature review. J Pediatr Adolesc Gynecol. 2018 Feb; 31(1):48–54. www.sciencedirect.com/ science/article/pii/S1083318817304564

[2] Goldberg HR, et al. Impact of introducing an evidence based multidisciplinary algorithm on the management of adnexal masses in the pediatric population. J Pediatr Adolesc Gynecol. 2017; 30(2):268–269. Doi:10.1016/j.jpag.2017.03.017.

[3] Mahajan P, et al. (2020). Gynecologic Cancers in Children and Adolescents. In Emans SJ, Laufer ML, DiVasta (Eds). *Goldstein's Pediatric and Adolescent Gynecology* (7th ed., pp. 556–569), Wolters Kluwer.

[4] Renaud EJ, Somme S, Islam S et al. Ovarian masses in the child and adolescent: An American Pediatric Surgical Association outcomes and evidence-based practice committee systemic review. J Ped Surg. 2019. 54:369–377.

[5] Schultz KAP, Schneider DT, Pashankar F, et al. Management of ovarian and testicular sex cord-stromal tumors in children and adolescents. J Pediatr Hematol Oncol. 2012 May; 34(Suppl 2):S55–63. Doi:10.1097/ mph.0b013e31824e3867.

[6] Shaikh F, et al. Paediatric extracranial germ-cell tumours. Lancet Oncol. 2016; 17(4),e149–e162. Doi:10.1016/ s1470–2045(15)00545–8.

[7] Vaysse C, et al. Ovarian germ cell tumors in children. Management, survival and ovarian prognosis. A report of 75 cases. J Pediatr Surg. 2010; 45(7):1484–1490. Doi:10.1016/j.jpedsurg.2009.11.026.

[8] Von Allmen D and Fallat ME (2012). Ovarian Tumors. In Arnold C et al. (Ed.). *Pediatric Surgery* (7th ed., pp. 529–549), Elsevier Saunders.

第 36 章　卵巢 / 附件扭转
Ovarian/Adnexal Torsion

Dana Elborno　Sari Kives　S. Paige Hertweck　著

李国静　译　　梁　艳　张　平　校

一、定义

由于韧带松弛和（或）存在肿块使附件蒂扭曲，导致流向卵巢的动脉、静脉血和淋巴液受阻，如果未及时诊断治疗，最终可导致卵巢 / 输卵管坏死。通常涉及输卵管和卵巢，但 5% 是孤立性输卵管扭转。

二、要点

- 卵巢 / 附件扭转是外科急症，因为有可能梗死或损害生殖 / 激素水平。如果不治疗，罕见全身感染 / 炎症。
- 及时诊断对于干预和挽救相关组织器官非常重要。
- 最常见的症状是突然发作的间歇性、非放射性腹痛，并伴有恶心和呕吐。
- 经腹超声是首选的影像学检查，手术的决定不应仅基于超声检查结果，多普勒血流的存在与否也并不能协助诊断。
- 腹腔镜复位 ± 囊肿切除术是首选的手术方法。即使卵巢呈蓝黑色的情况下，也应该注意卵巢功能。当卵巢切除不可避免时，如在手术过程中发现严重坏死的卵巢组织破碎，可切除卵巢，否则尽量保存卵巢。恶性肿瘤风险非常低。
- 右侧扭转占多数。
- 大多数病例发现有潜在的囊性或实性肿块。年龄＜5 岁的病例，25% 是自发的，没有肿块的存在。

三、一般表现

卵巢增大，伴或不伴肿块，出现阵发性剧烈腹痛，常伴随有恶心和呕吐，最后出现低热，白细胞计数轻度升高。

四、鉴别诊断

1. 阑尾炎。
2. 肠胃炎——可能会出现相关腹泻或其他有类似症状的家庭成员。
3. 异位妊娠。
4. 盆腔炎——症状发作比扭转更缓慢。
5. 出血性卵巢囊肿。
6. 肾结石——肋椎角压痛较为常见；血尿。

五、诊断

（一）病史

1. 疼痛特征：位置、性质、持续时间（可能会较长 / 较短）、恶心 / 呕吐 / 厌食（常见）。
2. 既往病史：既往扭转、腹部手术、炎症性肠道疾病、隐秘性生活史。

（二）体格检查

1. 生命体征：发热 / 心动过速。
2. 腹部：反跳痛 / 肌紧张，腹胀，仰卧位坐起或足下垂时加重。

孤立性输卵管扭转可表现为较轻的体征

六、实验室检查

在诊断中，没有检查始终对临床决断有帮助（即白细胞增多、脓尿、C 反应蛋白、血沉）。

七、超声检查

卵巢增大，伴或不伴肿块：70% 的月经前期患者在诊断时有卵巢肿块；80% 的月经后期患者在诊断时有卵巢肿块；初潮后女孩无肿块的扭转卵巢中位体积为对侧卵巢的 12 倍，而在初潮后女孩中低至 3 倍。

肿块＞5cm（＜5cm 或体积＜125ml 的可能性很小），单侧卵巢增大伴卵巢水肿，其特征是外周移位的卵泡形成"珍珠串"征——卵巢外周出现多个小卵泡（图 36-1）。由于卵巢和子宫血管向卵巢提供双重血管供应，完全缺乏血流不是诊断的必要条件。有时可以看到"漩涡征"，即血管蒂扭曲。

根据临床表现和超声结果，考虑使用预测工具对患者进行评估，包括月经状况、呕吐、附件体积和附件大小比（表 36-1）。

如果分数＜3 分，扭转的可能性为＜10%，可期待治疗。

八、与扭转有关的肿块

1. 典型的良性囊肿或肿瘤（通常为良性畸胎瘤）。

2. 扭转卵巢肿块的恶性率低于未扭转卵巢肿块。

3. 如果扭转发生在具有可疑恶性特征的肿块中（见"第 35 章 卵巢肿物"）。建议先紧急解除扭转，然后根据术后影像学和肿瘤标志物结果进行常规评估。除非术前已完成恶性肿瘤的相关检查，且高度表明肿块为恶性肿瘤，否则不建议在解除扭转时完成卵巢切除术。

在不完全扭转的情况下，毛细血管流体静压仍然增加，阻碍淋巴引流，引起大面积卵巢水肿。

在未发现扭转的情况下，卵巢可自截、再吸收、钙化或在腹腔内形成固体的复杂肿块。

九、管理

- 1. 如怀疑有扭转，应立即进行手术评估 / 处理。
- 2. 腹腔镜为首选手术方式。

解除扭转并保留输卵管 - 卵巢组织，即使外观呈蓝黑色 / 坏死。外科医生可以根据卵巢的水肿 /

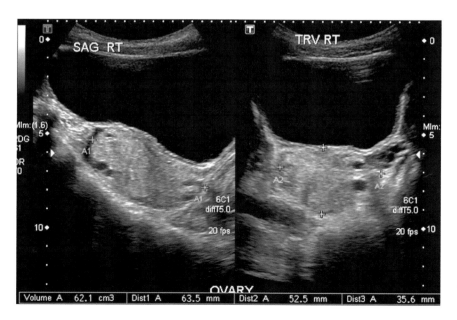

◀ 图 36-1　单侧卵巢增大伴卵巢水肿

经许可转载，引自 Allen L, et al. Adnexal masses in the neonate, child, and adolescent, in Sanfilippo JS, et al., ed., *Sanfilippo's Textbook of Pediatric and Adolescent Gynecology*, CRC Press, 2019.

独立危险因素	值		分　数
	月经前期	月经期	
呕吐	否	否	0 分
	是	是	2 分
附件体积（ml）	<6	>105	0 分
	6～17		1 分
	>17	105 及以上	2 分
附件比例	<1～25	<2	0 分
	1.25～21	2～21	1 分
总分			共 0～6 分

表 36-1　综合评分的生成

经许可转载，引自 Schwartz B, et al. Creation of a compositive score to predict adnexal torsion in children and adolescents. J Pediatr Adolesc Gynecol. 2018; 31(2):132–137.

糟脆程度决定是否进行囊肿切除术，囊肿切除术不会影响未来的卵巢功能。

虽然卵巢解除扭转后进行双瓣切除被认为是一种可能降低卵巢囊内压力、增加动脉灌注的技术，但临床上很少应用。不可吸收线缝合（如 2-0 丝线）的卵巢固定术。

没有证据表明卵巢固定术能降低复发或对侧扭转的发生率 / 没有文献表明它会造成伤害。正常卵巢反复扭转或对侧卵巢缺失的情况时考虑。理论上可能导致卵巢 – 输卵管之间的粘连 / 扭曲。

3. 术后注意事项

(1) 患者可能在 48～72h 缓慢恢复，伴有发热和白细胞计数增加，随着时间的推移白细胞计数下降，而卵巢损伤 / 组织坏死在细胞水平得到纠正。

(2) 如果患者在 72h 内病情恶化 / 没有好转，则需要重复手术，并可能需要切除受影响的附件。

(3) 建议在 4～6 周和 4～6 个月进行超声随访。

参 考 文 献

[1] Adnexal torsion in adolescents. American College of Obstetricians and Gynecologists Committee opinion no 783. Obstet Gynecol. 2019; 134(2):e56–e63. Doi:10.1097/aog.0000000000003373.

[2] Dasgupta R, et al. Ovarian torsion in pediatric and adolescent patients: a systematic review. J Pediatr Surg. 2018. 53(7):1387–1391. Doi:10.1016/j.jpedsurg.2017.10.053.

[3] Kives S. No. 341–diagnosis and management of adnexal torsion in children, adolescents, and adults. J Obstet Gynaecol Can. 2017; 39(2): 82–90.

[4] Lawrence AE, Fallat ME, Hewitt G, et al. Factors associated with torsion in pediatric patients with ovarian masses. J Surg Res. 2021 Jul;

263:110–115.

[5] Murphy DNC, et al. Post-operative ovarian morphology on ultrasound after ovarian torsion-Effect of immediate surgery: A retrospective cohort study. J Pediatr Adolesc Gynecol. 2021 Nov; 4:S1083–3188(21)00332–6. Doi: 10.1016/j.jpag.2021.10.013.

[6] Schwartz B, et al. Creation of a compositive score to predict adnexal torsion in children and adolescents. J Pediatr Adolesc Gynecol. 2018; 31(2):132–137. Doi:10.1016/j.jpag.2017.08.007.

[7] Tasset J, et al. Ovarian torsion in premenarchal girls. J Pediatr Adolesc Gynecol. 2019; 32(3):254–258. Doi:10.1016/j.jpag.2018.10.003.

第37章 盆腔炎性疾病
Pelvic Inflammatory Disease (PID)

Maggie L. Dwiggins 著

张屹立 译　杨叶平 许 泓 校

一、要点

- 女性上生殖道炎症性疾病谱。
- 通常由淋病奈瑟菌或衣原体引起；然而只有约一半被诊断患有盆腔炎（pelvic inflammatory disease，PID）的女性这两项的检测结果呈阳性。
- 其他致病生物包括生殖支原体、阴道加德纳菌、流感嗜血杆菌、肠道革兰阴性杆菌和其他阴道菌群。
- 筛查和治疗淋病和衣原体可降低 PID 风险。

二、诊断

由于症状的变异和不典型，急性感染可能难以诊断。对性活跃的青少年临床诊断具有较高的预测价值，但是没有病史、阳性体征或阳性实验室检查值对诊断是具有高度敏感性或特异性的。必须排除盆腔痛的其他原因（异位妊娠、阑尾炎、卵巢扭转、卵巢囊肿、功能性疼痛）。

最低标准（至少 1 条）

1. 子宫颈举痛（cervical motion tenderness，CMT）。

2. 子宫压痛。

3. 附件区压痛。

附加标准（至少 1 条）

1. 口腔温度＞38.3℃。

2. 子宫颈异常黏液脓性分泌物或宫颈脆性增加。

3. 阴道分泌物湿片出现大量白细胞。

4. 红细胞沉降率（ESR）升高。

5. C 反应蛋白（C-reactive protein，CRP）升高。

6. 淋病奈瑟菌或衣原体检测阳性。

更具体的诊断标准包括子宫内膜活检提示子宫内膜炎、腹腔镜检查发现输卵管炎或腹腔内细菌感染，然而这些诊断标准具有侵袭性，不建议用于治疗轻度症状的患者。

MR 或经阴道超声可显示输卵管增厚或积液或输卵管卵巢脓肿（tubo-ovarian abscess，TOA）。

三、治疗

由于盆腔炎性疾病的病原体多为淋病奈瑟菌、衣原体，以及需氧菌、厌氧菌混合感染，故抗生素的选择应涵盖以上病原体，选择广谱抗生素或联合用药。

（一）住院治疗

1. 可能需要手术干预的急腹症。

2. 输卵管卵巢脓肿。

3. 妊娠状态。

4. 症状严重、恶心、呕吐或口腔温度＞38.3℃。

5. 无法耐受口服抗生素，依从性差。

6. 门诊给予非静脉应用抗生素治疗无效。

注意：没有证据表明，如果仅因年龄原因住院，青少年的预后会有所改善。

（二）输液治疗

1. 每 24 小时静脉滴注 1g 头孢曲松，每 12 小时静脉滴注 100mg 多西环素，每 12 小时静脉滴注 500mg 甲硝唑。或者每 12 小时静脉滴注 2g 头孢替坦，加上每 12 小时静滴 100mg 多西环素。或者每 6 小时静脉滴注 2g 头孢西丁，每 12 小时静脉滴注 100mg 多西环素。

2. 替代疗法：氨苄西林 – 舒巴坦每 6 小时静脉滴注 3g+ 多西环素每 12 小时静脉滴注 100mg 或克林霉素每 8 小时静脉滴注 900mg+ 庆大霉素首次负荷剂量静脉滴注 2mg/kg，然后每 8 小时注射 1.5mg/kg。临床症状改善后持续治疗 24～48h。

3. 口服多西环素 100mg，每日 2 次 + 甲硝唑 500mg，每日 2 次，完成 14 天的治疗。

（三）肌内注射 / 口服治疗

头孢曲松 500mg（如果体重≥150kg 改为 1g）单次肌内注射，加多西环素 100mg，每日 2 次，甲硝唑 500mg，每日 1 次，持续 14 天。或者头孢西丁 2g 单次肌内注射和丙磺舒 1g 单次剂量口服，加多西环素 100mg 每日 2 次口服和甲硝唑 500mg 每日 2 次口服，持续 14 天。

治疗后 72h 内重新评估，以确保临床症状改善；如果没有改善，建议住院和肠外治疗。

注意：如果子宫内具有避孕装置，并且在急性 PID 感染期间处于正确位置，建议继续使用宫内节育器，如果在输液治疗 72h 后临床症状没有改善，则考虑取出宫内节育器。

（四）对于合并输卵管卵巢脓肿

初始治疗与 PID 相同，但还包括：住院至少 24h；如果在治疗 72h 内没有反应，或者在 24h 内病情恶化，则考虑引流；如果脓肿直径＞7cm，考虑引流，有条件的医疗机构，建议在介入下进行引流，创伤最小，首选腹腔镜下引流。

四、随访

1. 在 72h 内重新评估门诊患者症状的改善情况。

2. 建议住院后密切随访。

3. 3 个月后再次评估感染状况。

4. 治疗患者过去 60 天内的所有性伴侣。

5. 1/10 的 PID 患者因输卵管粘连阻塞而不孕；3 次感染后，这一比例增加到近 50%。

6. 输卵管炎症形成的粘连、瘢痕可导致异位妊娠。

7. 即使感染一次 PID 也可能导致慢性盆腔痛。

参考文献

[1] Centers for Disease Control and Prevention. Sexually transmitted diseases treatment guidelines 2021. MMWR Recomm Red. July 23; 2021;70(4).1–192.

[2] Long-Acting reversible contraception: implants and intrauterine devices. American College of Obstetricians and Gynecologists Practice Bulletin No. 186. Obstet Gynecol. 2017 Nov;130(5):e251–e269.

第 38 章 盆腔痛
Pelvic Pain

Amanda French 著

张屹立 译 许 泓 校

一、急性盆腔痛

（一）要点

- 急性盆腔痛的鉴别诊断是非常复杂的（参见"鉴别诊断"，以了解常见诊断的示例，未按特定顺序列出。该列表可能不包括盆腔痛的所有原因）。
- 常见的妇科原因包括感染、卵巢囊肿、子宫内膜异位症、异位妊娠或附件扭转。
- 非妇科来源包括胃肠、泌尿、肌肉骨骼、神经和心理病理学。
- 患者可能合并多种疾病，其中一种可能会加剧另一种的疼痛。

（二）鉴别诊断

1. 妇科

(1) 妊娠状态

① 异位妊娠。

② 先兆流产或流产。

(2) 卵巢

① 囊肿或肿块。

② 扭转。

(3) 输卵管

① 扭转。

② 输卵管积水或肿块。

(4) 宫颈和阴道

① 堵塞。

② 异物。

③ 肿块。

(5) 感染

① 子宫内膜炎。

② 子宫颈炎。

③ 阴道炎和（或）外阴炎。

④ 盆腔炎。

(6) 周期性疼痛

① 排卵痛（Mittleschmerz）。

② 痛经。

③ 子宫内膜异位症和（或）子宫腺肌病。

④ 阻塞性米勒管发育异常。

2. 非妇科

(1) 胃肠道

① 阑尾炎。

② 胃肠炎。

③ 炎症性肠病。

④ Meckel 憩室。

⑤ 肠梗阻。

⑥ 功能性腹痛。

⑦ 便秘。

⑧ 疝气。

⑨ 肠易激综合征。

⑩ 饮食（例如，乳糖 / 面筋不耐受）。

(2) 泌尿外科

① 肾结石。

② 膀胱炎。

③ 肾盂肾炎。

④ 膀胱疼痛综合征。

(3) 肌肉骨骼

① 急性肌肉痉挛（背部、腹壁、盆底、髂腰肌）。

② 创伤。

③ 肿瘤。

④ 骨或关节炎症或感染。

⑤ 触痛点 / 神经压迫。

(4) 神经学

① 神经压迫 / 神经痛。

② 疼痛放大综合征 / 伤害性疼痛 / 其他疼痛障碍。

(5) 心理学

① 焦虑 / 抑郁史。

② 身体或性虐待或创伤。

③ 躯体疼痛。

(6) 全身疾病

① 类风湿关节炎。

② 系统性红斑狼疮。

③ 纤维肌痛。

④ 先天性结缔组织发育不全综合征。

(7) 多种疾病合并

（三）诊断

1. 病史

疼痛何时开始，最后一次月经是什么时候，疼痛发作方式（渐进 / 突然），这种疼痛以前发生过吗，疼痛位置（右侧或左侧、脐周、上象限或下象限、阴道、弥漫性等）；疼痛的性质（剧烈、痉挛、刺痛、持续、间歇性），辐射（背部、小腿和肩部），任何有帮助或没有帮助的药物或治疗（热 / 冷等），缓解 / 加重症状（步行 / 运动 / 休息 / 吃饭 / 排尿 / 排便），伴随症状（恶心、呕吐、发热、排尿困难，最后一次排便是什么时候？腹泻 / 便秘吗）。

(1) 妇科病史

① 初潮开始，与初潮相关的疼痛。

② 月经史（上一次月经、月经过多、痛经）。

③ 性活动。

④ 避孕史。

⑤ 患者是否妊娠。

⑥ 阴道分泌物。

⑦ 攻击、虐待或创伤史。

⑧ 性传播感染史（STI）。

(2) 病史线索

① 排卵性疼痛：排卵时典型的隐痛，持续数分钟至数小时（可使用非甾体抗炎药或避孕药治疗）。

② 痛经：与月经相关的周期性疼痛，可能伴有恶心、呕吐、腹泻或便秘。

③ 扭转：突然出现剧烈疼痛，通常伴有恶心和（或）呕吐。

④ 肌肉骨骼：运动时疼痛加剧，休息时疼痛减轻，疼痛前有受伤史，可能会引起腰痛，月经时可能会更严重。

⑤ 胃肠道疾病：体重减轻、腹泻、便秘、症状随进食而改变。

⑥ 阑尾炎：通常疼痛开始于脐周，并转移到右下腹，随后出现厌食或恶心症状。

2. 体格检查

(1) 如果可能，最好进行完整的体格检查。

(2) 生命体征，包括体温。

(3) 性成熟度分级 / Tanner 分期。

(4) 腹部检查：评估肿块、压痛、肝脾大、疝气、腹腔体征、触发点。

(5) 背部检查：评估肋椎角（costovertebral angle, CVA）压痛和肌肉疼痛。

(6) 骨盆检查（考虑患者的年龄、性别、创伤史，并根据主诉和病史定制检查——并非所有检查内容对每个患者都是必要的，患者可能会拒绝部分或全部检查。获得知情同意并向患者解释检查，同时牢记您所在地区有关青少年的保密法律和陪同检查的指南）。

对生殖器进行外部视诊，包括评估外阴、会阴、尿道、阴蒂、处女膜和阴道下 1/3，考虑用棉签检查处女膜和阴部异常，确保阴道通畅。

① 如果需要双合诊：评估子宫的大小和压

痛；评估阴道肿块或病变、尿道、膀胱压痛；是否存在宫颈肿块或宫颈举痛；附件肿块或压痛；确保患者不受大便影响；粪便隐血试验（如有指征）。

② 如果需要进行窥器检查：评估出血、分泌物、损伤、其他可见损伤、异物；评估阴道壁是否因梗阻性异常而隆起。

③ 如果患者是青春期前：可以考虑在麻醉下进行检查；可以考虑直肠检查，并且可能比阴道检查更容易忍受。

④ 对于怀疑虐待的案件，社会服务和当地执法部门必须参与，并提供专门培训以评估虐待受害者。

3. 实验室测试（基于评估考虑）

(1) 全血细胞计数（CBC）。

(2) 尿液分析。

(3) 尿液培养。

(4) 淋病和衣原体（尿液、阴道或宫颈拭子）或滴虫的核酸扩增试验（nucleic acid amplification testing，NAAT）。

(5) 妊娠试验（尿液或血液）。

(6) 粪便隐血试验。

(7) 红细胞沉降率（ESR）。

(8) C 反应蛋白（CRP）。

(9) 阴道分泌物培养。

4. 影像学检查

(1) 盆腔超声是评估盆腔病理学的首选，怀疑阑尾炎时是一线诊断方法。

① 经腹超声成像是主要方法。

② 如果合适，一些较年长患者可考虑经阴道超声成像。

③ 当怀疑有阻塞性异常病变，经会阴成像可能有用。

(2) 胃肠道检查 / 骨骼检查 / 病史显示的其他检查。

① 腹部 / 骨盆 X 线片，以评估便秘、异物。

② 在推荐阑尾炎患者进行 CT 等其他检测之前，咨询儿科手术相关事宜。

③ 如果上述影像检测均未见明显异常，有时 MRI 可能有用（如果可用）。

5. 急性盆腔痛的管理

基于疼痛的病因治疗，急腹症症状严重但诊断不明确。诊断性腹腔镜检查可以通过观察盆腔和腹部器官来帮助寻找病因。

二、慢性盆腔痛

（一）要点

• 子宫内膜异位症、肌肉骨骼和胃肠道相关原因是女性青少年慢性盆腔痛（chronic pelvic pain，CPP）最常见的病因。

• 鉴别诊断与急性盆腔痛相似，但评估和治疗可能以非紧急方式进行。

（二）定义

持续至少 6 个月的下腹经期疼痛或非经期疼痛。

（三）常见病因

1. 子宫内膜异位症。

2. 肌筋膜痛。

3. 盆腔炎。

4. 肠易激综合征。

5. 炎症性肠病。

6. 便秘。

7. 疼痛障碍。

（四）诊断

评估可能导致 CPP 的主要病因（以下列出了常见的例子；请记住，急性盆腔痛的鉴别诊断也适用于 CPP，患者可能有不止一个诊断）。

1. 妇科

(1) 典型周期性疼痛

① 痛经。

② 排卵疼痛。

③ 子宫内膜异位症。

④ 阻塞性米勒管异常。

⑤ 卵巢囊肿（生理性 / 功能性）。

(2) 非周期性疼痛

① 子宫内膜异位症。

② 卵巢肿块。

③ 粘连。

④ 输卵管积水。

2. 肌肉骨骼和神经学

(1) 肌筋膜疼痛。

(2) 触发点。

(3) 前皮神经卡压综合征（anterior cutaneous nerve entrapment syndrome，ACNES）。

(4) 纤维肌痛或其他慢性疼痛综合征。

3. 胃肠道疾病

(1) 肠易激综合征。

(2) 炎症性肠病（克罗恩病、溃疡性结肠炎）。

(3) 便秘。

(4) 乳糖 / 面筋不耐受。

4. 泌尿外科

5. 心理学

6. 全身性疾病

7. 病史

(1) 何时首次注意到疼痛。

(2) 局部疼痛：腹股沟、背部、腹部［右、左、上和（或）下腹、阴道、脐部、臀部、腿部］、腹壁；疼痛是否放射。

(3) 与月经周期的关系（周期性还是非周期性）。

(4) 疼痛特征：灼热、尖锐、刺痛、疼痛、挤压、抽痛、稳定或间歇性。疼痛在何时加重，疼痛随着什么体位、活动而加重，疼痛随着什么体位、活动而好转，疼痛是否会影响你的睡眠？如果你疼痛，你能睡觉吗？疼痛是否影响你的正常活动？

(5) 任何相关症状（恶心、呕吐、排尿困难、腹泻、便秘），使用了哪些镇痛药或治疗方法，它们有帮助吗？

(6) 胃肠系统：你多久排一次便？你在马桶上坐了很长时间吗？腹泻与便秘交替？大便里有血？（Bristol 大便量表——详见参考文献）

(7) 泌尿系统：尿路感染、排尿困难、尿频、尿失禁、血尿病史

(8) 物质 / 药物使用

(9) 心理学：抑郁或焦虑

(10) 性 / 身体 / 心理虐待或创伤史

(11) 伤害

(12) 家族史（子宫内膜异位症、先天异常、全身疾病）

8. 体格检查

注意：如果可能的话，应进行系统的体格检查，检查顺序很重要；如果需要进行双合诊，则最后一步操作，因为双合诊包含了多个层次的组织（如子宫和腹部肌肉组织），可能有非特异性的阳性体征。

在问诊过程中观察患者的神情姿势，患者走向检查室、走向检查台的姿势。骨头（臀部、脊柱）疼痛或压痛要触诊下背部。

(1) 腹部触诊

让患者识别一个压痛区域，并首先避开该区域，尝试定位任何触痛点［通常位于肌肉或筋膜附着处或腹直肌外侧边缘（图 38-1）］。

① 皮肤触痛点：患者取仰卧，手指垂直于腹直肌触诊，从上腹开始，继续触诊至耻骨；要求患者识别腹直肌上的任何压痛区域，如果触碰到触痛点，尽管触痛点区域很小（1～2cm），疼痛可能会扩散到其他区域；在触痛部位保持压力，让患者弯曲颈部抬起头部——如果疼痛加剧，则可

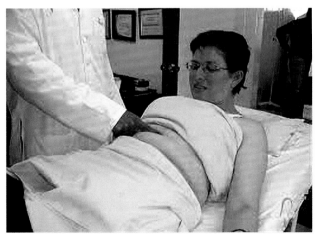

▲ 图 38-1 使用仰头法沿腹直肌定位触痛点

能是腹直肌触痛点。

② 髂腰肌触发点：在脐部水平，触诊腹直肌外侧边缘，向内侧压入腰肌——如果同侧直腿抬高导致疼痛加剧，可能是腰肌触痛点；在髂前上棘水平，触诊回肠内边界——如果同侧直腿抬高导致疼痛加剧，可能是髂腰肌触痛点；髂腰肌远端触痛点可通过小转子和缝匠肌的深度触诊来识别。

触摸腹部的每一象限，查看是否有压痛 / 肿块。评估肝脾肿大程度 / 疝。

(2) 骨盆检查

① 视诊外生殖器，包括会阴、阴蒂和尿道。

② 进行棉签和（或）阴道指检（大多数青春期前儿童不可能进行阴道指检，可考虑进行直肠检查）。

③ 触诊阴道前壁、尿道、阴道侧壁，以定位任何提肌触痛点 / 压痛。

④ 触诊子宫骶韧带。

⑤ 检查宫颈和子宫的位置、形状、活动性、压痛。

⑥ 根据患者年龄、病史和主诉性质，如有指征进行窥器检查。

⑦ 如有指征，巴氏涂片 / 性传播疾病检查。

⑧ 适时进行双合诊：评估压痛、子宫增大和附件肿块的位置。

⑨ 直肠检查（出血、裂伤、大便嵌塞）。

9. 实验室评估

(1) 全血计数：寻找炎症、贫血。

(2) 尿液分析：评估肾脏 / 泌尿系统疾病。

(3) NAAT 检测：淋病奈瑟菌和衣原体（尿液、阴道或宫颈标本）。

(4) ESR：检查炎症，例如炎症性肠病。

(5) 人绒毛膜促性腺激素（hCG）：排除妊娠。

10. 影像学检查

(1) 盆腔超声：排除盆腔肿块 / 附件病变，必要时评估肾脏和膀胱。

(2) 腹部 X 线片：排除便秘。

(3) 如果盆腔超声未发现特异性病变，可考虑 MRI。

（五）管理

经验性治疗方法通常适用于儿童，但 CPP 需要个体化管理。在进行治疗性诊断时，依次为最可能的原因开出治疗方案，并进行多学科评估（泌尿外科、胃肠道、物理治疗）。

如果治疗减轻了疼痛，可以推测潜在原因并声称治疗成功。如果没有缓解，考虑行腹腔镜检查。

诊断性腹腔镜检查适应证

1. 对非甾体抗炎药 / 激素治疗无反应的进行性加重的痛经。

2. 疑似附件或子宫病变。

3. 不明原因的疼痛、不规则出血。

4. 诊断不明确且疼痛持续存在时。

寻找子宫内膜异位症的诊断依据：与成人相比，青少年的子宫内膜异位症的大体表现可能有所不同（见"第 16 章　子宫内膜异位症"）。

注意：某些患者的首选检查可能包括腹腔镜检查。如果进行了腹腔镜检查，但患者疼痛持续存在，则可继续采用经验性治疗方法；如果未发现器质性病变，考虑转诊给疼痛管理专家。

（六）治疗

1. 原发性痛经：生殖器无器质性病变的痛经。

2. 继发性痛经：由于特定的妇科疾病（如子宫内膜异位症、阻塞性米勒管异常）导致的痛经。

3. 治疗方法（见"第 14 章　痛经"）。

4. 子宫内膜异位症：治疗方法（见"第 16 章 子宫内膜异位症"）。根据患者的年龄、疼痛的严重程度、潜在的医疗状况、解剖结构的情况和对先前治疗的反应进行治疗。

药物控制是该年龄组治疗的主要手段（口服避孕药 / 长效醋酸甲羟孕酮 / 长效可逆避孕，如皮下植入物或左炔诺孕酮释放宫内节育器 /GnRH 激动药或拮抗药）。外科手术（消融 / 切除）。

5. 胃肠道症状：胃肠外科转诊。

6. 尿路症状：泌尿科转诊。

7. 如果疼痛随着运动而加重 / 随着休息而加

重和（或）在检查中确定肌肉痉挛 / 触痛点，并怀疑肌肉骨骼疼痛，咨询物理治疗和（或）运动医学 / 骨科。即使在病因不确定或病变严重的情况下，如痛经、子宫内膜异位症，也可能存在肌肉骨骼病变，盆底物理治疗可能有帮助。

对于顽固性疼痛，考虑疼痛综合征。转诊给疼痛管理专家，使用针灸、瑜伽、灵气和按摩等替代疗法，以及心理支持（在线资源、支持小组、聊天室）可能会有所帮助。

始终谨记患者可能有不止一个病因，因此潜在的原因可能会加剧不同系统的疼痛（例如，月经期疼痛更严重的慢性背部损伤、与子宫内膜异位症同时发生的便秘、共同存在的创伤史）。

参 考 文 献

[1] Chronic Pelvic Pain. ACOG Practice Bulletin number 218. American College of Obstetricians and Gynecologists Obstet Gynecol. 2020; 135(3):e98–e10. doi: 10.1097/AOG.0000000000003716.

[2] Dysmenorrhea and endometriosis in the adolescent. ACOG Committee Opinion Number 760.American College of Obstetricians and Gynecologists. Obstet Gynecol. 2018; 132:e249–e258.

[3] Heaton KW, Lewis SJ. Stool form scale as a useful guide to intestinal transit time. Scand J Gastroenterol. 1997. 32(9):920–924.

[4] International Pelvic Pain Society Research Committee Pelvic Pain Assessment. 2019. https://www.pelvicpain. org/IPPS/Content/Professional/Documents_and_Forms.aspx.

[5] Regino WO, Rodriguez EM, Mindiola AL. The cost of ignoring Carnett's sign: A case report and literature review. Rev Columb Gastroenterol. 2017; 32(1): 69–74.

第 39 章　多囊卵巢综合征
Polycystic Ovary Syndrome (PCOS)

Lauren A. Kanner　著

顾倪浩　译　　吴丹丹　俞超芹　校

一、定义

表现为一系列临床综合征。

初潮发生后 2 年的月经周期短于 <21 天或 >35 天，或者初潮后任何时期的月经周期 <19 天或 >90 天。

高雄激素血症（通常表现为多毛、痤疮、雄激素性脱发）和（或）升高的总体或游离睾酮水平引起的生化性高雄激素血症。

多囊卵巢形态的阴道超声证据（不适用于青少年，可用于月经来潮超过 8 年或 >21 周岁年轻成年女性的诊断）。

排除其他疾病［高催乳素血症、甲状腺疾病、库欣综合征、非典型先天性肾上腺皮质增生症（CAH）］。

二、要点

- 也称为慢性高雄激素性排卵障碍（chronic hyperandrogenic oligoanovulation，CHA）、原发性功能性卵巢高雄激素血症。
- 许多女性在青春期即出现相关症状。
- 青春期女性高雄激素血症 / 多毛症的最常见原因。
- 年轻女性不孕的最常见原因。
- 特发性肾上腺功能早现的女孩罹患多囊卵巢综合征（polycystic ovary syndrome，PCOS）的风险增加。
- 虽然 PCOS 通常与肥胖有关，但患者也可能消瘦或体型正常。

三、病理生理学

发病机制是多因素构成的，包括可能导致卵巢甾体激素生成改变的遗传、神经内分泌和环境因素等。尽管存在家族聚集和遗传因素，但仅有不到 10% 的 PCOS 是由已知的遗传风险等位基因引起的。

缺陷的本质是下丘脑 – 垂体释放促性腺激素（FSH、LH）无法正常刺激卵巢导致持续无排卵。如果没有向卵巢发出恰当的信号，就会出现多个小的未成熟窦状卵泡，故称之为"多囊卵巢"。

"珍珠串"的典型卵巢超声并不常表现在青少年 PCOS 中，因此不推荐常规超声诊断。

PCOS 患者有进展为代谢综合征的风险，尤其是并发胰岛素抵抗性高胰岛素血症、血脂异常、非酒精性脂肪肝，以及精神疾病合并症（如抑郁、焦虑）。

四、诊断与评估

（一）病史采集

1. 月经规律、持续时间、初潮年龄、原发性 / 继发性闭经（见"第 4 章　闭经"）。

2. 多毛位置、发病速度、既往治疗、家族史（区分多毛症和毛发过多，毛发过多不是由雄激素过多引起的）。

3. 肾上腺功能早现。

4. 痤疮特别是中重度炎性痤疮，特点是持续存在且对局部治疗反应不佳。

5. 体重变化——快速增加，尽管节食 / 锻炼仍无法减轻体重。

6. 家族史——糖尿病、妊娠糖尿病、PCOS、代谢综合征。

（二）体格检查

1. 大多数人超重，腹部肥胖很常见，但有些人可能很瘦。

2. 血压：排除高血压，血压升高可能是由于非典型 CAH 或肥胖所致。

3. 皮肤：多毛症——使用 Ferriman-Gallwey 评分（见"第 22 章 多毛症"）、黑棘皮病（颈背、腋窝、乳房下方、外阴和其他身体褶皱处呈现天鹅绒质地色素沉着过度的疣状皮肤，与高胰岛素血症相关）、粉刺和炎性痤疮对局部用药无反应。

4. 体型：近似于库欣综合征（紫纹、水牛背、满月脸）。

5. 甲状腺。

6. 腹部：寻找男性型中线毛发生长，评估腹部肿块。

7. 外生殖器：阴蒂肥大，评估雌激素化迹象（在严重的高雄激素血症中，雌激素水平会受到抑制）。

（三）实验室检查

1. 排除无排卵的其他原因（见"第 1 章 异常子宫出血"）。

2. 基线指标：卵泡刺激素、促甲状腺激素、催乳素。

3. 总睾酮：通常正常上限为 55ng/dl，若＞100ng/dl 需通过超声排除卵巢肿瘤。

4. 游离睾酮（正常值为＜9pg/ml）、性激素结合球蛋白（sex hormone-binding globulin，SHBG）。

在服用复方口服避孕药治疗情况下，实验室检查可能会出现假阴性，需在结束药物疗程后重新检查。

5. 硫酸脱氢表雄酮（＞700ng/dl，需通过肾上腺 CT 排除肾上腺原因）。

6. 17- 羟基孕酮（正常值为＜100ng/dl；如果检测值为 100～300ng/dl，则进行促肾上腺皮质激素刺激试验以排除非典型 CAH）。

7. 如果患者超重、肥胖或患有黑棘皮病，或者罹患糖尿病或有代谢综合征家族史，或者患者的母亲患有妊娠糖尿病则需考虑检测患者糖化血红蛋白和（或）进行葡萄糖耐量试验、空腹血脂、谷丙转氨酶、谷草转氨酶检测。

五、治疗

（一）治疗目标

无论是被确诊为 PCOS，还是被评估为"高风险"，均应开始治疗，需要强调个体化方案以优化症状缓解。

激素抑制治疗以降低卵巢雄激素为目的，可以改善痤疮和多毛症，防止雌激素长期作用于子宫内膜，从而预防子宫内膜增生、子宫内膜癌的发生。

处理高胰岛素血症、肥胖问题，以降低心血管风险和罹患糖尿病的风险。

（二）治疗方案

1. 一线治疗：周期性复方口服避孕药。

雌激素可以增加性激素结合球蛋白，减少游离睾酮并减少肾上腺雄激素的产生。

2. 如果月经不调且无法服用含雌激素的避孕药。

(1) 周期性孕激素：醋酸甲羟孕酮 10mg 口服，每月连续服用 14 天。

(2) 连续使用孕激素抑制月经：包括持续性药物、长效可逆避孕、皮下植入物、注射剂。由于不规则出血的可能性，应谨慎使用皮下植入物；由于体重增加的可能性，应谨慎使用注射剂。

3. 如果存在多毛或严重的痤疮

(1) 应用抗雄激素药物，如螺内酯，每天口服100mg；也可考虑使用氟他胺或非那雄胺（不作为常用）。可能在用药 3～6 个月内未见明显发量减少；用药期间需避孕（若在妊娠期使用可能对男性胎儿产生抗雄激素作用，损害其外生殖器发育）。

(2) 考虑辅助毛发护理，如打蜡、漂白、电解、激光脱毛。

4. 如果超重 / 肥胖（见"第 29 章　肥胖"）

(1) 根据美国心脏协会的规定，严格限制热量摄入，限制浓缩糖的摄入，每周进行 150min 的有氧运动。

(2) 体重减轻（即使减轻 5%～10%）会减少雄激素的产生，提高胰岛素敏感性，并降低心血管风险。

5. 如果有胰岛素抵抗或糖化血红蛋白＞5.7% 的证据，请考虑使用胰岛素增强药物。如果缺乏使用这些药物的经验，请转诊至内分泌科。

使用二甲双胍应注意以下几点。

(1) 起始剂量为 500mg，口服，每天 2 次，并在可耐受的情况下增加至 1000mg，每天 2 次。

(2) 检测患者电解质、尿素氮、肌酐、维生素 B_{12}、谷丙转氨酶、谷草转氨酶。

(3) 常见不良反应：胃灼热、胃痛、恶心、呕吐、腹胀、胀气和腹泻。

(4) 必须暂时停止使用脱水药或静脉内染料于放射学研究，直到再水化和肾功能恢复。

(5) 禁忌：肾功能不全、充血性心力衰竭、肝功能障碍、代谢性酸中毒、手术、饮酒。

六、长期辅导

PCOS 患者有以下风险：糖代谢异常、2 型糖尿病、非酒精性脂肪肝、血脂异常。

应强调减肥和锻炼。

评估自我形象问题并根据需要转诊给心理治疗师（见"第 13 章　抑郁"）。

慢性无排卵导致不孕或生育力低下可能需要使用芳香化酶抑制药来曲唑诱导排卵，考虑在无法妊娠 6 个月后转诊至专科医生，而不是根据目前不孕症定义的未避孕未孕 1 年。

如果不想妊娠，建议采取可靠的避孕措施（月经发生在排卵后；因此，由于排卵不规律和不可预测，意外妊娠的风险很高）。

子宫健康和患子宫癌的风险，无拮抗的雌激素会增加罹患子宫癌的风险，若每年自发性月经少于 4 次，则需要孕激素支持。

参考文献

[1] Hoeger KM, Dokras A, Piltonen T. Update on PCOS: consequences, challenges, and guiding treatment. J Clin Endocrinol Metab. 2021:106(3);e1071–e1083.

[2] Legro RS, Arslanian SA, Ehrmann DA, et al. Diagnosis and treatment of polycystic ovary syndrome: an Endocrine Society clinical practice guideline. J Clin Endocrinol Metab. 2013:98(12);4565–4592. Doi:10.1210/jc.2013–2350.

[3] Rosenfield RL. The diagnosis of polycystic ovary syndrome in adolescents. Pediatrics. 2015:136(6);1154–1165. Doi:10.1542/peds.2015–1430.

[4] Witchel SF, Burghard AC, Tao RH, Oberfield SE. The diagnosis and treatment of PCOS in adolescents: an update. Curr Opin Pediatr. 2019:31(4);562–569.

第 40 章　早发性卵巢功能不全
Premature/Primary Ovarian Insufficiency (POI)

Christina N. Davis-Kankanamge　Alla Vash-Margita　著

顾倪浩　译　　吴丹丹　顾卓伟　校

一、定义

40 岁前月经停止，卵泡刺激素（FSH）水平和绝经期雌二醇的两次独立测量，间隔 1 个月。

数值取决于试剂盒，通常 FSH＞30～40mU/ml，雌二醇＜30pg/ml。

正常的催乳素水平和甲状腺功能。

二、要点

• 可能发生在青春期。

• 可表现为原发性或继发性闭经、间隔≥4 个月的月经不规律、青春期延迟或缺失。

• 早发性卵巢功能不全（POI）的发病率尚未确定，但据估计 40 岁以下女性的发病率为 0.9%。

• 如果 POI 表现为原发性闭经，这些患者中高达 50% 会出现染色体异常。

• 遗传原因约占 POI 患者的 20%～25%，使用二代测序（next-generation sequencing，NGS）和全外显子组测序（whole exome sequencing，WES）将发现导致疾病的新的候选基因，总共有 10%～15% 的患者会有受影响的一级亲属。

三、鉴别诊断

（一）遗传原因

1. X 染色体原因

(1) Turner 综合征（最常见）

① 45, XO：青少年会出现青春期缺失或延迟，卵巢衰竭是由于卵泡加速闭锁。

② 45, XO/46, XX 嵌合型：卵巢功能进行性丧失，在实验环境中的选定病例中可以考虑卵巢组织冷冻保存。

③ POF1 与脆性 X 前突变有关。

④ X 三体或 X 三体嵌合。

(2) XY 染色体原因

① 46, XY 性腺发育不全。

② 46, XX 性腺发育不全。

(3) 21- 三体

2. 生殖所需酶突变

(1) 缺乏碳水化合物的糖蛋白缺乏症。

(2) 半乳糖 -1- 磷酸尿苷转移酶（galactose-1-phosphate uridyl transferase，GALT）缺乏症（半乳糖血症）。

(3) 17α- 羟化酶 /17, 20- 脱氨酶缺乏症。

(4) 芳香化酶突变。

3. 激素受体 / 作用突变

FSH/LH 受体。

（二）医源性

1. 辐射的影响：与年龄、剂量相关（见"第30 章　重视肿瘤治疗中的妇科问题"），青春期前的卵巢对损伤不太敏感。

2. 双侧卵巢切除术。

3. 对卵巢有毒性的化疗药物，尤其是烷化剂（见"第 30 章　重视肿瘤治疗中的妇科问题"）。

（三）自身免疫病

1. 与其他器官的抗体有关：卵巢、肾上腺、甲状腺、甲状旁腺、垂体和平滑肌。

2. 与其他自身免疫状态有关：重症肌无力、糖尿病、恶性贫血、白斑病、乳糜泻、类风湿关节炎、系统性红斑狼疮、先天性胸腺发育不全和 IgA 缺乏症。自身免疫性卵巢炎发生在 I 型、Ⅱ型自身免疫性多内分泌综合征（autoimmune polyendocrine syndrome，APS）。

（四）环境原因

相关物质：邻苯二甲酸盐、杀虫药、双酚 A（bisphenol A，BPA）；吸烟。

（五）特发性原因

排除性诊断，出现在 85%～90% 的病例中。

（六）罕见病

1. 结节病。
2. Fanconi 贫血。
3. Werner 综合征。
4. Bloom 综合征。
5. 共济失调毛细血管扩张症。
6. 腮腺炎。
7. 肺结核。

注意：POI 与接种人乳头瘤病毒（HPV）疫苗之间没有关联。

四、诊断

（一）体格检查

1. 可有不同的检查结果，取决于性腺是否具有某些功能。
2. 身高和体重百分位数与生长速度。
3. 乳房检查：存在或不存在，Tanner 分期。
4. 生殖器检查：评估性成熟等级 / Tanner 分期。
5. 评估雌激素化迹象。

（二）实验室检查

1. FSH 水平＞30～40mU/ml（如果没有任何合 1. 理解释的升高，应重复结果）。
2. 基因检测：如果 FSH 升高而没有任何解释，则应进行。

3. 染色体分析

(1) 如果存在 Y 染色体，则去除性腺以防止恶变。

(2) 脆性 X（*FMR1*）前突变载体测试。

(3) 染色体微阵列分析（chromosomal microarray analysis，CMA）。

(4) 扩展基因分析（单基因疾病），如果核型正常，检查促甲状腺激素、甲状腺素、全血细胞计数、钙、磷、皮质醇（上午 8 点钟）。

考虑甲状腺、肾上腺、卵巢、胰岛、胃黏膜壁细胞的抗体滴度，以排除进一步的自身免疫性疾病。

4. 乳糜泻筛查：转谷氨酰胺酶抗体和总 IgA。

5. 检查维生素 B_{12} 水平。

6. 糖尿病筛查：抗米勒管激素（AMH）已被作为原始卵泡的定量标志物。作为卵巢组织冷冻保存过程中的有用辅助手段。未研究用于青少年。

（三）不推荐检查

抗卵巢抗体不具特异性，没有实用价值。抑制素 B 检测结果差异过大。

五、治疗

咨询其他专业科室的建议可能会有帮助：儿科内分泌科、遗传科、心理科。

（一）激素替代疗法

使用雌激素和孕激素药物来完成第二性征的成熟，根据特定患者的情况和青春期进展进行个体化治疗（表 40-1）。

1. 青春期的诱导

仅雌激素，从低剂量开始，每 6 个月增加 1 次，使用经皮制剂优于口服制剂。

2. 月经期和骨化正常（诱导后 12～18 个月）

进一步增加雌激素，添加黄体酮保护子宫内膜（通常在第一次突破性出血后，见后续章节）。

3. 长期管理

乳房发育完成后维持剂量的雌激素。

表 40-1　雌激素给药方案			
配方 / 剂型	起始剂量	建立周期	长期管理
微粒化 17β- 雌二醇（口服）	0.5mg，每天 1 次	1mg，每天 1 次	2mg，每天 1 次
微粒化 17β- 雌二醇（经皮）	0.006 25～0.025mg，每周 2 次	0.025～0.05mg，每周 2 次	0.075～0.1mg，每周 2 次

周期性孕激素：每天口服甲羟孕酮 5～10mg 或微粉化黄体酮 200mg，每月持续 12 天。

4. 性活跃的青少年可以改用周期性联合雌激素 / 孕激素避孕药进行长期管理。

药丸、透皮贴剂或阴道环，经皮雌激素贴剂（长期剂量）和左炔诺孕酮宫内节育器（IUD）、依托孕烯皮下植入物或长效甲羟孕酮是替代方案。

5. 尽管激素替代疗法（hormone replacement therapy，HRT）有很多选择，但没有经过验证的正确方法。

当以生理剂量使用时，HRT 不会增加 VTE 的风险。

（二）其他注意事项

1. 考虑成套骨密度评估（见"第 33 章　骨质疏松"）。青少年在青春期累积骨矿物密度峰值；任何中断都可能产生负面影响，应该记录、检测和诊治。

2. 通过饮食来源或补充剂，每天服用 1000～2000U 维生素 D_3（胆钙化醇）以及 1200mg 元素钙。

3. 每 5 年监测 1 次年度血压、血脂水平和营养咨询、维生素 D 水平评估。

4. 每 1～2 年进行 1 次甲状腺功能筛查。

5. 每 1～2 年进行 1 次甲状旁腺功能筛查（检查钙 / 磷水平）。

6. 有肾上腺抗体的患者：每年筛查以监测肾上腺功能不全。

7. 伴或不伴心脏病的 Turner 综合征患者：遵循特定的 Turner 综合征指南（见"第 53 章　Turner 综合征"）。

8. 为患者和家人提供针对 POI 的压力和长期生育影响的咨询。

9. 如果性活动活跃，将需要避孕（见"第 12 章　避孕"），据报道自发排卵罕见（约 5%）。

10. 家庭建设：自然受孕、无子生活、收养、寄养、捐卵、捐胚胎。

11. 生育力保存：在某些特定病例中，卵巢组织冷冻保存可能是一种可能。

12. 继续 HRT 直至自然绝经（50—51 岁）。

13. 成年后未经治疗的个体患骨质疏松症、心血管事件和认知能力下降的风险增加。

14. 会影响性功能、心理健康和情绪。

15. 与 POI 的潜在病因相关的特定发病率的风险增加。

参考文献

[1] Divasta, AD, Gordon, CM (2020). Primary Ovarian Insufficiency. In Emans SJ, Laufer MR, DiVasta AD, eds., *Pediatric and Adolescent Gynecology* (7th ed., pp. 409–417). Philadelphia, PA: Wolters-Kluwer.

[2] Hormone therapy in primary ovarian insufficiency. Committee Opinion No. 698. American College of Obstetricians and Gynecologists. Obstet Gynecol. 2017; 129(5):e134–e141.

[3] Primary ovarian insufficiency in adolescents and young women. Committee opinion no. 605: American College of Obstetricians and Gynecologists. Obstet Gynecol. 2014; 124(1):193–197.

[4] Qin Y, Jiao X, Simpson JL, Chen ZJ. Genetics of primary ovarian insufficiency: new developments and opportunities. Hum Reprod Update. 2015; 21(6):787–808.

第 41 章　经前焦虑症
Premenstrual Dysphoric Disorder (PMDD)

Rachael L. Fisher　著

朱晨锋　译　　陈露婷　校

一、定义

在黄体期的最后一周发生的明显变化，包括明显的情绪低落、焦虑、情绪不稳定和快感缺乏，这些症状在月经后的一周内缓解或消失。症状出现的时间比性质更重要。

二、要点

- 经前焦虑症（premenstrual dysphoric disorder，PMDD）是经前期综合征（premenstrual syndrome，PMS）中最严重的一种，会周期性地反复出现、加重且有时使人情感衰弱，尤其是出现情绪不稳定和易怒。

- 症状出现在月经周期的黄体期，并在月经开始后不久消退。

- 总体上出现在 2%～5% 的女性中。

三、诊断

确诊需要至少 2 个月经周期（使用日记），将症状的周期性与 11 种特定症状中出现 5 种（见后续部分），以及明确的记录。可以在确诊之前先进行临时诊断。

PMDD 的 DSM-5 标准：在过去 1 年的大多数月经周期中，在月经前 1 周出现以下症状中的 5 项或更多，在月经来潮后的几天内开始改善，在月经后 1 周缓解或消失。

5 种症状中至少有 1 种必须是列表中的前 4 种症状之一。

1. 明显的情绪不稳定性（例如，突然悲伤或流泪，对拒绝的敏感度增加，情绪波动）。

2. 持续烦躁、愤怒或人际冲突增加。

3. 明显的悲伤、绝望或自嘲的想法。

4. 明显的紧张、焦虑和（或）"紧张"的感觉。

5. 对日常活动（例如，学校、朋友、工作、爱好）的兴趣下降。

6. 注意力不集中。

7. 感觉疲倦、昏昏欲睡或缺乏活力。

8. 食欲显著变化，这可能与暴饮暴食或渴望某些食物有关。

9. 嗜睡或失眠。

10. 一种不知所措或失控的主观感觉。

11. 其他身体症状，如乳房胀痛或肿胀、关节或肌肉疼痛、体重增加或腹胀感。

四、评估

在确定 PMDD 是唯一的诊断之前需要调查是否是另一种精神障碍症状的恶化（例如，重度抑郁症、躁郁症、恐慌症、人格障碍），因为 PMDD 可能与这些障碍中的任何一种同时发生。

- 还需要评估并排除某种物质的生理作用（例如，药物治疗、药物滥用、其他治疗）或其他疾病（甲状腺功能亢进）的症状。

（一）病史

1. 确保月经周期规律。

2. 如果周期不规则（＜21 天或＞45 天）进行

适当的内分泌评估（见"第 1 章　异常子宫出血"）。

3. 在 2 个月中进行症状评估

(1) 病症严重程度每日记录量表（daily record of severity of problem，DRSP）是一种前瞻性验证的评级工具。

(2) 经前症状筛查工具（premenstrual symptoms screening tool，PSST）是一种进行初步诊断的回顾性工具。

(3) 症状记录可以通过平板、电脑或手机在线完成或进行纸质记录（考虑使用智能手机的 Me v PMDD 应用程序，但该程序需要帮助患者使用，考虑在患者就诊期间下载它，但该软件的用语对青少年不够友好）。

(4) 可以从互联网打印 DRSP（RCOG 2007, Green-top Guideline no. 48 appendix 3）。

4. 获取保密的性生活史。

（二）体格检查

1. 评估医疗状况。

2. 评估甲状腺疾病的体征 / 症状。

(1) 甲状腺功能减退症：皮肤干燥、甲状腺肿大、深压痛反射延迟、便秘、脱发。

(2) 甲状腺功能亢进：心动过速、震颤、眼球突出、腹泻、呕吐。

（三）实验室检查

全血细胞计数、生化检查、促甲状腺激素以排除其他原因。

五、管理

如果未发现任何就医症状，让患者使用前瞻性症状评定量表前瞻性地记录症状 2 个月，如 DRSP。

如果在卵泡期没有无症状间隔的记录，对患者进行情绪或焦虑障碍评估。

如果记录到无症状的卵泡期或卵泡期症状显著减轻，患者可以接受接下来列出的治疗方案。

1. 如果患者性活跃，除了治疗外，还要开避孕药。

2. 通过持续的前瞻性图表继续验证诊断，向患者明确并宣教出现这些症状是因为激素影响。

3. 提供有关卵巢激素和月经周期对情绪和行为影响的教育以及症状图表，以增强意识和提高可预测性。

4. 认可有助于更好地进行行为自我管理，并且对青少年及其家人有帮助。

（一）药物治疗

1. 抗抑郁药：选择性 5- 羟色胺再摄取抑制药（SSRI）。

18 岁及以上女性的一线治疗方案如下。

(1) 氟西汀：每天总剂量为 20mg（FDA 批准的 PMS 剂量），15% 的患者会出现不良反应，最常见症状为头痛、恶心、失眠、焦虑 / 紧张，以及性功能障碍。

没有证据表明增加剂量会改善药物反应。

可选择的用法剂量包括：间歇给药（在下一次月经周期前约 14 天的推定排卵时开始，一直持续到月经开始后 1～2 天），或者连续每日给药。

对于合并有焦虑症或情绪障碍、难以记住非典型药物治疗方案、开始或停用 SSRI 会产生不良反应的患者，每日给药最合适。

(2) 舍曲林

可能有效，整个月经周期每天服用 50～150mg 的剂量。

注意：重要的是要认识到在青少年人群中使用抗抑郁药的复杂性。应由具有治疗患有精神疾病的青少年的经验和接受过相关培训的医务人员来管理这些患者。

2. 性激素

(1) 复方口服避孕药：使用周期性 3mg 屈螺酮 / 20mg 炔雌醇可能有助于改善 PMDD。

不良反应包括：恶心、经间期出血、乳房疼痛。使用连续口服避孕药（如 90μg 左炔诺孕酮和 20μg 以上炔雌醇）。每天吃药，不用安慰剂。

(2) 促性腺激素释放激素（GnRH）激动药

① 醋酸亮丙瑞林可注射缓释制剂 3.75mg 每月

肌内注射。

②　就潜在的骨质流失向患者 / 父母提供咨询。

③　每天口服 5mg 醋酸炔诺酮。

④　评估患者的维生素 D 水平以维持正常摄入量。

⑤　指导患者每天摄入 1000～1300mg 钙（饮食加上适当的补充剂）和 400U 维生素 D。

⑥　鼓励负重锻炼。

（二）非药物治疗

认知行为疗法（cognitive behavioral therapy，CBT）作为医疗管理的辅助疗法。

参考文献

[1] American Psychiatric Association (2013). *Diagnostic and Statistical Manual of Mental Disorders, 5th Edition (DSM-5)*. Arlington, VA: American Psychiatric Association.

[2] Endicott J, Nee J, Harrison W. Daily record of severity of problems (DRSP): reliability and validity. Arch Women's Ment Health. 2006; 9(1):41–49.

[3] Lopez LM, Kaptein AA, Helmerhorst FM. Oral contraceptives containing drospirenone for premenstrual syndrome. Cochrane Database of Systematic Reviews. 2012; (2). Art. No.: CD006586. DOI: 10.1002/14651858.CD006586.pub4

[4] Marjoribanks J, Brown J, O'Brien PMS, Wyatt K. Selective serotonin reuptake inhibitors for premenstrual syndrome. Cochrane Database of Syst Rev 2013; (6). Art. No.: CD001396. DOI: 10.1002/14651858.CD001396.pub3

[5] Nevatte T, O'Brien PMS, Bäkström T, et al. ISPMD consensus on the management of premenstrual disorders. Arch Womens Mental Health. 2013; 16:279–291.

[6] Rapkin AJ, Mikacich JA. Premenstrual dysphoric disorder and severe premenstrual syndrome in adolescents diagnosis and pharmacologic treatment. Pediatr Drugs. 2013; 15:191–202.

第 42 章 经前期综合征
Premenstrual Syndrome (PMS)

Rachael L. Fisher 著

杨旖赛 译　　陈露婷 校

一、定义

经前期综合征（PMS）是一种严重的身体或行为变化的周期性发作，可干扰人际关系和正常活动。经前期综合征发生在月经周期的黄体期，并在月经开始后不久即消退。

二、要点

- 3/4 的女性认为经前期综合征曾出现在她们一生中的某个节点，多数症状较轻。

- 与经前焦虑症（premenstrual dysphoric disorder，PMDD）的不同之处在于，确诊不需要至少 5 种症状（见"第 41 章　经前焦虑症"），情感症状也并非必需。

- 做出诊断需排除其他器质性病变和精神类病变。

三、诊断

建立 2~3 个周期的症状前瞻性记录。

让患者列出 3~5 个最令人担忧的症状，并每天跟踪。在 2~3 个月内回顾症状记录。

记录症状的示例可以使用病症严重程度每日记录量表（DRSP）（见"第 41 章　经前焦虑症"），患者也可以从国际经前疾病协会（International Association for Premenstrual Disorder，IAPMD）网站下载纸质症状跟踪量表。

诊断取决于排除其他躯体和精神疾病。

（一）症状

经前期综合征可基于经前 5 天内出现至少 1 种行为症状和 1 种躯体症状并在月经开始后症状缓解进行诊断（表 42-1）。

表 42-1　经前期综合征症状	
行为学症状	**躯体症状**
• 焦虑	• 腹部胀气
• 易激惹	• 乳房压痛或肿胀
• 抑郁	• 头痛
• 表达愤怒	• 四肢肿胀
• 局促不安	• 体重增加
• 拒绝社交	• 关节或肌肉疼痛

发生在没有激素摄入、药物治疗或吸毒 / 酗酒的情况下。

（二）病史

1. 月经史（月经初潮、月经周期、月经量）。

2. 相关的经期症状

(1) 痛经。

(2) 恶心 / 呕吐 / 腹泻。

3. 经前期综合征症状的发病时间。

4. 既往治疗史。

5. 经前期综合征对各种活动的影响（如缺课或其他生活事件）。

6. 既往用药史。

(1) 任何既往 / 慢性疾病。

(2) 精神疾病。

(3) 生活压力增加：学校中的变化 / 离婚 / 死亡。

(4) 体育活动。

（三）体格检查

当一般体格检查正常，应当寻找器质性病变：如甲状腺疾病、慢性疾病，或者因卵巢囊肿或子宫内膜异位症所致盆腔痛。

（四）实验室检查

很少需要进行实验室检查，但可以根据个人情况考虑进行：全血细胞计数（CBC）、红细胞沉降率（ESR），以评估贫血、慢性疾病，甲状腺功能检查（thyroid function test，TFT）以评估甲状腺状态，其他实验室检查（如催乳素水平）。

四、治疗

治疗是以逐步增加治疗方法复杂性的方式进行的。在药物治疗之前，首先建议支持治疗。

（一）非药物治疗

关于 PMS 的健康教育如下。

1. 鼓励健康饮食（复杂碳水化合物 vs. 简单碳水）。

2. 建议定期进行有氧运动。

3. 确定压力源 / 寻求减轻压力的帮助。放松措施：呼吸练习、瑜伽、冥想。

4. 保证足够的睡眠。

5. 建议进行认知行为疗法。

6. 保证每日摄入钙剂 1200mg（按每日剂量分）有助于减少身体和情绪症状。

（二）药物治疗

如果非药物治疗不成功，则从不良反应最小的药物开始治疗。

从口服避孕药（OCP）或螺内酯开始。若治疗 3 个周期效果不佳，则尝试选择性 5- 羟色胺再摄取抑制药（SSRI）。

若病情继续加重，则考虑短期使用促性腺激素释放激素（GnRH）配合激素治疗，治疗前应了解药物治疗对青少年生长发育和骨密度的长期潜在不良反应。

建议获取其他学科专家的治疗意见（如关于恶心的消化科意见，头痛的神经科意见等）。

1. NSAID

对经前头痛、乳房胀痛、腹部胀气可能有作用。

2. 螺内酯

可以减轻乳房胀痛 / 腹胀 / 体重增加。从月经周期第 12 天开始服用至月经来潮，每天口服 100mg。

3. 口服避孕药

可以改善躯体症状，可周期性或长期使用，可能会帮助那些经前癫痫发作的青少年。

4. SSRI

氟西汀 20mg/d 持续和（或）黄体期给药（预计月经来潮前 14 天，并持续至月经来潮后 1～2 天）。根据需要可增加药量至 60mg/d，但可能会增加不良反应。

不良反应：失眠、出汗、胃肠道症状、易怒、性功能障碍、精神障碍。

通常在早上服用，以减少入睡困难，需在有治疗青少年精神健康障碍经验和经过培训的卫生健康保健医师的指导下使用。

5. GnRH 激动药

醋酸亮丙瑞林：每月 3.75mg。

告知患者 / 父母药物使用可能带来的骨质疏松症的风险及不良反应，每天补充醋酸炔诺酮（ESI Lederle，Inc.）5mg。确保每日摄入钙 1500mg。每日经口摄入 400U 维生素 D。鼓励负重运动。超过 6 个月的治疗会带来严重的骨质疏松症风险，并限制其长期有效性（见"第 33 章　骨质疏松"）。

参 考 文 献

[1] Premenstrual Syndrome. In American College of Obstetricians and Gynecologists' *Guidelines for Women's Health Care A Resource Manuel* (4th ed., pp. 607–610). Washington, DC: Amer College of Obstetricians & Gynecologists.

[2] Rapkin AJ, Mikacich JA. Premenstrual dysphoric disorder and severe premenstrual syndrome in adolescents diagnosis and pharmacologic treatment. Pediatr Drugs. 2013;15:191–202.

[3] U.S. Department of Health and Human Services, Office on Women's Health. Premenstrual syndrome (PMS). Available at: https://www. womenshealth.gov/menstrual-cycle/premenstrual-syndrome. Retrieved May 27, 2020.

[4] Yonkers KA, O'Brien PM, Eriksson E. Premenstrual syndrome. Lancet 2008;371: 1200–1210.

第 43 章　催乳素异常

Prolactin Disorders

Ann Marie Mercier　Kathryn Stambough　著

杨旖赛　译　　吴丹丹　周　蒨　校

一、定义

高催乳素血症：催乳素水平高于实验室检测上限（通常＞20～25ng/ml）。

低催乳素血症：催乳素水平低于实验室检测下限（通常＜2ng/ml）。

二、要点

- 催乳素是由垂体前叶分泌的。
- 主要作用为刺激乳腺细胞的增殖和分化，也有助于代谢稳态。
- 主要由一个涉及多巴胺的负反馈回路调节分泌。
- 建议检查晨间 / 空腹催乳素水平，因为催乳素通常在禁食后和晨间最低。在进食、压力、运动、乳头刺激和性交后会增加分泌。
- 高催乳素血症更为常见；低催乳素血症在临床上非常罕见。

三、高催乳素血症

（一）评估

1. 病史

月经异常、溢乳，可能有视野缺损、头痛或青春期延迟或停滞的症状。

2. 体格检查

(1) 视野检查和可能的眼科会诊。

(2) 皮肤检查：评估是否有高雄激素血症和胸壁创伤的证据。

(3) 甲状腺检查。

(4) 乳腺检查。

(5) 外生殖器检查有无低雌激素血症的证据。

3. 实验室检查

(1) 随机催乳素水平：如果晨间空腹催乳素水平反复升高，如果持续升高或水平＞100ng/ml，可能需要进行影像学评估。

(2) 下丘脑和垂体 MRI 检查是首选的影像学检查。

(3) 获取 TSH、妊娠试验、肝功能评估，评估肾和肝功能。

4. 常见诱因

(1) 生理学（妊娠、产后 / 流产后 / 哺乳期，重复性乳头刺激）。

(2) 病理学

① 颅脑肿瘤（垂体腺瘤、催乳素瘤、先天性胶质囊肿）。

② 全身性疾病（PCOS、慢性肾衰竭、甲状腺功能减退、库欣综合征、Addison 病、下丘脑病变）。

③ 其他（遗传原因，如多发性内分泌肿瘤、McCune-Albright 综合征；炎症性疾病，如结节病；垂体漏斗损伤；胸壁损伤，如带状疱疹或胸壁手术）。

(3) 药理学

多巴胺拮抗药、抗高血压药、H_2 受体拮抗药、胃动力药物、抗精神病药、抗抑郁药、阿片类药物。

(4) 特发性。

（二）治疗

1. 基于高催乳素血症的病因的治疗

(1) 由于特发性原因或垂体腺瘤导致的无症状儿童 / 青少年可期待治疗。

(2) 有症状的儿童需要治疗。事先咨询儿童内分泌医生对治疗至关重要。

2. 目标：解决症状，使青春期发育正常化，恢复性腺功能，减小肿瘤大小，保持骨量。

3. 使用多巴胺激动药（溴隐亭或卡麦角林）进行治疗。

(1) 根据催乳素水平监测和调整剂量。

(2) 通常需要长期使用。

(3) 溴隐亭：2.5～15mg/d。

(4) 卡麦角林：初始剂量为每周 0.25～0.5mg，每 4 周逐渐增加至 0.5～3.5mg，每周 1～2 次。比溴隐亭更贵，但一般耐受性更好，给药频率较低。

4. 催乳素瘤所致高催乳素血症的治疗

(1) 多巴胺激动药。

(2) 如果对药物治疗无反应、视力受损或大腺瘤＞10mm，则进行手术干预。

(3) 如果因药物治疗或其他医源性原因引起，则治疗潜在病因。

(4) 如果治疗后月经不规律持续存在，考虑使用外源性激素疗法调节月经。

四、低催乳素血症

很少在儿童和青少年中被确诊，最常在缺乏其他垂体激素时发现。

1. 常见病因

(1) 空蝶鞍综合征。

(2) 药物（多巴胺激动药）。

(3) 垂体组织破坏（Sheehan 综合征、炎症或自身免疫、肿瘤、术后、放疗后、感染）。

(4) 假性甲状旁腺功能减退。

(5) 特发性。

2. 治疗

如果伴有全垂体功能减退，补充缺乏的激素（如 ACTH 缺乏——氢化可的松、TSH 缺乏——左甲状腺素、促性腺激素缺乏——雌激素 / 孕激素）。

大腺瘤破坏泌乳细胞的治疗：可能的手术干预的神经外科咨询，否则，没有可用的治疗方法来替代催乳素。

参考文献

[1] Bernard V, Young J, Binart N. Prolactin—a pleiotropic factor in health and disease. Nat Rev Endocrinol. 2019; 15:356–365. https://doi.org/10.1038/s41574–019–0194–6

[2] Hoffmann A, Adelmann S, Lohle K, et al. Pediatric prolactinoma: initial presentation, treatment, and longterm prognosis. Eur J Pediatr. 2018;

177:125–132. https://doi.org/10.1007/s00431–017–3042–5

[3] Matalliotakis M, Koliarakis I, Matalliotaki C, Trivli A, Hatzidaki E. Clinical manifestations, evaluation and management of hyperprolactinemia in adolescent and young girls: a brief review. Acta Biomed. 2019; 90(1):149–157. https://doi.org/10.23750/abm.v90i1.8142

第 44 章　青春期
Puberty

Katherine L. O'Flynn O'Brien　著

温玉娟　译　　陈露婷　许　泓　校

一、定义

1. 正常：8—13 岁开始。

2. 迟发：13 岁时乳房发育不全或第二性征缺失，或者月经初潮延迟 4 年，或者 15 岁时月经未来潮，或者 14 岁时月经未来潮以及高雄激素特征（多毛、痤疮）。

3. 性早熟：评价性早熟（precocious puberty, PP）的年龄界限存在争议。

(1) 过去被认为是在 8 岁之前出现第二性征。

(2) 新的定义建议对≤7 岁的白种人女孩和≤6 岁的黑种人女孩进行评估。

(3) 建议考虑的因素：6 岁之前出现孤立性乳头发育或肾上腺发育，或者 8 岁之前的乳房发育初现和肾上腺发育初现。

4. 孤立 PP：包括乳房过早发育、阴毛初现过早和月经初潮过早。特征是缺乏线性生长或相关的骨骼发育或其他青春期特征。所有诊断均为排除性诊断，针对每种临床表现进行相应检查。

二、要点

• 青春期的平均年龄在过去几十年里有所下降。

• 体质性青春期延迟是一种排除性诊断。

• 如果不进行治疗，PP 可能导致骨骺板的提前闭合，进而导致身材矮小。

• 不完全 PP，如乳房过早发育，可能是良性变异，也可能发展为真性 PP。

• 评估 PP 的年龄限制较大，可能遗漏真正患有病理性 PP 的女孩群体；因此，在 6—8 岁出现青春期变化，需要进行全面的病史和体格检查，以便确定后续进行密切观察还是进行有限的初步检查。

• 在孤立性 PP 中，1/3 的患者将进展为中枢性 PP，2/3 仍为孤立性 PP。

三、正常青春期发育

青春期发动始于 8—13 岁。受遗传、健康状况、社会，以及环境因素的影响（表 44-1）。

正常青春期发育顺序：乳房萌发、肾上腺功能初现、生长发育加速、月经初潮，发育的总时长约为 4.5 年（1～6 年）。

四、青春期延迟

（一）青春期延迟的鉴别诊断

根据促性腺激素［卵泡刺激素（FSH）和黄体生成素（LH）］和雌二醇（E_2）水平可分类为不同亚型；参见表 44-2。

（二）病史

1. 青春期发育的开始年龄和发育速度：区分发育不足和发育停滞。

2. 出生史：先天异常、宫内发育迟缓史、新生儿低血糖史。

3. 既往病史：慢性疾病（如炎症性肠病、镰状细胞病）、化疗暴露、甲状腺疾病、头部外伤史。

表 44-1　　按种族 / 民族群体划分的青春期里程碑事件的平均年龄（岁）			
	黑种人	墨西哥裔美国人	非西班牙裔白种人
乳房初长	9.5	9.8	10.3
阴毛初现	9.5	10.3	10.5
月经初潮	12.1	12.2	12.7

引自 NHANES Ⅲ 1988—1994, https://wwwn.cdc.gov/nchs/nhanes/nhanes3/default.aspx.

4. 既往手术史：肛门直肠异常、盆腔手术史。

5. 家族史：父母身高、女性近亲的初潮年龄、初潮延迟 / 青春期延迟家族史、雄激素不敏感、CAH、自身免疫性疾病、脆性 X 前突变携带者、卵巢肿瘤。

6. 用药史：例如，抗精神病药物治疗。

（三）系统回顾

1. 体质：体重变化、过度运动。

2. 五官：视物模糊、嗅觉缺失。

3. 胃肠道：慢性或周期性腹痛、腹泻。

4. 泌尿生殖系统：性活动。

5. 皮肤：多毛、痤疮。

6. 神经系统：头痛、嗅觉缺失。

7. 精神病：饮食习惯紊乱、药物滥用。

8. 内分泌：潮热或冷感、溢乳。

（四）体格检查

1. 回顾以前的身高和体重，与标准生长曲线进行比较（见"第 29 章　肥胖"）。

2. 血压。

3. 一般情况：面部中线缺陷、身材矮小、蹼颈。

4. 甲状腺：评估甲状腺肿大、甲状腺肿。

5. 乳房：性成熟度评级 /Tanner 分期、溢乳、盾状胸。

6. 腹部：盆腔肿块。

7. 泌尿生殖系统：Tanner 分期，雌激素作用的证据，评估处女膜未闭、阴蒂肥大、泌尿生殖窦或生殖器不明确，确定是否存在子宫，考虑进行直肠检查以评估无性生活患者的盆腔肿块和子

宫是否存在。

（五）诊断评估

1. 实验室评估

(1) FSH、LH、E_2 水平（见表 44-2）。应重复检测 FSH 以确认 FSH 升高，FSH 水平持续升高提示性腺功能缺陷。

(2) TSH。

(3) 催乳素。

(4) 其他考虑因素

① FSH 持续升高的核型。

② 男性化：检查硫酸脱氢表雄酮（DHEA-S）、17- 羟孕酮（17-OHP）、睾酮组。

③ 考虑根据健康和预后筛查慢性病（如 CBC、ESR、电解质、腹腔检查、肝功能检查）。

2. 影像学评估

(1) 骨龄：月经初潮与骨龄的相关性大于实际年龄与其相关性，通常在体质性青春期延迟中骨龄是延迟的。

(2) 盆腔超声：确认是否存在子宫发育不全、米勒管异常或附件肿块。

或者对无法进行直肠腹部检查或双合诊检查的青少年进行评估。

注意：在青春期没有雌激素水平的患者中，子宫 / 卵巢可能无法通过超声清晰显示，并且可能被错误地认为不存在

(3) 其他考虑因素：考虑进行脑部 MRI 检查，以评价与 CNS 过程相关的神经系统症状或实验室结果。如果盆腔超声明确，或者部分结构需要进一步明晰，考虑盆腔 MRI。

表 44-2 青春期延迟的分类		
低促性腺激素性腺功能减退	**高促性腺激素性腺功能减退**	**性腺功能正常**

	低促性腺激素性腺功能减退	高促性腺激素性腺功能减退	性腺功能正常
实验室检查结果	FSH 和 LH 水平低或正常，E_2 水平低	FSH 和 LH 水平高，E_2 水平低	FSH、LH、E_2 水平均正常
病变	**中枢神经系统因素** • 体质性延迟（最常见，需排除诊断） • 慢性疾病 • 能量不足［如过度减肥 / 饮食失调 / 运动相对能量不足（RED-S）］ • 抑郁或应激 • 遗传综合征（如 Prader-Willi 综合征） • GnRH 信号通路缺陷（如 Kallman 综合征、GnRH 受体缺陷） • 中枢神经系统肿瘤（如颅咽管瘤） • 垂体疾病（如浸润性疾病、催乳素瘤、垂体功能低下） • 药物（如抗精神病药物） **甲状腺因素** • 甲状腺功能减退 **肾上腺因素** • 先天性肾上腺皮质增生症（CAH） • 库欣综合征	**性腺因素** • 早发性卵巢功能不全（特发性或自身免疫性） • Turner 综合征 • 脆性 X 染色体携带者 • 性腺发育不全 • 性腺毒性的化疗或腹部 / 盆腔放疗 • 半乳糖血症 • 卵巢切除术 **外周信号转导缺陷** • 17α- 羟化酶缺乏 • 芳香化酶缺乏 • LH 和 FSH 受体缺陷	**解剖因素** • 处女膜闭锁 • 阴道横隔 • 阴道下段闭锁 • 子宫颈阴道发育不全 • 米勒管发育不全综合征（如 Mayer-Rokitansky-Kuster-Hauser 综合征或 MRKH） • 雄激素不敏感综合征

FSH. 卵泡刺激素；LH. 黄体生成素；E_2. 雌二醇；GnRH. 促性腺激素释放激素

（六）治疗

1. 体质性延迟：安慰及支持治疗。

2. 其他病因：必须解决基础疾病。

(1) 慢性病的治疗。

(2) 除了激素治疗诱导或继续青春期发育之外，Turner 综合征患者还需要多学科随访。

(3) 性腺发育不全患者可能需要性腺切除术，以降低发生恶性肿瘤的风险。

(4) 梗阻性异常的手术治疗。

3. 不可逆的原因将需要雌激素治疗（如果有指征，加用黄体酮），以获得第二性征，并提供生理水平的激素（见"第 40 章 早发性卵巢功能不全"）。

五、性早熟

鉴别诊断（表 44-3）

1. 病史

(1) 青春期发育的开始年龄和发育速度：与真正的 PP 相比，进展迅速的青春期发育与分泌激素的肿瘤更相关。

(2) 出生史：出生时神经系统创伤、早产。

(3) 既往病史：甲状腺疾病、头部外伤史、癫痫发作、脑炎、脑膜炎、腹痛。

(4) 既往手术史：盆腔 / 腹部肿块病史。

(5) 家族史：父母身高、家庭成员的青春期时间、CAH 或神经纤维瘤病家族史、家庭成员使用含雄激素或雌激素的药物。

(6) 用药史：可能摄入的外源性激素。

表 44-3　性早熟的分类		
	中枢性（促性腺激素依赖型）	外周性（非促性腺激素依赖型）
实验室结果	基线和（或）刺激的 LH 和 FSH 水平高，E_2 高	LH 和 FSH 低，E_2 正常至高（加上以下其他结果）
特征	• 遵循典型的青春期发育模式和时间进程，但处于早期 • 同性发育	• 可能遵循异常模式（如阴道出血先于乳房发育，快速发作 / 进展） • 可能是同性或异性（如男性化）发育
病变	• 特发性（最常见，排除诊断） • 脑部疾病 　－ 先天性缺陷（如脑积水） 　－ 脑肿瘤 　－ 脑部感染 / 炎症 　－ 头部外伤 • 神经纤维瘤病 • 结节性硬化症 • 继发性中枢性性早熟（如由于 CAH 治疗不彻底或暴露于雄激素分泌肿瘤后，从外周原因进展为中枢原因）	• 暴露于外源性雄激素或雌激素 • 肾上腺或卵巢的性激素分泌肿瘤（如颗粒细胞瘤） • 促性腺激素分泌肿瘤 • McCune-Albright 综合征 • Van Wyk-Grumbach 综合征 • 重度甲状腺功能减退症 • 肾上腺酶缺乏症（如 CAH）

CAH. 先天性肾上腺皮质增生症；FSH. 卵泡刺激素；LH. 黄体生成素；E_2. 雌二醇

2. 系统回顾

(1) 胃肠道：慢性或周期性腹痛。

(2) 泌尿生殖系统：阴蒂肥大、阴毛发育、阴道流血或分泌物。

(3) 肌肉骨骼：快速增长。

(4) 皮肤：多毛、痤疮。

(5) 神经系统：头痛、癫痫发作、视力改变。

(6) 内分泌：潮热或冷感、溢乳。

3. 体格检查

(1) 回顾以前的身高和体重：检查身高增长速度的加速增长曲线（见"第 29 章　肥胖"）。

(2) 血压。

(3) 五官：视野评估，评估视盘水肿（CNS 肿瘤的迹象）。

(4) 甲状腺：评估甲状腺肿大、甲状腺肿。

(5) 乳房：Tanner 分期、溢乳。

(6) 腹部：腹部和盆腔肿块。

(7) 泌尿生殖系统：Tanner 分期，雌激素作用的证据，阴道分泌物、阴蒂肥大。

(8) 考虑进行直肠检查以评估无性生活患者的盆腔肿块和子宫是否存在。

(9) 皮肤：痤疮、大汗腺气味、牛奶咖啡斑、腋毛。

4. 诊断评估

考虑咨询儿科内分泌科医生。

(1) 实验室评估

① 基础 FSH、LH、E_2 水平，见表 44-3。用儿科参考值进行超灵敏 E_2 测定。

② TSH。

③ hCG（水平升高可触发卵巢激素分泌）。

④ 催乳素。

⑤ 其他考虑因素。

男性化：检查 DHEA-S、睾酮组、上午 7 点钟的 17-OHP 水平（评价 21- 羟化酶缺乏）。

考虑进行促肾上腺皮质激素（ACTH）刺激试验以确认 CAH。

基线促性腺激素水平升高：进行 GnRH 刺激试验以区分 PP 的中枢和外周原因。

受激发的高 LH 水平提示中枢性 PP。

(2) 影像学评估

① 骨龄：骨骼成熟加速是性激素暴露的证据。实际年龄超过 2 个标准差不太可能是正常变异。可以每 6 个月重复 1 次以监测骨骼成熟。

② 盆腔超声：评估子宫大小和形状、卵巢肿块、卵泡。

③ 肾上腺影像学检查：超声、CT 或 MRI 检查以评估肾上腺肿块（如果存在肾上腺雄激素水平升高）。

④ 中枢神经系统影像学检查：用 CT 或 MRI 评估颅内病变。在 8 岁以下患有进行性中枢性 PP 的患者或任何有神经系统症状的患者中进行。

5. 治疗

(1) 总体目标

① 停止或延缓青春期进展，直至青春期的正常年龄。

② 最大化实现遗传身高潜力。

③ 减少与性特征早期发育相关的社会心理痛苦。

开始治疗的一般考虑事项：骨龄比实际年龄大 2 岁或预测的成年身高低于遗传身高潜力。对 >6 岁的患者，均根据 Bayley-Pinneau 表使用实际年龄与骨龄预测成人身高。6 岁以下患者的青春期发育。8 岁以下月经初潮。

如果不开始药物治疗，则每 6 个月通过身体检查、身高增长速度和骨龄监测继续进行系列评估。

(2) 中枢性 PP

① 如果继发于中枢神经系统疾病，则与适当的亚专科（例如，中枢神经系统肿瘤、催乳素瘤）联合治疗。

② GnRH 激动药治疗：LH 和 FSH 分泌的可逆性抑制。如醋酸亮丙瑞林肌内注射或组氨瑞林皮下植入。在 GnRH 激动药给药和系列体格检查后，通过随访 LH 和 FSH 水平监测治疗效果。持续治疗直至患者达到青春期发育阶段的平均年龄。

③ 停用 GnRH 激动药后，青春期变化以正常速度进行，月经初潮发生在 1～2 年内。

(3) 外周性 PP：针对基础疾病的治疗

① 卵巢 / 肾上腺功能性肿瘤：根据基础肿瘤类型进行手术切除 ± 化疗 / 放疗。

② 卵巢囊肿：监测、治疗基础疾病或抑制促性腺激素后可能消退。

③ 肾上腺酶缺乏症：盐皮质激素和糖皮质激素替代治疗。

④ 重度甲状腺功能减退症 /Van Wyk-Grumbach 综合征：左甲状腺素治疗。

⑤ McCune-Albright 综合征：咨询内分泌科医生，用芳香化酶抑制药或选择性雌激素受体调节剂治疗，以抑制激素的外周效应和性激素合成。如果进展为中枢性 PP，可能需要使用 GnRH 激动药治疗。

六、孤立性性早熟

（一）乳房过早发育

1. 定义

在没有其他青春期体征、生长突增或骨骼成熟加速的情况下，8 岁之前孤立的乳房发育。

有两种类型。

(1) 经典型：发生在 2—3 岁，继发于 HPO 轴的活动。

(2) 非经典型：影响年龄较大的女孩，与进展为 PP 更相关。

可以是单侧或双侧。可能机制：间歇性 HPO 轴激活和 FSH 分泌、卵巢囊肿一过性分泌 E_2、外源性雌激素暴露或乳腺组织对 E_2 的敏感性增加。

2. 鉴别诊断

(1) 特发性 / 自限性。

(2) McCune-Albright 综合征。

(3) 真性 PP。

3. 评估

(1) 骨龄：如果正常，可以推迟影像学检查和实验室检查。如果是晚期或进展性，完成更广泛的 PP 检查（参见上文）。

(2) 实验室评估

① 促性腺激素：青春期前 LH、FSH 正常或升高。

② GnRH 刺激试验：仅 FSH 升高。

(3) 盆腔超声

① 评估卵巢囊肿或盆腔肿块。

② 青春期前子宫和卵巢的外观。

4. 管理和随访

每 6～12 个月重新评估 1 次以评估是否进展为 PP。

（二）肾上腺功能早现

1. 定义

在没有其他青春期体征的情况下，8 岁之前出现阴毛和（或）腋毛。

在非裔美国人中，通常可能发生在乳房发育之前或同时出现。可能与后来发展为 PCOS 有关。

• 可能机制：早期肾上腺雄激素（雄烯二酮、DHEA 和 DHEA-S）分泌增加或毛囊对循环雄激素的敏感性增加。

2. 鉴别诊断

(1) 婴儿阴毛症。

(2) 真性 PP。

(3) 男性化肿瘤。

(4) 非典型 CAH。

3. 评估

(1) 骨龄：如果正常，可以进行有限的实验室评估：睾酮、DHEA-S 和 17-OHP。如果为晚期或进行性：进行完整的 PP 检查（参见上文）。

(2) 实验室评估：如果雄激素和上午 7 点钟的 OHP 水平升高或与骨龄增高相关，考虑 ACTH 刺激试验。

4. 管理和随访

每 3～6 个月重新评估 1 次以评估是否进展。

（三）月经初潮过早

1. 定义

青春期未成熟时的子宫出血。6—9 月龄后罕见。

可能机制：HPO 轴激活、FSH 水平升高以及子宫内膜对 E_2 的敏感性增加。

2. 鉴别诊断

(1) 排除更常见的非内分泌原因：外源性雌激素暴露、恶性肿瘤、外阴阴道炎、异物、外伤或虐待。

(2) McCune-Albright 综合征。

(3) 真性 PP。

3. 评估

(1) 病史：出血模式、相关阴道分泌物。

(2) 体格检查：评估外伤、阴道病变、腹部肿块、阴道组织雌激素化、阴道分泌物、异物。

(3) 考虑在麻醉和（或）阴道冲洗下进行检查。

(4) 考虑阴道分泌物培养。

(5) 骨龄：如果持续不断进展，进行完整的 PP 检查（见上文）。

(6) 实验室评估：青春期前 E_2 和促性腺激素水平，对 GnRH 刺激试验的反应无变化。

(7) 盆腔超声

① 评估卵巢囊肿、盆腔包块。

② 青春期前子宫和卵巢的外观。

4. 管理和随访

每 6 个月重新评估是否进展为 PP，治疗潜在病因（如切除肿瘤、治疗阴道感染）。

参 考 文 献

[1] Chan, Y.M., Biro, F.M., & Emans, S.J. Delayed puberty. In Emans, S.J., Lauger, M.R., DiVasta, A.D. (Eds) (2020). *Emans, Laufer, Goldstein's Pediatric and Adolescent Gynecology* (7th ed., pp. 363–377) Philadelphia, PA: Wolters-Kluwer.

[2] Dietrich, J.E. (Ed.). (2014). *Female puberty: A comprehensive guide for clinicians.* New York, NY: Springer Science & Business Media.

[3] Fritz, M.A., & Speroff, L. (Eds.). (2011). *Clinical gynecologic endocrinology and infertility* (8th ed.) Philadelphia, PA: Lippincott Williams & Wilkins.

[4] Pitts S.A., & Gordon C. The physiology of puberty. In Emans, S.J. Laufer, M.R., DiVasta, A.D. (Eds.) (2020). *Emans, Laufer, Goldsteins's pediatric and adolescent gynecology* (7th ed., p. 35) Philadelphia, PA: Wolters–Kluwer.

[5] Stafford, D.E., & Mansfield, M.J. Precocious puberty. In Emans, S.J., Lauger, M.R., DiVasta, A.D. (Eds) (2020). *Emans, Laufer, Goldstein's Pediatric and Adolescent Gynecology* (7th ed., pp 351–362) Philadelphia, PA: Wolters-Kluwer.

[6] Wu, T., Mendola, P., & Buck, G. (2002). Ethnic differences in the presence of secondary sex characteristics and menarche among US girls: The Third National Health and Nutrition Examination Survey, 1988–1994. Pediatrics. 110(4), 752–757.

第45章　妇产科疾病的放射学检查
Radiologic Imaging for Gynecologic Conditions

Charis Chambers　S. Paige Hertweck　著

朱晨锋　译　　孙亚兵　校

一、超声

（一）要点

• 诊断子宫、卵巢、输卵管、宫颈和肾脏良性病变的首选方式。

（二）类型

1. 经腹检查：在膀胱充盈的情况下进行，以提高图像质量；是广泛用于评估女性盆腔器官和肾脏的有效方法。

2. 经阴道检查：仅在有性生活或使用卫生棉条、能配合、年龄较大的青少年中进行；有助于诊断输卵管卵巢脓肿（tubo-ovarian abscess，TOA）和早期妊娠。

3. 彩色多普勒：不能用于排除或诊断卵巢扭转，但当存在其他形态学征象（如卵巢间质水肿、卵巢偏心性肿块）和临床高度怀疑卵巢扭转时，可帮助诊断卵巢扭转。

4. 三维重建：用于显示宫内节育器（IUD）异位和显示肛门直肠畸形。

5. 经会阴（经阴唇）：用于确定尿道、尿道周围软组织、直肠前、生殖道远端异常。

（三）优点

没有辐射。

（四）缺点

对于尿失禁的患者，经腹超声检查可能会受到限制或需要膀胱充盈。

（五）卵巢及附件肿块的超声诊断

卵巢附件报告和数据系统（ovarian-adnexal reporting and data system，O-RADS），是一种基于成人经阴道超声成像的模式识别工具，可以作为小儿及青少年妇科（PAG）超声成像工具，虽然大多数 PAG 超声成像是经腹部。

使用卵巢内部成分描述和基于血流评分，包括无血流信号（1分），少量血流信号（2分），中等血流信号（3分）和丰富血流信号（4分）。

该系统被用于提供一致性解释。

通过使用相似的描述或词汇来减少超声报告中的歧义。为卵巢附件/肿块确定恶性肿瘤风险提供更高的准确性概率。根据包含的每个风险类别提供管理建议。

1. O-RADS 0= 不完全评估（由于技术因素，如肠气干扰，无法获得经阴道成像）

处理：重复检查。

2. O-RADS 1= 生理状态（正常绝经前卵巢）

处理：无须随访。包括卵泡（定义为囊肿或黄体≤3cm）（图 45-1）。

3. O-RADS 2= 大概率良性（恶性肿瘤风险＜1%）（图 45-2）

包括＜10cm 的单房囊肿。处理措施如下。

(1) 单纯性囊肿

① ＜5cm：无须随访。

② ＞5cm 但＜10cm：如未手术处理，8～12 周后随访。

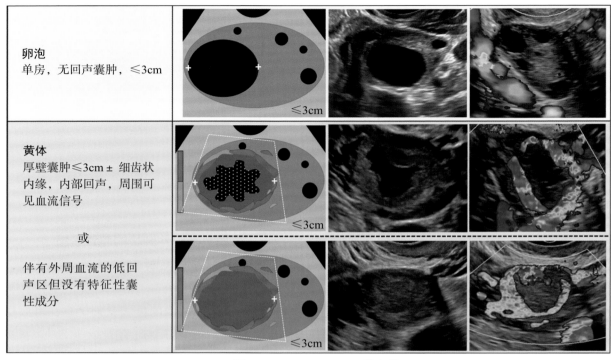

▲ 图 45–1　O-RADS 1：正常卵巢

经许可转载，引自 Andriotti RF, et al. Radiology 2020; 294.

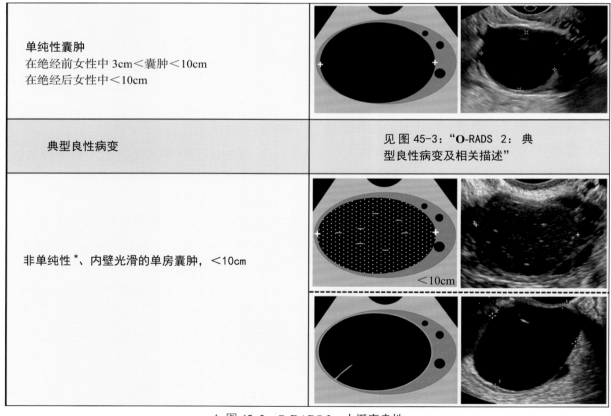

▲ 图 45–2　O-RADS 2：大概率良性

*. 非单纯性：当存在内部回声或不完全隔膜时适用。注意，如果内缘光滑，不完全隔膜不被认为是囊壁不规则

经许可转载，引自 Andriotti RF, et al. Radiology 2020; 294.

(2) 内壁光滑的非单纯性单房囊肿

① ≤3cm：无须随访。

② >3cm 但 <10cm：如未手术处理，8～12 周后随访。

(3) <10cm 的具有典型外观的囊肿（图 45-3）。

① 出血性囊肿：<5cm：无须随访，>5cm 但 <10cm，8～12 周后随访。

② 畸胎瘤：<5cm，随访 8～12 周，>5cm，手术切除。

③ 内膜样囊肿：<5cm，随访 8～12 周，>5cm，手术切除。

④ 卵巢旁囊肿：<5cm，随访 8～12 周，>5cm，手术切除。

⑤ 腹膜包涵囊肿：根据临床表现 / 症状处理。

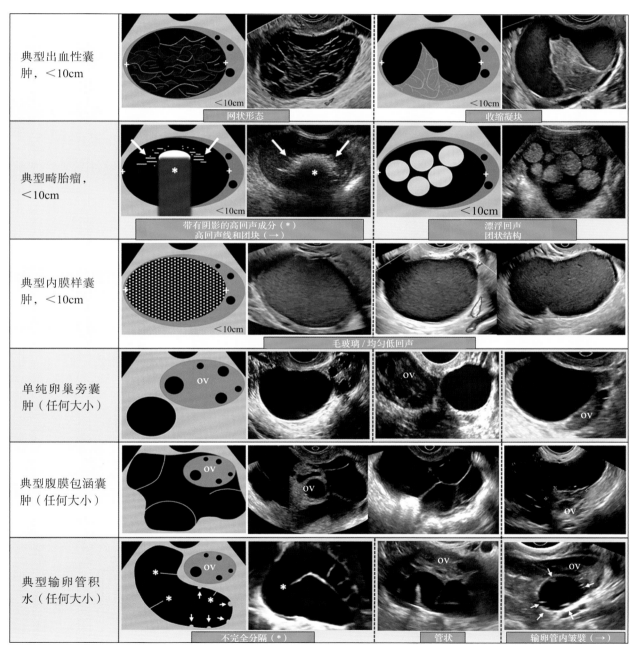

▲ 图 45-3　**O-RADS 2**：典型良性病变及相关描述

经许可转载，引自 Andriotti RF, et al. Radiology 2020; 294.

⑥ 输卵管积水：根据临床表现 / 症状处理。

4. O-RADS 3= 低恶性风险病变（1%～10%）
（图 45–4）

手术治疗。

(1) 单房囊肿＞10cm。

(2) 典型的畸胎瘤、子宫内膜异位囊肿、出血性囊肿＞10cm。

(3) 任何大小的内壁高度＜3mm 的单房囊肿。

(4) 内壁光滑的＜10cm 的多房囊肿。

(5) 任何大小的实性光滑病灶，血流评分为

1 分。

5. O-RADS 4= 中度恶性风险病变（10%～50%）
（图 45–5）

儿科外科 / 儿科肿瘤学的多学科护理。

(1) 无实性成分的多房性囊肿

① ≥10cm，内壁光滑，血流评分 =1～3 分。

② 任意大小，内壁光滑，血流评分 =4 分。

③ 任意大小，内壁不规则和（或）间隔不规则，任何血流评分。

(2) 有实性成分的单房囊肿：任何大小，乳头

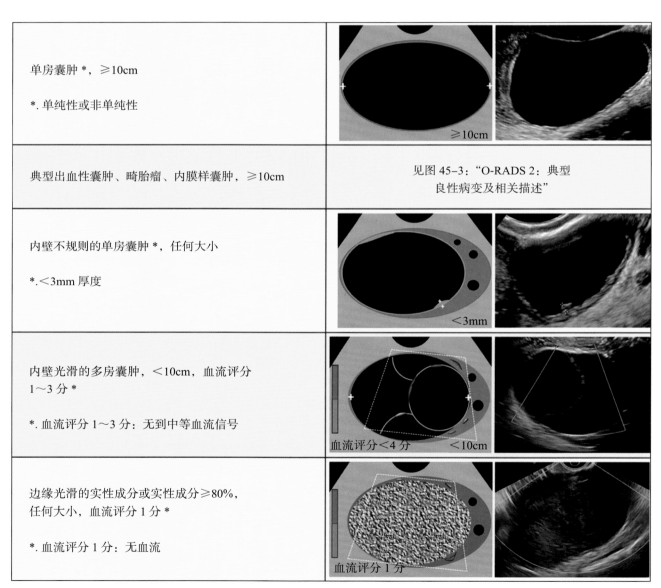

单房囊肿 *，≥10cm *. 单纯性或非单纯性	≥10cm
典型出血性囊肿、畸胎瘤、内膜样囊肿，≥10cm	见图 45–3："O-RADS 2：典型良性病变及相关描述"
内壁不规则的单房囊肿 *，任何大小 *.＜3mm 厚度	＜3mm
内壁光滑的多房囊肿，＜10cm，血流评分 1～3 分 * *. 血流评分 1～3 分：无到中等血流信号	血流评分＜4 分　＜10cm
边缘光滑的实性成分或实性成分≥80%，任何大小，血流评分 1 分 * *. 血流评分 1 分：无血流	血流评分 1 分

▲ 图 45–4　O-RADS 3：低恶性风险病变
经许可转载，引自 Andriotti RF, et al. Radiology 2020; 294.

状突起 0～3 个，任何血流评分。

(3) 有实性成分的多房性囊肿：任何大小，血流评分 =1～2 分。

(4) 实性病变：光滑，任何大小，血流评分 2～3 分。

6. O-RADS 5= 恶性肿瘤高风险病变（＞50%）（图 45-6）

儿科外科 / 儿科肿瘤学的多学科护理。

(1) 单房囊肿，任何大小，乳头状突起≥4 个，血流评分 = 任意。

(2) 多房囊肿，任何大小，实性成分，血流评分 =3～4 分。

(3) 光滑实性，任何大小，血流评分 =4 分。

(4) 腹水和（或）腹膜结节。

二、磁共振成像

（一）要点

• 用于诊断先天性生殖道异常，特别是米勒管和阴道缺陷（当超声检查无法做时），以及外阴肿块。

• 子宫宫底外部轮廓异常，可区分双角子宫和纵隔子宫；可以清晰地描绘出基本的子宫角，以及它们是否具有有功能的子宫内膜。

• 检测米勒管异常伴随的肾脏异常。

（二）特定的视图显示特定的器官

1. T_1 加权视图：非常适合软组织评估，有助于检测子宫阴道积血。

(1) 冠状面：肾脏和卵巢。

(2) 矢状面：子宫、阴道和脊柱。

2. T_2 加权视图：子宫病变的显像更优越。

(1) 矢状面：子宫和阴道。

(2) 冠状面：卵巢、子宫下段、宫颈和阴道。

（三）优点

会阴标记物（通常是插入阴道的特殊明胶胶囊或凝胶）可以帮助确定阴道梗阻的程度。

（四）缺点

对于年龄较小的儿童（7 岁以下），在检查过程中需要镇静以保持不动。

三、计算机断层扫描

（一）要点

对诊断重大腹部或盆腔创伤、盆腔或肾脏恶性肿瘤、术后并发症（如血管 / 器官损伤、脓肿）有较高价值。

（二）优点

增强造影对排除阑尾炎很有帮助。

（三）缺点

1. 对盆腔结构的常规筛查无帮助。

2. 辐射剂量对性腺有重要意义。

3. 尽管不像 MRI 检查那样长时间，但可能需要镇静以使幼儿保持静止。

4. 通常需要对比剂，伴随过敏反应和肾毒性的小风险。

四、生殖器造影

（一）要点

在确定解剖结构不清的生殖器和单一会阴开口中有重要价值。

（二）优点

用于年龄很小的孩子。

（三）缺点

1. 需要手术。

2. 具有辐射。

3. 开口必须足够大以放置导管。

（四）手术流程

1. 在孔内放置 5Fr 或 8Fr 胃管。

2. 注射泛影葡胺对比剂。

3. 使用 X 线透视检查显示染色并绘制解剖图。

4. 在选定的病例中与膀胱造影和（或）直肠造影术联合使用。

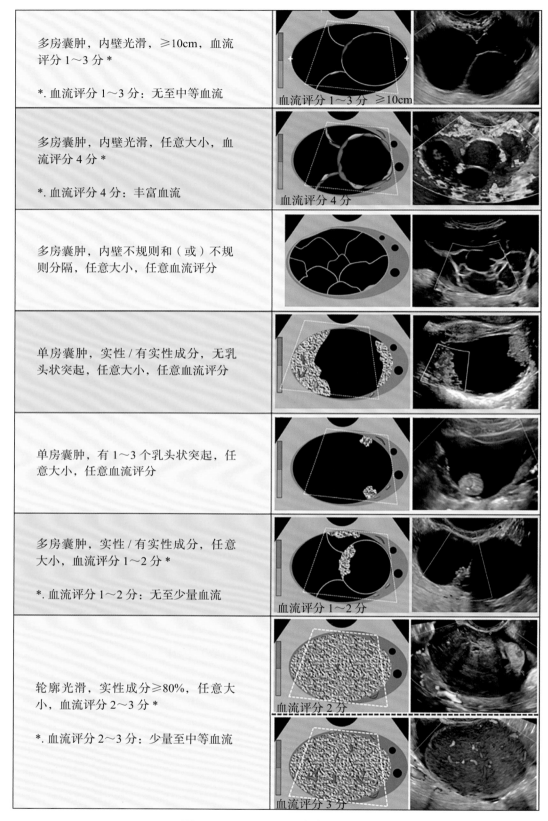

多房囊肿，内壁光滑，≥10cm，血流评分 1～3 分 *

*. 血流评分 1～3 分：无至中等血流

血流评分 1～3 分　≥10cm

多房囊肿，内壁光滑，任意大小，血流评分 4 分 *

*. 血流评分 4 分：丰富血流

血流评分 4 分

多房囊肿，内壁不规则和（或）不规则分隔，任意大小，任意血流评分

单房囊肿，实性 / 有实性成分，无乳头状突起，任意大小，任意血流评分

单房囊肿，有 1～3 个乳头状突起，任意大小，任意血流评分

多房囊肿，实性 / 有实性成分，任意大小，血流评分 1～2 分 *

*. 血流评分 1～2 分：无至少量血流

血流评分 1～2 分

轮廓光滑，实性成分≥80%，任意大小，血流评分 2～3 分 *

*. 血流评分 2～3 分：少量至中等血流

血流评分 2 分

血流评分 3 分

▲ 图 45–5　**O-RADS 4：中度恶性风险病变**
经许可转载，引自 Andriotti RF, et al. Radiology 2020; 294.

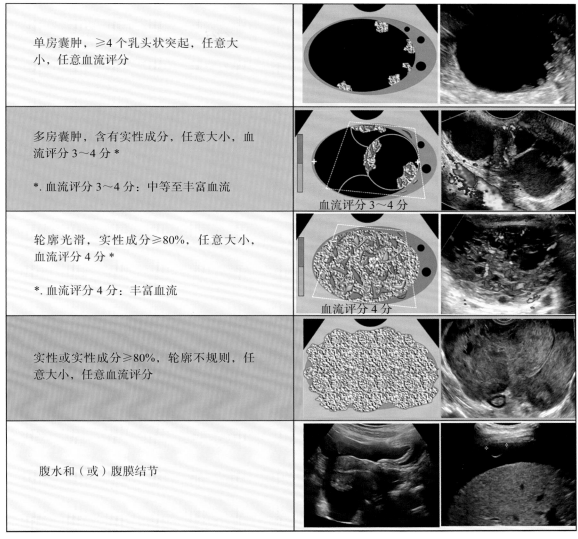

单房囊肿，≥4 个乳头状突起，任意大小，任意血流评分	
多房囊肿，含有实性成分，任意大小，血流评分 3～4 分 * *. 血流评分 3～4 分：中等至丰富血流	血流评分 3～4 分
轮廓光滑，实性成分≥80%，任意大小，血流评分 4 分 * *. 血流评分 4 分：丰富血流	血流评分 4 分
实性或实性成分≥80%，轮廓不规则，任意大小，任意血流评分	
腹水和（或）腹膜结节	

▲ 图 45-6　**O-RADS 5：恶性肿瘤高风险病变**

经许可转载，引自 Andriotti RF, et al. Radiology 2020; 294.

参考文献

[1] Andriotti RF, Timmerman D, Strachowski LM, et al. O-RADS risk stratification and management system: a consensus guideline from the ACR Ovarian-Adnexal Reporting and Data System Committee. Radiology. 2020; 294:168–185.

[2] Behr S, Courtier J, Qayyum A. Imaging of Müllerian duct anomalies. Radiographics. 2012; 32:233–250.

[3] Patel M, Young S, Dahiya N. Ultrasound of pelvic pain in the nonpregnant woman. Radiol Clin N Am. 2019; 57:601–616.

[4] Yoo R, Cho J, Kim S, et al. A systematic approach to the MR imaging-based differential diagnosis of congenital Müllerian anomalies and their mimics. Abdom Imaging. 2015; 40:192–206.

第 46 章　性虐待、性交易和强奸
Sexual Abuse, Sex Trafficking, and Rape

Jacqueline Sugarman　　S. Paige Hertweck　著

杨秉鑫　译　　陈露婷　校

一、性虐待

（一）定义

1. 性虐待：当儿童进行他们无法理解、身体发育未准备好、不能给予知情同意和违反社会法律禁忌的性活动时，就会发生性虐待。

2. 性交易：性交易涉及的活动范围很广，包括爱抚、口腔和（或）肛门生殖器接触，以及非接触性虐待（裸露癖、窥阴癖）和剥削儿童（色情、卖淫）。

3. 乱伦：当施暴者与有血缘或婚姻关系的受害者发生性关系时，即为乱伦。

4. 强奸：未经受害者同意，无论多么轻微地，用任何身体部位或物体插入阴道或肛门，或者用他人性器官经口插入。

5. 熟人强奸：比较常见的情况是受害人认识施暴者。

6. 法定强奸：法律规定了一个人在法律上不能同意性行为的年龄。这一年龄在不同地方有所区别。

（二）要点

- 约有 1/13 的男孩和 1/4 的女孩在 18 岁之前遭受过性虐待。
- 大多数遭受性虐待的儿童将接受正常检查。
- 最常见的诊断是通过病史做出的。
- 儿童呈现以下情况的结果：告知（最常见，但通常是在很久以前发生的虐待）、性传播感染（STI）、伤害、相关的体征和症状。

- 与施暴者的关系、首次发生虐待事件时的年龄、身体暴力的使用、虐待的严重程度、人口统计的可变性以及照护者接受相关事件的程度，都会影响儿童的告知意愿。
- 1/5 的女性经历过强奸或强奸未遂。
- 1/3 的女性强奸受害者在 11—17 岁首次遭受强奸，1/8 女性称强奸发生在 10 岁之前。

（三）临床指征

1. 行为体征和症状：噩梦、睡眠困难、行为改变、攻击性、性行为、退化、饮食失调、抑郁、与他人隔绝、自我伤害行为。

2. 身体体征和症状

(1) 反复出现的躯体不适：头痛、腹痛、遗尿、大便失禁、排尿困难、肛门生殖器疼痛、肛门生殖器出血、肛门生殖器分泌物、肛门生殖器肿块或溃疡。

(2) 意外生殖器损伤：损伤应与病史相符（例如，典型表现为骑跨伤，通常不会导致穿透性损伤）。

(3) STI：STI 和性虐待的影响因疾病而异（表46-1）。

① HIV、淋病、梅毒和衣原体感染（如果不是在围产期获得，通过罕见的非性垂直传播，或者通过输血感染 HIV）考虑诊断为青春期前儿童性虐待。应向儿童保护热线报告这些感染。

② 阴道毛滴虫（如果排除了围产期传播和罕见的非性垂直传播）考虑诊断为性虐待。应向儿

表 46–1　青春期前儿童的性传播感染：解释它们的意义并在识别后采取适当的措施		
恰当检测所诊断的感染（排除假阳性检测和进行确定性检测）	意　义	推荐的措施
淋病、沙眼衣原体、梅毒、阴道毛滴虫	如果排除围产期传播和罕见的垂直传播是可能的感染方式，则这些感染被认为是由性虐待引起	向当地或州儿童保护机构报告
人类免疫缺陷病毒（HIV）	如果这种感染不是围产期感染或输血感染引起，则可诊断为性虐待	向当地或州儿童保护机构报告
肛门生殖器疱疹	如果没有明确的自体接种史，则认为这种感染为可疑性虐待	如果不存在明确的自体接种史，请向当地或州儿童保护机构报告，需要进一步调查
肛门生殖器疣（尖锐湿疣）	这种感染被认为是可疑的性虐待。应排除围产期传播、水平传播或自身接种的感染方式	如果不存在明确的传播方式或存在怀疑虐待的证据（病史、体格检查或其他性传播感染），向当地或州儿童保护机构报告。首次出现在 >5 岁儿童中的病变更有可能是由性传播引起
传染性软疣	这种感染被认为是不确定的性虐待。可通过自体接种传播	随访。在没有任何额外的虐待证据（关于病史或身体检查结果）的情况下不进行报告
细菌性阴道炎	这种感染被认为是不确定的性虐待	随访。在没有任何额外的虐待证据（关于病史或身体检查结果）的情况下不进行报告

引自 Kellogg N; American Academy of Pediatrics Committee on Child Abuse and Neglect. The evaluation of child abuse in children. Pediatrics. 2005;16:506–12; Adams JA, Farst KJ, Kellogg ND. Interpretation of medical findings in suspected child abuse: an update for 2018. J Pediatr Adolesc Gynecol. 2018;31:225–31; Workowski KA, Bachmann LH, Chan PA, et al. Sexually transmitted infections treatment guidelines, 2021. MMWR Recomm Rep. 2021;70(No. RR–4):1–187. Doi: http://dx.doi.org/10.15585/mmwr.rr7004a1; and American Academy of Pediatrics. Red Book: 2021–2024 Report of the Committee on Infectious Diseases. 32nd ed. American Academy of Pediatrics; 2021.

童保护热线报告这种感染。

③ 生殖器疱疹可以通过自身接种传播，但是如果没有明确的病史，则被认为是可疑的性虐待，应向儿童保护热线报告。

④ 肛门生殖器疣可能通过性传播，也可能通过围产期和横向传播。如果没有明确的传播方式，或者疣被认为是虐待的结果，要向儿童保护热线报告。

3. 既往 STI 史、既往性行为、既往或当前妊娠史应促使医务人员讨论既往性伴侣的年龄和胁迫行为。

（四）性虐待的鉴别

1. 可能出现出血的情况

(1) A 族链球菌性外阴阴道炎。

(2) 志贺菌性外阴阴道炎。

(3) 尿道脱垂。

(4) 阴道异物。

(5) 骑跨伤或其他意外创伤。

(6) 与性早熟相关的出血。

2. 类似生殖器损伤或创伤的情况。

(1) 硬化性苔藓（上皮下出血）。

(2) 中线融合失败。

(3) 阴唇粘连〔与瘢痕和（或）可能的出血混淆〕。

(4) 前庭线。

3. 类似 STI 的情况：生殖器口腔溃疡。

4. 其他感染性病因引起的阴道分泌物：流感嗜血杆菌。

（五）病史

1. 为了进行医疗决策和确保儿童安全，应该获取病史信息。

2. 理想情况下，病史采集应由受过训练的法医采访者（通常在儿童宣传中心）从儿童或青少年那里获得。

3. 当在急诊室或诊所时，应尽量从父母或看护人处获得大部分的虐待史（儿童不在场）。然后，如果可能的话，在看护人不在场的情况下单独从孩子那里获取。

4. 应重点关注

(1) 医疗问题：口腔或阴道生殖器问题〔阴道分泌物、新的肛门生殖器肿块或溃疡、疼痛、排尿困难和（或）出血〕。

(2) 损伤机制／接触类型（指导检查和解释医疗发现）。

(3) 孩子在当前环境下是否安全。

(4) 需回答的问题

① 孩子在目前的环境中是否安全。

② 谁参与了。

③ 什么时候发生的。

④ 什么时候最后一次和施暴者接触。

⑤ 发生了什么。

⑥ 儿童是否有任何症状，这些症状是否与虐待史有关。

⑦ 虐待是否报告给了相关机构。

5. 为了帮助了解病史，询问并记录孩子使用哪些术语来表示隐私部位，并在向孩子询问与隐私区域相关的问题时使用这些术语。

6. 承认你在问一些困难的问题。

7. 保持中立和客观。

8. 使用开放式陈述和非引导性问题来获取病史，例如"告诉我今天来这里做什么。告诉我你今天为什么来这里"。

9. 见表 46-2 更多的示例问题，以帮助采集病史。

通过重复而不是暗示来阐明孩子告诉你的内容。阐明需要是具体的。一定要理解孩子使用术语的意思（例如，如果一个孩子说她被强奸了，你可能会告诉她，强奸对不同的人来说有很多含义。这对她来说意味着什么）。

逐字记录孩子的任何陈述，并在病历中注明出处；记录为引出这些陈述而提出的问题。

在青春期前和青少年中，评估是否存在人口拐卖、药物滥用和自我伤害（见下文的性交易部分和"第 21 章 如何评估和帮助患者避免高危行为"）。

（六）体格检查

1. 时机

虐待的性质、时间和长期性对于决定何处和何时进行检查、是否需要收集法医证据以及做哪些检查都很重要。

每个州都有何时收集证据的具体时间框架。如果存在恢复生物学证据或痕迹证据的可能性，则立即收集证据。一般来说，如果最近的虐待发生在过去 72～96h 内，这种可能性最大。

2. 急性检查的目的

(1) 恢复证据。

(2) 评估伤害。

(3) 评估任何疼痛或出血的病因。

(4) STI 筛查。

(5) 检测任何自杀意念、妊娠或 HIV 传播。

3. 立即检查伤害和收集证据的指征

(1) 在急性时间范围内发生的事件，包括阴茎插入阴道和（或）肛门。

(2) 有可能恢复生物学证据或痕迹证据的情况：与报告的施暴者的生殖器、血液、精液、唾液或皮肤细胞有接触。

(3) 病史不明，但存在与报告的施暴者的生殖器、血液、精液、唾液或皮肤细胞有接触的情况。

(4) 病史表明有过搏斗，可能在受害者衣服或身体上留下了一些被报告的施暴者的血液或精液。

(5) 病史表明，唾液可以从受害者的颈部或乳房或其他身体部位提取。

表 46-2　就性虐待问题询问儿童

初始程序

I
1. 在孩子不在场的情况下，从父母、社会工作者或看护人那里获取信息
2. 询问儿童对生殖器术语的理解

II　在无威胁的环境中单独询问孩子（如果可能，不要在检查室）

III
1. 与孩子建立融洽的关系（游戏、颜色、询问孩子的名字和年龄）
2. 询问家庭情况
   (1) 孩子住在哪里
   (2) 还有谁住在那里
   (3) 孩子睡在哪里
   (4) 孩子上学了吗？在哪里
3. 辨认身体部位
   辨认身体的所有部位——眼、鼻、头发、手、肚脐及生殖器

开始关注虐待的可能性

IV
1. "你知道你为什么来看我吗？"
2. "你知道我是什么样的医生吗？我是一个检查孩子们的心脏，听他们的肺，也检查他们隐私部位的医生。你需要检查你的隐私部位吗？"
3. "一些来找我的孩子告诉我，他们的身体发生了一些事情，让他们感到不舒服 / 不喜欢。这样的事情发生在你身上了吗？"

发生了什么事

V
1. 你去哪儿了
2. 谁在那里
3. 妈妈在哪里？爸爸呢
4. 谁干的
5. 他 / 她做了什么
6. 你的衣服在哪里？短裤呢？他 / 她的衣服呢
7. 还有其他人知道发生了什么吗？他们是怎么知道的

结束询问

VI
1. 感谢患者与你交谈
2. 向孩子保证，他们和你谈话做得很好，发生的事情不是他 / 她的错
3. 告诉孩子你相信他 / 她说的话
4. 告诉孩子："你很勇敢地告诉了我发生的事情。说出这件事情不是一件容易的事"

解释检查

VII
1. "现在我们需要检查你 / 听诊你的心脏、肺；触摸你的肚子；再看你的私密部位"
2. 描述如何进行肛门生殖器检查

VIII　不要向孩子们提出引导性问题（例如，他在这里碰了你，不是吗？）

记录

IX
1. 记录问题和给出的答案
2. 尽量记录准确的单词和短语

针对青少年的修改

X
1. 获取更具体的信息：侵犯的日期和时间、侵犯史 [口腔、直肠或阴道插入、罪犯的口腔接触、射精（如果已知）、手指插入或异物插入]
2. 获取任何自我清洁活动的病史（刷牙、排尿、冲洗、换衣服）
3. 获取月经史，以及患者是否使用避孕措施。是否使用了任何润滑剂或避孕套

引自 Sugarman JM, Evaluation of child sexual abuse, in: Giardino AP, Damer EM, Asher JB, eds, Sexual assault: Victimization across the life span, A clinical guide, GW Publishing Inc., St Louis, 1997; 58.

(6) 24h 内发生的口腔插入。

4. 立即进行损伤检查和可能证据收集的指征

在急性时间范围内发生的事件，包括手指阴道和（或）手指肛门插入，或者用物体插入阴道或肛门（强烈考虑手指或物体可能被唾液、血液或精液污染）。

5. 进行检查

在提供检查解释后获得患者的同意，患者可以同意检查的某些部分，并拒绝其他部分，拒绝部分或全部检查的患者仍然可以返回并在稍后接受额外的检查。

如果可能的话，使用临床摄影来记录在检查中发现的任何损伤。

尽量同时进行体格检查 / 肛门生殖器检查 /STI 检测，证据收集（如有必要）和临床照片，以避免多次检查。

如果患者需要，可在看护人或支持人员在场的情况下进行检查。检查者必须有一名护士或技术人员在场协助和陪同检查。

完整的体格检查包括从头到脚的检查。

(1) 鉴定和记录

① 压痛区域。

② 异常发现：瘀伤、咬痕、擦伤、瘀点等。

(2) 评估口咽部：检查系带损伤、腭部瘀点或颊黏膜擦伤。

(3) 评估颈部和胸部，容易产生挫伤和唾液的区域。

(4) 评估可能被头发隐藏但受伤的区域，如耳朵和耳后。

(5) 评估是否有勒杀的痕迹：颈部损伤、结膜下出血、面部瘀点、声音嘶哑、吞咽困难或疼痛。

(6) 检查腹部有无压痛或肿块。

(7) 评估非意外创伤的其他体征。

① 模式伤害。

② 通常不是偶然的身体部位损伤：耳朵、颈部、脸颊、躯干、生殖器、手和足。

(8) 肛门生殖器检查

① 青春期前女孩（阴道和肛门）使用仰卧蛙腿或仰卧截石位，可以使用俯卧膝胸位，以便更好地观察后处女膜和阴道，以及肛门（如果需要）。难以观测到的处女膜也可以通过"漂浮处女膜"或在处女膜上喷水或生理盐水来评估。

注意：青春期前女孩的处女膜非常敏感，应避免触碰处女膜。

青春期前的女孩不需要进行窥器和肛门镜检查，除非需要考虑阴道撕裂伤；阴道或直肠出血的来源不明；怀疑有异物；如果需要进行窥镜检查，则需要镇静。

② 青春期后女性使用仰卧截石位，可以使用俯卧胸膝位，以更好地观察后处女膜和阴道，以及肛门。处女膜的轮廓可以通过湿棉签沿着边缘接触或在处女膜后面放置导尿管来进一步评估（见 20 章妇科检查）。

使用窥器会引起疼痛和进一步的创伤：只有在绝对需要的情况下才使用。

窥器使用的适应证：获取子宫颈口的精子的证据，确认阴道撕裂伤或其他出血来源，确定阴道内有无异物。

如果可能，使用照片记录任何发现。如果没有，在病历中使用图表说明。

（七）诊断

性虐待的诊断基于病史、检查和实验室检查结果。

大多数报告性虐待和强奸的儿童和青少年的检查结果正常，原因有很多。

1. 性虐待可能不会留下损伤。

2. 损伤迅速愈合。

3. 性虐待的揭露往往会延迟。

4. 在孩子认为已经发生的事情和实际发生的事情之间可能存在不一致（请记住，法律将强奸定义为在未经受害者同意的情况下，无论多么轻微地用任何身体部位或物体侵入阴道或肛门，或者用他人性器官经口侵入）。

5. 同行评议的医学文献支持这样的观点，即损伤可能愈合很快，即使在施暴者承认性侵或妊娠的情况下，体格检查的结果也是正常的。

强烈提示虐待的结果，（除非提供了明确和令人信服的意外创伤、骑跨伤、刺穿伤或挤压伤病史）包括肛门生殖器结构的急性损伤；处女膜、阴道、后窝损伤，肛周裂伤暴露真皮下组织，处女膜的愈合横断；青春期前或性生活不活跃的女性存在 STI（表 46-1）。

（八）实验室检测

对青春期前儿童进行 STI 检测，特别是在以下情况下（表 46-3）。

1. 患者经历过阴道、肛门直肠或口咽部的插入。

2. 患者表现出 STI 的体征和（或）症状。

3. 家里的兄弟姐妹或成年人患有已知的 STI。

4. 施暴者有 STI 或处于高风险。

5. 施暴者是陌生人。

6. 家人要求做检查。

7. 有近期或陈旧性生殖器、肛门或口咽部损伤愈合的证据。

8. 病史不明，有理由相信患者有获得 STI 的风险。

9. 随访困难或不太可能进行。

对所有青春期女性进行 STI 检测。

从任何插入部位或试图插入部位获得淋病和衣原体诊断评估，也可进行其他 STI 检测（表 46-3）。

应强烈考虑对披露地点以外的其他地点进行评估，因为最初披露的往往是有限的，并不能代表犯罪的全部程度。

对青春期女性进行妊娠试验，如果患者有被动服药或饮酒史，或者怀疑发生过这种情况，应考虑在事件发生后 120h 内进行尿液药物筛查。阳性筛查结果可支持患者的病史，以及患者因药物或酒精的影响而丧失自主能力。

（九）法医证据

1. 收集证据试剂盒（如果是急性事件，最好在 72h 内，但也可能更长。收集窗口可能因地而异）。

(1) 试剂盒可由当地执法部门提供。

(2) 许多急诊科储存了未使用的试剂盒，以备需要时使用。

(3) 试剂盒中有拟采集标本的说明和如何获取标本的说明。

2. 试剂盒一经打开，不应该无人看管。应在盒内的记录中标明所有处理包内材料的人员以保持"证据链"。一旦标本收集完毕并记录，则应将试剂盒密封并交给执法部门。

3. 收集并放置在试剂盒中的标本

(1) 口腔拭子（用于鉴定患者的 DNA）。

(2) 患者被侵犯时所穿的内衣。

(3) 在患者身上观察到的任何干燥或潮湿分泌物的拭子。

(4) 口腔、阴道和肛门直肠的拭子。

4. 试剂盒因州而异，医护人员必须仔细阅读并遵循说明书。

5. 收集患者同意收集的所有证据（有时所有的细节和虐待的类型不会立即披露）。

6. 请记住，床上用品和内衣作为法医证据的获益很大。

(1) 收集患者穿的内裤，即使患者在被侵犯后换过。

(2) 让家人保留家中未洗的床上用品和内衣 / 衣服，留作执法时用。

(3) 为家人提供纸袋，让他们在家里收集衣物。

（十）管理

1. 损伤修复：幸运的是，大多数受害者不会因为性虐待或性侵犯而遭受严重的身体伤害。关于生殖器创伤，见具体建议（见"第 19 章　生殖器创伤"）。

2. STI 的治疗（见"第 48 章　性传播感染"；"第 23 章　青少年的人类免疫缺陷病毒预防和管理"）。

(1) 青春期前无症状儿童。

① 将 STI 治疗推迟到检测完成和阳性检测结果得到确认——HIV 暴露后预防（nPEP）除外。

② 不要推迟开始 HIV nPEP。

表 46-3　性传播感染检测和其他检测		
	来　源	检　测
乙型肝炎	血清	乙型肝炎表面抗体、乙型肝炎表面抗原、乙型肝炎核心抗体
丙型肝炎	血清	丙肝抗体
人类免疫缺陷病毒（HIV）	血清	HIV 抗体
疱疹	生殖器病变（无顶疱或溃疡基底）	聚合酶链反应（PCR）、培养
梅毒	血清	梅毒 IgG 和 IgM 抗体或 PCR
毛滴虫	宫颈 / 阴道 / 尿液	• 青春期前：核酸扩增试验（NAAT）和（或）培养及湿贴 　– 如果存在阴道检测的其他指征，阴道毛滴虫检测不应仅限于有阴道分泌物的女孩 • 青春期后：阴道或尿液 NAAT
• 淋病 [a] • 沙眼衣原体 [a]	• 咽 • 直肠 • 子宫颈 / 阴道 • 尿（青春期前女孩）	培养、NAAT
生殖器疣	生殖器病变	视觉观察确认
尿液		尿液分析和培养
药物筛查（如果适合）	尿液、血清	
妊娠	尿液、血清	• 即时检验尿液 • 血清人绒毛膜促性腺激素确认

a. 尽管培养历来被认为是诊断儿童性传播感染的金标准，在一些地方，如果培养基不可用或难以确保样品在适当的环境条件下被送到实验室，则初始测试可能通过 NAAT 进行

(2) 青春期女性

① 如果事件是近期发生的，或者患者有症状，或者不太可能随访，则提供 STI 预防。

② 提供紧急避孕措施。

③ 在提供紧急避孕和 STI 治疗时，还应提供止吐药。

④ 在需要时提供 HIV nPEP。

3. HIV 非职业暴露后预防（HIV nPEP）（见"第 23 章　青少年的人类免疫缺陷病毒预防和管理"）。

(1) 可在性侵犯后 72h 内提供。

(2) 建议咨询儿科传染病专家。

(3) 见表，评估因虐待而感染 HIV 的风险。如果儿童没有免疫接种或不完全免疫，则为其提供乙肝疫苗接种。

(4) 如果施暴者是已知的乙肝表面抗原阳性，而幸存者以前没有接种过疫苗，则接种乙肝疫苗和乙型肝炎免疫球蛋白。

(5) 如果施暴者是已知的乙肝表面抗原阳性，而幸存者之前接种过疫苗，则接种乙肝疫苗（加强剂量）。

（十一）紧急避孕

如果妊娠检测呈阴性，可在性侵犯后 120h 内提供紧急避孕（emergency contraception，EC）（见"第 12 章　避孕"）。

（十二）出院计划

1. 确保已进行所有迫在眉睫的诊治和精神健康需求关注，并向适当的儿童保护服务机构和执法机构通报相关情况。

2. 如果发现有自残或自杀意念的问题，请咨询精神科医生。

3. 评估该儿童或青少年将出院到一个安全的环境（施暴者不能在家或有返回的可能性），并确定（通过询问家人）家中是否有其他儿童面临虐待的风险。

4. 与患者和照护者一起回顾检查期间所做的工作（检查结果、要求进行的检查，以及需要进行的后续护理）。

5. 承认揭露性虐待很困难，也需要勇气，来认可孩子的感受。

6. 提醒儿童，他们可能需要与负责保护他们安全的人分享他们的故事，并在以后需要进行某种形式的医疗随访。

7. 在性侵后 12 周进行梅毒和 HIV 血清学检测随访。

8. 如果孩子以前没有接种过疫苗或血清学表明需要加强剂量，则按指示完成乙型肝炎免疫。

9. 如果孩子月经未来潮，应提供后续妊娠检测。

10. 如果提供了 HIV nPEP，请在传染病专家处进行随访。

11. 如果儿童 ≥9 岁且尚未接种 HPV 疫苗，则建议接种 HPV 疫苗。

12. 建议对所有患者进行后续医学检查，特别是在以下情况下。

(1) 获取异常发现或损伤的照片记录（尽快随访，记住损伤会很快愈合）。

(2) 评估损伤的愈合情况。

(3) 为了更好地评估不明确的发现或让具有儿童性虐待评估专业知识的医生评估情况。

(4) 如果需要进一步检测 STI（特别是如果没有给予抗生素预防）。

(5) 确保在急诊室接受药物治疗的孩子完成规定的流程。

(6) 确保心理健康需求得到满足。

告诉看护人，调查人员通常建议不要向被虐待的孩子问关于虐待的问题，因为他们可能会被安排在儿童倡导中心与训练有素的儿童法医面谈。

13. 与儿童法医访谈员交谈将为孩子提供讲述发生了什么事的机会。

14. 在这个过程中支持孩子最好的方式是让孩子放心，告诉他们揭露虐待的事情可能会很困难，但这也是勇敢的。

儿童倡导中心、强奸危害机构和医院儿童虐待儿科专家 / 儿童保护小组是医疗保健提供者可以联系的资源，以帮助确保儿童和家庭将获得服务和咨询。这些机构可以为儿童和看护人提供咨询，并就调查反应和法律程序（包括针对儿童性虐待的多学科管理方式）向家庭提供指导。

二、性交易

（一）定义

2000 年的人口交易受害者保护法将性交易定义为"以商业的性行为为目的的招募、收容、运输、提供、获取、光顾或招揽某人"。

性交易涉及使用武力、欺诈或胁迫手段使成年人从事商业性行为。

与未成年人进行的任何商业的性活动，即使没有武力、欺诈或胁迫，也被视为交易。

（二）临床指征

1. 身体体征和症状

(1) 性传播疾病、HIV/AIDS、盆腔痛、直肠创伤和排尿困难。

(2) 妊娠。

(3) 营养不良：儿童性交易受害者可能会出现生长迟缓。

(4) 龋齿和蛀牙。

(5) 结核病等传染病。

(6) 瘀伤、瘢痕和其他身体虐待和酷刑的迹象。

性行业的受害者经常被殴打的部位不会影响她们的外表，如她们的下背部。

(7) 文身。

(8) 似乎被剥夺了食物、水和（或）睡眠。

2. 行为体征和症状

(1) 害怕眼神交流。

(2) 表达羞愧的态度。

(3) 提供看似不真实 / 不正确的答案。

(4) 试图表现得比看上去成熟。

(5) 提供假 ID/ 多个 ID。

(6) 限制与卫生专业人员的交流。

(7) 照顾过度控制的"男朋友"或"家人"。

(8) 药物滥用问题或成瘾，要么是因为被毒贩强迫使用药物，要么是因为转向药物滥用来帮助应对或精神上逃离绝望的处境。

(9) 日常精神虐待和折磨造成的心理创伤，包括抑郁症、与压力相关的疾病、定向障碍、意识错乱、恐惧症和惊恐发作。

(10) 无助感、羞愧感、羞辱感、震惊感、否认感或怀疑感。

（三）病史

1. 在青少年中，通过询问来筛查性交易。

(1) 你是否曾经处于这样的境地，你不得不考虑用性来换取你想要或需要的东西（钱、食物、住所或其他物品）？

(2) 是否有人要求你与他人发生性关系或进行性行为，以换取你想要或需要的东西（钱、食物、住所或其他物品）？

(3) 是否有人曾想拍下你的性照片或视频，或者将这些照片或视频发布在互联网上，以换取你想要或需要的东西？

(4) 告诉我你赚钱的所有方式。

2. 对以下至少 2 项的肯定回答可以显著增加成为性交易受害者的概率（92% 敏感度 /73% 特异性）

(1) 骨折史，需要缝合的重大伤口，或者失去意识。

(2) 离家出走。

(3) 在过去 12 个月内吸毒和饮酒。

(4) 牵涉违法行为。

(5) 多个性伴侣（＞5 个伴侣）。

(6) STI 病史。

3. 在获取病史时，应审查保密的限制，包括讨论医疗保健提供者作为强制报告者的角色。

根据事件发生的时间范围评估获取法医证据的需求。

（四）体格检查

1. 评估急性和慢性疾病。

2. 评估牙齿健康。

3. 评估瘀伤、急性损伤。

4. 评估急性肛门生殖器损伤。

5. 评估 STI 体征。

（五）实验室检查

1. 妊娠、STI 和 HIV。

2. 根据临床指征，对酒精和药物使用进行尿液和（或）血清筛查。

（六）管理

1. 提供避孕选择，特别关注长效可逆性避孕。

2. 预防 STI 和妊娠。

（七）报告

医生被要求报告疑似虐待和忽视儿童的情况。在性交易被认为是一种虐待形式的地方，医生必须向执法部门和儿童保护机构正式报告涉嫌剥削的情况。

卫生保健提供者应教育当局，儿童是剥削的受害者，而不是施暴者。

如果你认为自己是接触过性交易的受害者，请拨打人口交易信息和转诊热线。

该热线将帮助你确定你是否遇到过性交易的受害者，会确定你所在社区当地有哪些可用资源来帮助受害者，还会帮助你与当地的社会服务组织协调帮助保护和服务受害者，让他们可以开始恢复生活的过程。

参 考 文 献

[1] Adams JA, Farst KJ, and Kellogg ND. Interpretation of medical findings in suspected child sexual abuse: an update for 2018. J Pediatr Adolesc Gynecol. 2018;31: 225–231.

[2] Adams JA, Harper K, Knudson S, Revilla J. Examination findings in legally confirmed child sexual abuse: it's normal to be normal. Pediatrics. 1994;94:310–317.

[3] American Academy of Pediatrics. Red Book: 2021–2024 Report of the Committee on Infectious Diseases. 32nd ed. American Academy of Pediatrics; 2021.

[4] CDC (2016). Updated guidelines for antiretroviral postexposure prophylaxis after sexual, injection-drug use or other nonoccupational exposure to HIV in the US: Recommendations from the US Department of Health and Human Services.

[5] CDC 2021. https://www.cdc.gov/violenceprevention/sexualviolence/trafficking.html.

[6] Greenbaum, J, et al. "Child sex trafficking and commercial sexual exploitation: health care needs of victims." Pediatrics 2015; 135.3: 566–574.

[7] Greenbaum VJ, Dodd M, McCracken C. A short screening tool to identify victims of child sex trafficking in the health care setting. Ped Emerg Care. 2018;34 (1):33–37.

[8] Jenny C, Crawford-Jakubiak JE, & Committee on Child Abuse and Neglect. The evaluation of children in the primary care setting when sexual abuse is suspected. Pediatrics. 2013;132(2), e558–e567.

[9] Jenny C, Pierce MC, (eds.). Child abuse and neglect: diagnosis, treatment, and evidence. St. Louis, MO: Elsevier Saunders, 2011.

[10] Kellogg, N, Menard, S, Santos, A. (2004). Genital anatomy in pregnant adolescents: "normal" does not mean "nothing happened." Pediatrics. 113:e67–e69.

[11] Kempe, C. Henry. Sexual abuse, another hidden pediatric problem: the 1977 C. Anderson Aldrich Lecture. Pediatrics. 1978;62:382–389.

[12] McCann J, Miyamoto S, Boyle C, Rogers K. Healing of hymenal injuries in prepubertal and adolescent girls: a descriptive study. Pediatrics. 2007; 119:e1094–e1106.

[13] McCann J, Miyamoto S, Boyle C, Rogers K. Healing of nonhymenal injuries in prepubertal and adolescent girls: a descriptive study. Pediatrics. 2007; 120:1000–1011.

[14] National Sexual Violence Resource Center (NSVRC). Tools for Trauma-Informed Practices. https://www. nsvrc.org/projects/lifespan/tools-trauma-informed-practice.

[15] Safeta.org. https://www.safeta.org/page/KIDSIntro.

[16] U.S. Department of Justice Office on Violence Against Women. A National Protocol for Sexual Assault Medical Forensic Examinations: Adults/Adolescents. www.ncjrs.gov/pdffiles1/ovw/241903.pdf.

[17] Workowski KA, Bachmann LH, Chan PA, et al. Sexually transmitted infections treatment guidelines, 2021. MMWR Recomm Rep. 2021;70(No. RR-4):1–187. DOI: http://dx.doi.org/10.15585/mmwr.rr7004a1.

第 47 章 性活动
Sexual Activity

Y. Frances Fei　Melina L. Dendrinos　著

杨旖赛　译　　陈露婷　校

一、背景

性发展始于出生，并受儿童或青少年从环境中学习和观察的内容影响。

性活动是青少年和青少年正常发育的一个常见部分，15—19 岁的青少年中 40% 报告有性交史，45% 报告有口交史。

近年来，美国青少年妊娠率有所下降，但仍高于其他工业化国家。

避孕和 STI 护理是性健康护理的组成部分。

医疗保健提供者在常规就诊期间与患者谈论性健康问题非常重要。尤其是那些经常被忽视的人群，包括发育迟缓的患者、同性关系患者以及变性或性别非二元患者。

二、要点

• 健康保健提供者的作用：确保向患者提供有关性健康和生殖安全的准确信息。支持父母和监护人参与孩子的性教育。从小开始的开放式交流可以为未来敞开大门。从 11—14 岁开始进行保密的交流，在询问私人问题之前与患者建立融洽关系，筛查不当或危险行为，作为"HEADSS"问题的一部分，评估性生活史：家庭、教育 / 就业、活动、药物 / 饮食、性行为、自杀、安全（见"第 20 章 妇科检查"）。

• 性行为在儿童和青少年中非常常见。在大多数情况下，这些都是出于好奇心，并非存在生理或心理问题。相关行为：与暴力或侵犯相关的行动，认知能力差异很大的儿童之间发生的行为。导致儿童严重焦虑或不适的行为。

• 医务人员应避免判断和存在异性恋偏见。许多青少年能够探索自己的性和性别身份认同。被认定为 LGBTQ 的患者可能面临更高的不安全性行为风险。

三、性生活的发展

（一）青春期前

父母和医疗保健提供者在教育儿童哪些性行为是可以接受的，哪些是不可以接受的方面发挥着重要作用。

儿童应了解隐私部位，以及允许谁看到或触摸这些隐私部位。

最初，鼓励"不 – 离开 – 告诉"：说不，离开那个人，告诉一个值得信任的成年人。独立后，注意陌生人意识和网络安全。

父母和孩子之间关于性的早期互动将决定孩子在未来几年与父母接触时的舒适度。

1. 环境在性教育中起着关键作用

(1) 在家中交流 / 表达爱意。

(2) 社交媒体。

(3) 同龄人。

2. 0—4 岁婴幼儿

(1) 儿童对自己和他人的身体充满好奇。

(2) 可以开始探索私密部位，在公共场合展示私密部位，渴望裸体，并询问有关身体和身体功能的问题。

3.学龄前阶段，4—6 岁

(1) 可能会开始模仿他们在电视或其他成人中看到的行为，如亲吻和牵手。

(2) 可能开始在公共场合谈论他们的隐私部位，有目的地触摸隐私部位（即手淫），或者与游戏中的其他孩子一起探索隐私部位。

4.学龄，7—11 岁

(1) 可能变得更腼腆害羞，希望有更多隐私。

(2) 可能开始私下穿衣打扮、私下自慰，并在媒体上观看性内容。

(3) 可能开始对同龄人产生性吸引力，并对自己的性行为更加好奇。

（二）青春期

同龄人关系变得更有影响力。

可能开始尝试性认同和性行为。

全面性教育不会增加早期性行为，并有效预防妊娠和性传播感染。

咨询避孕、预防性传播感染和安全关系应在每次就诊时由提供者提出（见"第 12 章 避孕"；"第 48 章 性传播感染"；"第 21 章 如何评估和帮助患者避免高危行为"；"第 51 章 跨性别和性别多样化治疗"）。

患者可能还想讨论性反应和(或)性功能障碍。

1.青春期早期（11—14 岁）

(1) 开始形成"迷恋"和早期浪漫关系。

(2) 自慰和性幻想很常见，性交仍然不常见。

(3) 开始远离父母，父母也可以保留空间，让孩子有更多的独立性。

(4) 关注青春期变化，尤其是身体外观。

(5) 开始考虑性别认同。

(6) 大多数青少年思维方式是具体的，因此提供者应关注对他们来说重要的当前问题（身体形象、体重、粉刺）。

2.青春期中期（14—17 岁）

(1) 更加注重外表。

(2) 开始尝试人际关系和性活动。

(3) 与同龄人的关系非常有影响力。

(4) 变得更加抽象，能够想象自己行为的后果，但往往不认为自己容易受到影响。

(5) 医护人员应关注自尊问题、有害关系和风险行为，重点关注健康行为和降低风险，并讨论什么是健康的关系，同时要求青少年描述自己的关系特征。

3.青春期晚期（17—21 岁）

(1) 开始巩固性取向和性别认同。

(2) 开始思考未来并建立长期关系。

(3) 拥有更多的爱、温柔和激情。

(4) 医疗服务提供者应讨论外界支持、个人目标和家庭期望。

四、发育迟缓与残疾

认知迟缓或身体残疾的患者通常被认为是无性恋者，不包括在性教育中，但他们的性活动率相似。

1.需要在适当的发展水平上接受性教育。

2.父母应讨论适当的行为和方法，以防止从小受到不必要的关注。

3.医务人员需要为家长提供相关资源。

父母和（或）患者可能因可能的或已知的性活动而寻求避孕

1.应尽可能使用可逆的避孕措施。

2.尽可能让患者参与决策。

3.许多有残疾的青少年正在服用致畸药物，需要意识到避免妊娠的重要性。

五、先天性畸形与性别发展差异

涉及外生殖器外观和（或）生育力的诊断，可能非常令人难以接受。

诊断时，患者可能处于非常不同的发展阶段，心理健康专家在评估需求和提供咨询方面非常有帮助。

患者应确信无论是否存在异常或染色体差异，他们都可以选择性别认同。不同人群的外生殖器和内生殖器差异很大，他们可以像同龄人一样建立关系并参与性教育。

六、家长和青少年可参考的资源

1. 书籍

(1) Harris R, Emberley M. (2008). *It's Not the Stork: A Book about Girls, Boys, Babies, Bodies, Families, and Friends*. Candlewick.

(2) Harris R, Emberley M.(2014). *It's So Amazing!: A Book about Eggs, Sperm, Birth, Babies, and Family*. Candlewick.

(3) Harris R.Emberly M. (2014). *It's Perfectly Normal: Changing Bodies, Growing Up, Sex Gender and Sexual Health*. Candlewick.

2. 网站

(1) 青年女性健康中心：针对青少年的性健康信息，也提供慢性疾病和先天畸形的信息。www.young womenshealt.org.

(2) 去问爱丽丝：关于年轻人性行为的问答。www.goaskalice.columbia.edu.

(3) 性积极家庭：父母和照顾者的性教育资源，包括适龄阅读列表。http://sexpositivefamilies.com/ .

(4) 青少年健康与医学协会：其他资源，包括网页、应用程序和帮助热线。www.adolescenthealth.org/Resources/ClinicalCare-Resources/Sexual-Reproductive-Health/SRH-One-pager-for-Adolescents.aspx.

参考文献

[1] Guttmacher Institute. *Adolescent Sexual and Reproductive Health in the United States New York*. New York, NY: Guttmacher Institute; 2019 [Available from: https://www.guttmacher.org/fact-sheet/ american-teens-sexual-and-reproductive-health.]

[2] Marcell AV, Burstein GR, AAP Committee on Adolescence. Sexual and reproductive health care services in the pediatric setting. Pediatrics. 2017; 140(5);e20172858.

[3] Monasterio E, Combs N, Warner L, et al. (2010). *Sexual Health: An Adolescent Provider Toolkit*. San Francisco, CA: Adolescent Health Working Group.

[4] National Guidelines Task Force (2004). *Guidelines for Comprehensive Sexuality Education: Kindergarten-12th Grade* (3rd ed.). New York, NY: Sexuality Information and Education Council of the United States.

第 48 章　性传播感染

Sexually Transmitted Infections (STIs)

Olivia Winfrey　Wendy L. Jackson　著

余若尔　译　　陈露婷　校

一、要点

- 许多性传播感染（STI）的发病率在青少年人群中最高。

- 青少年和青壮年（15—24 岁）占性行为活跃人口的 1/4；然而她们占了每年新增的 2000 万性传播感染病例的 1/2。

- 导致青少年患性传播疾病风险增加的因素有：无保护性行为，生理结构上易受感染（宫颈外翻），多性伴侣和（或）有限的关系存续时间，获得保健服务的困难。

- 在美国几乎所有的州，青少年都可以在未经父母同意的情况下诊断和治疗性传播感染，尽管有些州有年龄限制（详情请参见古特马赫研究所）。

- 医疗人员需谨记获得所有与年龄相适应的保密性病史（见"第 20 章　妇科检查"和"第 21 章　如何评估和帮助患者避免高危行为"）。

- 快速性伴治疗（expedited partner therapy，EPT）是一种有效减少伤害的做法，在无须确认伴侣的情况下进行治疗；各州的法律不同，因此有必要了解当地的处方权。

- 性传播疾病的详细治疗指南可以通过 CDC（cdc.gov）获得。

- 患者的详细信息可以通过美国性健康协会获得（ashasexualHealth.org）。

二、沙眼衣原体

- 是美国报道最多的细菌性传染病。衣原体

感染率最高的是青少年及年龄≤24 岁的年轻人。感染者通常是无症状的，只有通过筛查才能发现。性活跃的女性应至少每年或与每个新的性伴侣一起进行筛查。未及时诊断感染的后遗症包括盆腔炎（PID）、宫外孕、不孕、慢性盆腔痛。

- 如果是儿童患者在性虐待之后继发感染，患者必须接受治疗并进行性虐待评估（见"第 46 章　性虐待、性交易和强奸"）。如果在出生后 3 年内确诊，可能继发于母婴垂直传播。

（一）临床表现

可有症状或无症状。主要症状为阴道脓性分泌物增多、排尿困难、尿频、骨盆疼痛。检查时可见宫颈质脆及水肿。

（二）诊断

核酸扩增试验（NAAT）检测阴道、宫颈内分泌物或第一次收集的尿液样本。

尿液标本检测敏感性较阴道和宫颈内样本低 10%。

如果患者愿意，可由患者自行采集阴道样本。与临床医生收集的标本相比，诊断的敏感性和特异性一致。

有肛交或口交史的直肠和口咽感染可在暴露的解剖部位通过 NAAT 诊断。

诊断为沙眼衣原体感染的患者应该接受人类免疫缺陷病毒（HIV）、淋病和梅毒的检测。

（三）治疗

1. 儿童体重<45kg：红霉素每日 50mg/kg，口

服，分 4 次服用，连服 14 天。

2. 儿童体重＞45kg，＜8 岁：阿奇霉素单次 1g，口服。

3. 儿童＞8 岁及青少年：多西环素 100mg，口服，每日 2 次，连服 7 天（非妊娠青少年首选）；阿奇霉素单次 1g，口服。

4. 仅适用于青少年：左氧氟沙星 500mg，口服，每日 1 次，连服 7 天。

5. 治疗结束后 7 天内及性伴侣治愈前避免性交。

6. 如果法律允许，应向患者提供处方或额外的药物剂量，以便患者伴侣进行 EPT。

7. 患者近期 60 天内的任何性伴侣都应该接受相应治疗。

8. 感染的青少年患者应在治疗后 3 个月进行再感染筛查。

9. 教育患者在肛交、性交和口交时使用避孕套是预防感染的最有效方法。

三、甲型肝炎

潜伏期平均为 28 天（15～50 天）。病毒感染通过粪口途径传播。

可通过接种疫苗预防：2 针甲肝疫苗（0 天和 6～12 个月）。

疫苗接种对象

1. 1 岁以下儿童，以及任何寻求主动免疫的人。

2. 有性传播风险的人群。

3. 使用注射或非注射类毒品的人。

4. 在高感染风险环境中工作的人。

5. 无家可归的人。

6. 患有慢性肝病、HIV 感染或凝血功能障碍的人。

7. 与甲型肝炎（hepatitis A，HAV）患者有直接接触的个人。

（一）临床表现

1. 可有症状或无症状

发热、乏力、厌食、恶心、呕吐、腹痛、腹泻，可进展为尿色变深和黄疸。

2. 症状多见于年龄较大的儿童和成人

(1) 6 岁以下儿童常无症状（仅 30% 有症状）。

(2) 症状通常在 2～3 周内消退。

(3) 年龄较大的儿童可能会出现长达 6 个月的症状。

（二）诊断

血清学检测：HAV IgM 抗体。

出现症状时存在抗体，感染后 6 个月能在血清中检测到。

（三）治疗

1. 支持治疗，饮食 / 活动不受限制。

2. 脱水伴恶心或呕吐应住院治疗。

3. 谨慎使用经肝脏代谢的药物。

4. 未接种疫苗的人群可以进行暴露后预防在接触后 2 周内给予单剂量单价 HAV 疫苗或免疫球蛋白（0.1ml/kg）。

免疫球蛋白适用于：＜6 月龄的儿童、免疫功能低下者、慢性肝病患者，以及对疫苗有禁忌证的患者。

四、乙型肝炎

潜伏期为 6 周至 6 个月。由以下途径传播。

经皮肤（针棒、血制品、文身等）、经黏膜（性交、母婴）。

感染乙肝病毒的年龄越小，慢性感染的风险就越高（受感染的 90% 的婴儿和 30% 的 5 岁以下儿童将发展为慢性乙肝病毒感染）。

15%～25% 的慢性感染患者发展为与肝硬化或肝细胞癌相关的死亡。

可通过接种疫苗预防：3 针乙肝疫苗（出生、1～2 个月和 6～18 个月）。

疫苗接种对象

1. 所有未接种疫苗的儿童和青少年。

2. 当发现性虐待时，为未接种疫苗的儿童接种疫苗。

3. 高感染风险的人群（例如，在性传播疾病诊所就诊的人群）。

4. 有性传播感染史的人。

5. 有多个性伴侣的人。

6. 与注射吸毒者发生性关系的人。

7. 非法使用毒品者。

8. 慢性乙型肝炎（hepatitis B，HBV）患者的家庭成员、性伴侣、毒品共享伴侣。

9. 接受血液透析、凝血因子浓缩药治疗或接触血液的职业人员。

10. 在戒毒所或少教所的人。

（一）临床表现

可有症状或无症状。典型症状类似流感，包括厌食、不适、恶心、呕吐、腹痛、关节痛、发热、疲劳，可出现皮疹

（二）诊断

1. 血清学诊断（表48-1）。

2. 急性肝炎诊断：血清乙型肝炎表面抗原（hepatitis B surface antigen，HbsAg）和 IgM 乙型肝炎核心抗体（hepatitis B core antibody，HBcAb）阳性确诊。

（三）治疗

1. 急性感染：支持治疗。

2. 慢性感染：抗病毒药物和免疫调节药。

3. 暴露后预防（nPEP）

4. nPEP 适用于（表48-2）

(1) 接种疫苗以及 HBsAg 阳性：无须治疗。

(2) 无疫苗应答反应以及 HBsAg 阳性的接种者：单针乙型肝炎疫苗。

(3) 目前正在接受乙型肝炎疫苗接种以及 HBsAg 阳性：乙型肝炎免疫球蛋白（hepatitis B immune globulin，HBIG）及完整的疫苗接种。

(4) 未接种疫苗以及 HBsAg 阳性：HBIG 和 24h 内开始接种乙型肝炎疫苗。经皮肤暴露建议在 7 天内给药，性暴露建议在 14 天内给药。

(5) 既往接种疫苗但免疫应答不足及 HBsAg 阳性：乙型肝炎疫苗增强剂。如无法接种，应尽

表 48-1 乙肝病毒血清学检测结果分析[a]

血清学指标				临床意义
HBsAg	总 HBcAb	IgM HBcAb	HBsAb	
–	–	–	–	从未感染
+[b]	–	–	–	急性感染早期；近期疫苗接种（最多18天）
+	+	+	–	急性感染
–	+	+	–	急性感染恢复期
–	+	–	+	既往感染，已治愈并出现获得免疫
+	+	–	–	慢性感染
–	+	–	–	假阳性（即易感）；既往感染；"低水平"慢性感染[c]；HBsAg 阳性母亲所生的婴儿被动获得
–	–	–	+	注射浓度＞10mU/ml 乙肝免疫球蛋白获得的被动免疫

a. 测试结果为阴性："–"；测试结果为阳性："+"

b. 为确保 HBsAg 检测阳性结果不是假阳性，重复 HBsAg 的样本应采用 FDA 批准的中和性确认试验进行检测

c. 仅 HBcAb 阳性的人不太可能具有传染性，除非在特殊情况下，包括直接经皮肤接触大量血液（如输血和器官移植）

HBcAb. 乙型肝炎核心抗体；HBsAb. 乙型肝炎表面抗体；HBsAg. 乙型肝炎表面抗原；IgM. 免疫球蛋白 M

引自 https://www.cdc.gov/vaccines/vpd/hepb/index.html.

表 48-2　针对非职业性[†]暴露于血液或含血液体液者的 nPEP 指南[*]，按暴露类型和乙型肝炎疫苗接种状况分类

暴露类型		未接种者[§]	既往接种疫苗者[¶]
HBsAg 阳性来源	• 经皮肤（如咬伤或针刺）或黏膜暴露于 HBsAg 阳性的血液 / 体液 • 与 HBsAg 阳性的人发生性行为或共用针头 • 被 HBsAg 阳性者性侵犯或虐待的受害者	接种乙型肝炎疫苗及注射 HBIG	• 如果疫苗接种未完成，则完成乙型肝炎疫苗接种及注射 HBIG • 如果既往接种过乙肝疫苗，未经检测[**]，应给予乙肝疫苗加强针
HBsAg 状态未知	• 经皮肤（如咬伤或针刺）或黏膜暴露于 HBsAg 状态未知的潜在感染性血液 / 体液 • 与 HBsAg 状态未知的人发生性行为或共用针头 • 被 HBsAg 状态未知者性侵犯或虐待的受害者	接种乙型肝炎疫苗	接种整套乙型肝炎疫苗

† . 该指南适用于非职业性暴露

* . 如果提示感染可能，应尽快（最好在 24h 内）开始免疫预防。关于暴露后预防有效的最大间隔时间的研究有限，但经皮肤暴露的间隔时间不太可能超过 7 天，性暴露的间隔时间不太可能超过 14 天。应完成整套乙肝疫苗接种。该指南适用于非职业性暴露

§ . 正在接种疫苗但尚未完成整套疫苗接种的人应按照指示完成疫苗接种并接受乙型肝炎治疗

¶ . 有完整乙型肝炎疫苗接种的书面文件，但未接受疫苗接种后检测的人

** . 有乙型肝炎疫苗血清学反应书面记录的人不需要加强剂量

nPEP. 暴露后预防；HBIG. 乙型肝炎免疫球蛋白；HBsAg. 乙型肝炎表面抗原

引自 CDC. CDC guidance for evaluating health-care personnel for hepatitis B virus protection and for adminstering postexposure management. MMWR Recomm Rep 2013; 62(No. RR-10); CDC. Postexposure prophylaxis to prevent hepatitis B virus infection. MMWR Recomm Rep 2006;55(No. RR-16).

快接种疫苗，并在性接触后 14 天内注射 HBIG（如经皮肤暴露则为 7 天）。

5. 已接种疫苗和未知的 HBsAg 来源：没有进一步的治疗。

6. 目前正在进行乙肝疫苗接种疗程且未知 HBsAg 来源：完成疫苗全程接种。

7. 未接种且未知 HBsAg 来源：24h 内立即接种乙肝疫苗。如果是经皮接触，建议在 7 天内接种；如果是性接触，建议在 14 天内接种。

五、丙型肝炎

潜伏期为 2～26 周（平均为 2～12 周）。

通过以下途径传播：直接经皮接触受感染的血液（注射毒品、针头、受感染母亲的分娩，以及 1992 年以前来自捐赠的器官和输血产品）。很少与医疗过程、受污染的个人卫生用品、文身或性交有关。

无可用疫苗。

筛查

1. 对 18 岁及以上的所有人以及孕妇进行普查，除非患病率＜0.1%。

2. 使用非法药物，无论当前或既往使用。

3. 接受丙型肝炎（hepatitis C，HCV）携带者输血。

4. HIV 阳性患者。

5. 出生时母亲患 HCV。

6. 肝酶持续升高（特别是谷丙转氨酶）。

7. 长期血液透析。

8. 被 HCV 阳性血液污染针头刺伤。

75%～85% 的人在急性感染后发生慢性感染。患者可能因没有临床表现不知患病，并可能传染给其他人。

（一）临床表现

可有症状或无症状。症状可能包括食欲减退、

发热、乏力、腹痛、黏土色大便、恶心、呕吐、尿色变黑、关节痛和黄疸。

（二）诊断

血清学检测：抗 HCV 抗体（如抗 HCV 阳性，进一步确认 HCV 核酸检测）

（三）管理

疾控中心建议丙肝患者服用以下药物。

1. 经初级临床保健医生或专科医生对慢性肝病进行评估，包括治疗及检测（如肝病、胃肠病或传染病）。

2. 使用直接作用抗病毒药物（direct acting antiviral，DAA），如利巴韦林、干扰素和聚乙二醇干扰素。

3. 接种甲肝、乙肝疫苗。

4. 饮酒的筛查和简单干预。

六、单纯疱疹病毒

生殖器疱疹是一种反复发作的终身病毒感染。

单纯疱疹病毒（herpes simplex viru，HSV）有两种类型：HSV-1 和 HSV-2，都可以感染生殖道。大多数 HSV 感染是由不知道自己感染的人无症状地传播的。HSV-2 型患者更有可能出现无症状的病毒消退和复发。

（一）临床表现

1. 原发 HSV 感染：成群疱疹伴疼痛，可能持续 1 周，局部疼痛、瘙痒、排尿困难、驱体症状（发热、肌肉痛、不适、头痛）。

2. 潜伏感染：较少的症状和损伤。

3. 复发感染：无症状的水疱或溃疡。

4. 表现典型（红斑基底部有水疱 / 溃疡）。

（二）诊断

HSV NAAT 检测：从破溃溃疡底部采集的样本敏感性最高。

病毒培养（诊断标准）或 PCR 检测（敏感性较高，尤其是中枢神经系统感染，黏膜溃疡诊断不应进行血液检测）以确认诊断。

可进行血清学检测，但不推荐；应仅要求进行基于特定类型的免疫球蛋白检测。

（三）管理

1. 儿童 / 非性行为活跃的青少年患者

必须考虑性虐待为可能病因。如果有口腔唇疱疹和 HSV-1 感染史，不太可能继发于性虐待；尽管如此，医疗人员仍需要进行某种类型的调查或转介到适当的儿童权益保护中心，以评估并确保没有不适当的性接触（见"第 46 章　性虐待、性交易和强奸"）。

2. 性活跃患者

筛查梅毒、淋病、衣原体、细菌性阴道病和滴虫病。

可能在初次检查中因不适而无法完成检查，在急性疱疹皮损缓解后的随访中考虑间隔测试。

3. 儿科治疗（＜12 岁）

(1) 原发感染（轻到中度）

① 口服阿昔洛韦 40～80mg/（kg·d），分 3～4 次 / 天，最大剂量 1200mg/d；疗程 7～10 天。

② 或者口服泛昔洛韦（儿童体重≥45kg）：每次 250mg，每日 3 次，疗程 7～10 天。

③ 或者口服伐昔洛韦，每次 20mg/kg，每日 2 次，最大剂量为每次 1000mg，疗程 7～10 天。

(2) 复发感染

① 阿昔洛韦口服，每次 20mg/kg，每日 3 次，最大剂量为每次 400mg，疗程 5 天。

② 或者应用伐昔洛韦：治疗必须从前驱症状或皮损表现开始服用。患者体重＜50kg，口服，每次 20mg/kg，每日 2 次；最大剂量为 1000mg；疗程 5 天。患者体重≥50kg，口服，每天 1000mg，每日 1 次，连续 5 天。

(3) 抑制治疗

① 阿昔洛韦口服，每次 20mg/kg，每日 2 次；最大剂量为每次 400mg；疗程 5 天。

② 或者口服伐昔洛韦，每次 20mg/kg，每日 1 次，最大剂量为每次 1000mg。

4. 青少年治疗（＞12 岁）

(1) 原发感染（轻到中度）

① 阿昔洛韦口服 400mg，每日 3 次，疗程 7～10 天；可延长治疗时间。

② 阿昔洛韦口服 200mg，每日 5 次，治疗有效，但由于用药频率的原因，不推荐服用。

③ 或者泛昔洛韦口服 250mg，每日 3 次，疗程 7～10 天；可延长治疗时间。

④ 或者伐昔洛韦口服，每次 20mg/kg，每日 2 次，最大剂量为 1000mg；疗程 7～10 天。

(2) 原发感染（重度）：静脉注射阿昔洛韦每次 5mg/kg，每 8 小时 1 次，疗程 5～7 天；或者每次 5～10mg/kg，每 8 小时 1 次，疗程 2～7 天，然后口服，一共至少 10 天

(3) 复发感染

① 阿昔洛韦口服 800mg，每日 2 次，疗程 5 天；或者 800mg，每日 3 次，疗程 2 天。

② 阿昔洛韦口服，每 4 小时（清醒时）服用 200mg，每日 5 次；或者每天服用 400mg，每日 3 次，疗程 5 天，治疗有效但由于服药频率的原因，不推荐。

③ 或者应用泛昔洛韦：治疗必须在出现前驱症状或皮损表现后 1 天内开始。1 日疗程：口服，1000mg，每日 2 次。2 日疗程：口服，第 1 次使用 500mg，12h 后服用 250mg，每日 2 次，共 2 天。5 日疗程：口服，125mg。

④ 或者应用伐昔洛韦：治疗必须从前驱症状或皮损表现开始。患者体重＜50kg：口服，每次 20mg/kg，每日 2 次；最大剂量为 1000mg；疗程 5 天。患者体重≥50kg：口服，1000mg，每日 1 次，疗程 5 天。

(4) 抑制治疗（复发≥6 次 / 年）

① 定期（每年 1 次）停止治疗并重新评估是否需要继续治疗。

② 阿昔洛韦 400mg，每日 2 次，口服。

③ 或者泛昔洛韦口服 250mg，每日 2 次（疗程未定）。

④ 或者伐昔洛韦口服，每天 1g（可考虑每天 500mg，但如果发作≥每年 10 次，则可能效果较差）。

注意：免疫功能低下的个体需要特定的剂量（参见 CDC 指南）。

5. 局部护理

(1) 每日坐浴 3～4 次以保持局部清洁并增加排泄。

(2) 避免使用肥皂。

(3) 增加液体摄入以稀释尿液，减少刺激性。

(4) 将 2% 利多卡因凝胶外用于溃烂部位，可以最大限度地减少小便时的灼热感；如果症状加重，请停止使用。

(5) 如果发生尿潴留，可能需要放置留置导尿管，且可能需要麻醉药来止痛。

6. 建议

(1) 可能复发、无症状传播和性传播。

(2) 间歇性治疗可以缩短反复发作的持续时间。

(3) 有必要在发生性关系前告知现在 / 未来的伴侣。

(4) 每日服用伐昔洛韦可有效减少 HSV-2 传播。

(5) 出现活动性皮损或前驱症状期间传播性最强，但病毒也可以在无症状状态下传播。

(6) 在感染后出现第一个症状时寻求治疗以减少病毒的传播。

(7) 由于亚临床感染，请务必使用乳胶避孕套。

(8) 在病毒爆发期间，不要进行任何性行为，无论是通过口腔还是生殖器。

疱疹和任何溃疡性病变都可能增加 HIV 的传播，应提供 HIV 检测。HSV 可通过围产期传播给婴儿，如果在妊娠后期感染，风险最高，应在妊娠期间进行治疗；从妊娠 36 周开始抑制病毒治疗；分娩时出现症状 / 体征或先兆，需要剖腹产。

七、人类免疫缺陷病毒

（见"第 23 章 青少年的人类免疫缺陷病毒预防和管理"）。

八、人乳头瘤病毒

（见"第 11 章　尖锐湿疣和人乳头瘤病毒"）。

九、淋病奈瑟菌

在女性中，发病率最高的是青少年和≤24 岁的年轻人。高达 80% 的女性感染是无症状的。

如果发生在儿科患者身上，感染可能是继发于性虐待，必须对患者进行治疗并转诊进行性虐待评估（见"第 46 章　性虐待、性交易和强奸"）。

可以在分娩过程中垂直传播。

（一）临床表现

可以是有症状或无症状的。可能有阴道黏液脓性分泌物、阴道不规则出血、阴道瘙痒、盆腔疼痛。检查时可见宫颈质脆和水肿。

（二）诊断

1. NAAT（首选）从阴道、宫颈内或晨尿中提取。

(1) 如果患者愿意，可以自行采集阴道拭子。诊断的敏感度和特异度与临床医生收集的标本相同。

(2) 如果 NAAT 未检出，则进行细菌培养。

2. 可能需要对直肠、口咽或结膜样本进行培养，因为并非所有的 NAAT 都是 FDA 批准的这些部位。

3. 如果想获得抗生素敏感性，必须进行培养。

（三）管理

1. 儿童≤45kg：头孢曲松 25～50mg/kg，肌内注射、静脉注射，肌内注射不得超过 250mg。

2. 儿童>45kg 和 8 岁以上可按成人对待

(1) 体重<150kg 单次肌内注射头孢曲松 500mg。

(2) 体重≥150kg 单次肌内注射头孢曲松 1g。

3. 如头孢菌素过敏：庆大霉素 240mg 肌内注射并单次口服阿奇霉素 2mg。

4. 如不能单次口服头孢曲松：头孢克肟 800mg。

注意：如未排除衣原体感染，应口服多西环素 100mg，每日 2 次，疗程 7 天。妊娠期服用阿奇霉素 1g，建议单次服用。

5. 在治疗结束后的 7 天内禁止性行为，直到伴侣接受治疗为止。

6. 如果州法律允许，应向患者提供处方或额外的药物剂量，以便她可以给她的伴侣（EPT）。

7. 近期性伴侣应该被转诊接受治疗，任何性伴侣都应该在 60 天内接受治疗。

8. 受感染的青少年应在治疗后 3 个月进行再感染筛查。

9. 如患有淋病，应同时检测 HIV、衣原体和梅毒。

10. 教育患者如不禁欲，在肛门、阴道和口交时使用安全套是预防疾病最有效的方法。

十、盆腔炎

（见"第 37 章　盆腔炎性疾病"）。

十一、梅毒

梅毒有助于 HIV 的传播。许多青少年可能有未发现下疳（早期梅毒）且不知道其传染性。对于有多个性伴侣、有淋病史、衣原体病史的人进行筛查是很重要的。

（一）临床表现

可分期为活动性疾病的三个阶段和潜伏期的两个阶段。

1. 第一阶段：一期梅毒

(1) 接触病毒后 3 周内出现无压痛性溃疡或硬下疳，局部边缘隆起。

(2) 硬下疳质硬，经常不被发现。

(3) 在 3～6 周内可自愈。

2. 第二阶段：二期梅毒

(1) 25% 未经治疗的患者会在几周到几个月内出现症状。

(2) 症状包括乏力、发热、头痛、淋巴结肿大和尖锐湿疣。

(3) 斑丘疹累及手掌或足底。

(4) 潜伏期梅毒：血清学阳性，无临床表现。

(5) 早期潜伏期：感染梅毒螺旋体＜12 个月。
需要在该时限内提供下列证据之一。

① 首次性交。

② 有纪录的血清转化或血清学试验滴度升高至少 4 倍。

③ 有原发性或继发性梅毒症状史。

④ 性伴侣感染史。

晚期潜伏期梅毒患者不具有传播性

3. 第三阶段：三期梅毒

(1) 最终阶段，需发展数年。

(2) 如果未及时治疗，发病率为 25%～40%。

(3) 以神经、心血管和骨骼异常为特征。

(4) 神经梅毒可发生在感染的任何阶段。症状包括脑神经功能障碍、脑膜炎、卒中和听力丧失，螺旋体可以通过胎盘引起先天性梅毒。

(5) 梅毒螺旋体可以通过胎盘引起先天性梅毒。

（二）诊断

1. 血清学检测：需要进行螺旋体和非螺旋体试验各一次。

(1) 两种检测无先后顺序。

(2) 如果第一次检测呈阳性，则进行第二次检测以确认诊断。

(3) 如果第一次检测呈阴性，则停止检测。

(4) 可能在感染 2～4 周后才出现阳性结果。

2. 非螺旋体试验，报告为抗体滴度。

(1) 性病研究实验室。

(2) 快速血浆反应素。

3. 螺旋体试验，报告为反应性或非反应性。

(1) 荧光螺旋体抗体吸收试验。

(2) 梅毒螺旋体颗粒凝集试验。

(3) 梅毒螺旋体酶联免疫吸附试验。

4. 进行脑脊液检查来诊断神经梅毒。

（三）管理

青霉素 G 是首选治疗方法。治疗的剂量和时间取决于阶段和临床症状。

晚期潜伏期和三期梅毒需要较长治疗时间。

诊断为梅毒的婴幼儿或幼童需要进行评估，以确定它是后天的还是先天性的。需要完整的评估和治疗指南，请咨询 CDC。

1. 一期和二期梅毒

儿童和青少年：苄星青霉素 G（长效西林）50 000U/kg，单次肌内注射，成人剂量可达 240 万 U。

如果对青霉素过敏，多西环素 100mg，口服，每天 2 次，持续 14 天，或者四环素 500mg，口服，每天 4 次，持续 14 天。

2. 潜伏期梅毒

早期潜伏期治疗方法与原发性和继发性梅毒相同。晚期潜伏期：儿童和青少年，苄星青霉素 G（长效西林）50 000U/kg，单次肌内注射，成人剂量可达 240 万 U，每周给药，持续 3 周。对于青霉素过敏，使用与原发性和继发性梅毒相同的剂量，但总疗程为 28 天。

3. 三期梅毒（无中枢系统累及）

苄星青霉素 240 万 U，肌内注射，每周给药，持续 3 周。

（四）随访

1. 一期和二期梅毒

(1) 治疗后 6 个月和 12 个月复查临床症状，体征和血清学。

(2) 比较抗体滴度，滴度降低 4 倍（稀释 2 次）证明对治疗有反应。

(3) 症状持续存在且持续 2 周的非螺旋体滴度增加至少 4 倍，则治疗失败或再感染，如重新治疗——苄星青霉素 G，240 万 U，肌内注射，每周 1 次，共注射 3 针。

(4) HIV 检测。

(5) 如果滴度没有降低 4 倍，可能是治疗失败，但不能确定，需要额外的临床和血清学随访。如果额外的随访无法进行，应该重新治疗——苄星青霉素 G，240 万 U，肌内注射，每周 1 次，共注射 3 针。评估脑脊液。检查 HIV 感染状况。

2. 潜伏期梅毒

(1) 在 6 个月、12 个月和 24 个月时复查非螺旋体试验。

(2) 如果出现下列症状之一，需要脑脊液检查以评估是否为神经梅毒

① 滴度增加至少 4 倍。

② 最初的高滴度（≥1∶32），在治疗 12～24 个月后没有下降至少 4 倍。

③ 出现梅毒的体征或症状。

(3) 如果脑脊液检查结果为阴性，应重新治疗。

3. 性接触管理

(1) 原发性，继发性，早期潜伏期

① 假设在 90 天内对暴露者进行治疗。

② 对于暴露＞90 天的患者，根据血清学实施相应治疗，在随访不确定的情况下进行推测治疗。

(2) 晚期潜伏期：评估伴侣的临床症状，体征或血清学。

(3) 所有梅毒患者都应接受 HIV、淋病，衣原体，滴虫检测。

十二、滴虫

（见"第 60 章　外阴阴道炎"）。

十三、输卵管卵巢脓肿

（见"第 52 章　输卵管肿块"；"第 37 章　盆腔炎性疾病"）。

十四、治疗建议概要

治疗建议见表 48-3。

表 48-3　常见感染及一线治疗

感　染	治　疗
衣原体	• 儿童体重≤45kg：红霉素每天 50mg/kg，口服，每天分 4 次服用，连服 14 天 • 阿奇霉素治疗体重＜45kg 儿童的有效性和最佳剂量数据有限 • 儿童体重＞45kg，年龄＜8 岁：阿奇霉素单次 1g，口服 • 儿童体重＞45kg，年龄＞8 岁，以及青少年：首选多西环素 100mg，口服，每天 2 次，连续治疗 7 天；替代方案为阿奇霉素单次 1g，口服
淋病（无并发外阴阴道炎、尿道炎、咽炎、直肠炎）	• 儿童体重≤45kg：头孢曲松单次 25～50mg，静脉或肌内注射，口服不超过 250mg • 儿童体重＞45kg，年龄＞8 岁可以采用成人疗法 　– ＜150kg：头孢曲松单次 500mg，肌内注射 　– ≥150kg：头孢曲松单次 1g，肌内注射 • 如果衣原体感染尚未排除，多西环素 100mg，口服，每天 2 次，连续治疗 7 天
疱疹（首次临床发作）	• ＜12 岁：阿昔洛韦 40～80mg/(kg·d)，口服，每天 3～4 次，连续治疗 7～10 天；每天最大剂量为 1200mg • ≥12 岁：阿昔洛韦 400mg，口服，每天 3 次，连续治疗 7～10 天；如果未痊愈，治疗可以延长到 10 天以上 • 可用其他药物，详见正文
疱疹（复发）	• ＜12 岁：阿昔洛韦每剂 20mg/kg，口服，每天 3 次，连续治疗 7～10 天；最大剂量为 400mg • ≥12 岁：阿昔洛韦 800mg，口服，每天 2 次，连续治疗 5 天；或者 800mg，每天 3 次，连续治疗 2 天 • 可用其他药物，详见正文
疱疹（抑制性）	• ＜12 岁：阿昔洛韦每剂 20mg/kg，口服，每天 2 次；最大剂量为 400mg • ≥12 岁：阿昔洛韦 400mg，口服，每天 2 次 • 可用其他药物，详见正文

（续表）

感　染	治　疗
阴道滴虫病	• ＜45kg：甲硝唑 45mg/（kg·d），口服，每天 3 次，连续治疗 7 天；最大剂量为 2000mg • ≥45kg：甲硝唑 500mg，口服，每天 2 次，连续治疗 7 天
梅毒（原发性、继发性）	• 儿童：苄星青霉素 G 单次 50 000U/kg，肌内注射，成人剂量可达 240 万 U • 成人：苄星青霉素 G 单次 240 万 U，肌内注射

参 考 文 献

[1] American Sexual Health Association. https://www.ashasexualhealth.org/

[2] Centers for Disease Control and Prevention. Sexually transmitted infections treatment guidelines, 2021. MMWR. July 23, 2021; 70(4) and https://www.cdc.gov/std/treatment-guidelines/STI-Guidelines-2021.pdf

[3] Guttmacher Institute. https://www.guttmacher.org/state-policy/explore/overview-minors-consent-law#

[4] Heston S, et al. Syphilis in children. Infect Dis Clin N Am. 2018; 32: 129–144.

[5] Killebrew M, Garofalo R. Talking to teens about sex, sexuality, and sexually transmitted infections. Pediatr Ann. 2002; 31:566–572.

[6] Lexicomp: Acyclovir (systemic): Drug information. UpToDate. Retrieved December 5, 2021, Available from https://www.uptodate.com/contents/acyclovir-systemic-drug-information

[7] Lexicomp: Famciclovir: Drug information. UpToDate. Retrieved December 5, 2021, Available from https:// www.uptodate.com/contents/famciclovir-drug-information

[8] Lexicomp: Penicillin G benthazine (long-acting intramuscular): Drug information. UpToDate. Retrieved December 5, 2021, Available from https://www.uptodate.com/contents/penicillin-g-benzathine-long-actingintramuscular- drug-information

[9] Lexicomp: Valacyclovir: Drug information. UpToDate. Retrieved December 5, 2021, Available from https:// www.uptodate.com/contents/valacyclovir-drug-information

第 49 章　物质滥用
Substance Abuse

Christine Osborne　Sarah K. McQuillan　著

杨乃萍　译　陈露婷　校

一、要点

● 青少年滥用物质对他们的健康和福祉有巨大影响。

● 物质滥用影响青少年健康成长和发育，与一些危险行为有关，如无保护的性行为和危险驾驶，并导致许多其他健康问题的发生。

● 在美国，酒精、大麻和烟草仍然是 12 年级前儿童和青少年使用最广泛的物质。68% 的人尝试过喝酒，超过 50% 的人至少喝过 1 次，90% 的人有酗酒行为，45% 的人使用大麻，41% 的人尝试过抽烟。

● 青少年的大麻日摄入量一直在稳步增长，自 2015 年以来，这一人群的大麻摄入量甚至超过了日吸烟量。

● 近期青少年使用电子烟的人数也急剧增加。

● 阿片类药物现已成为仅次于大麻的最常使用的非法药物。

● 青少年开始使用这些物质的时间越早，他们继续使用的可能性就越大，并在以后的生活中出现物质滥用问题。

二、风险因素

（一）家庭因素

1. 物质使用、依赖或两者兼有的家族史。

2. 不合理的育儿方式。

3. 极度放任或专制。

4. 家庭矛盾。

（二）问题行为

反社会行为。

1. 情绪消极、适应能力差和冲动。

2. 攻击性。

3. 过早的性行为。

4. 注意缺陷障碍（attention deficit disorder，ADD）。

（三）学校因素

1. 早期辍学。

2. 不完成家庭作业和旷课。

3. 缺乏对学业的投入。

4. 与滥用物质的同龄人交往。

5. 早期出现物质使用。

6. 性虐待史。

（四）社区因素

1. 酒精和其他药物容易获取。

2. 对使用酒精或非法药物的容忍度。

3. 人口过剩、混乱和恶化的社区。

三、保护因素

（一）家长支持

1. 与父母密切沟通。

2. 父母正面的支持。

3. 家庭缺乏此类物质。

（二）高度自尊

自信、社交能力、学业成绩、定期参加教会

以及强烈的是非观。

四、干预措施

儿科护理人员往往低估了青少年物质使用的普遍程度。应该与所有患者讨论物质使用，最好是使用经过验证的工具。随着 COVID-19 流行的到来和线下就诊的减少，在互联网虚拟预约中确保保密性可能更具挑战性。在开始动机性访谈之前确保保密是至关重要的。

（一）动机性访谈

1. 开放式问题

"周末喝酒对你完成家庭作业有什么影响？"

2. 反思性倾听

"听起来你对最近和女友分手感到非常难过。我想知道你在心烦意乱的时候是否更容易喝酒？"

3. 肯定性陈述

"决定不去那个派对听起来是个不错的选择。如果你去了，恐怕很难不喝酒。"

4. 总结式询问

"能够和朋友出去玩很重要。你和朋友们还有其他活动吗？"

5. 引出改变的话题

"你想要改变的事情有哪些？"

（二）SBIRT

由美国联邦药物滥用和精神健康服务管理局推荐作为所有常规卫生保健的一部分。

S：筛选（使用验证过的工具，见下文）。

BI：简要干预。

1. 针对不使用物质的青少年：支持并强化这一决定和其他相关的健康行为。

2. 针对报告不经常使用的青少年

(1) 重点鼓励他们为了自己的健康改变这些行为。

(2) 明确建议停止使用。

(3) 阐述关于使用的负面影响的简要信息。

(4) 讨论停止使用的计划。

(5) 认可和鼓励其他优点和积极行为。

RT：转诊到治疗

对于频繁使用或高风险使用的青少年应用。

(1) 多学科治疗组。

(2) 从动机访谈、个人、团体或家庭咨询到强化门诊、医院或住院治疗。

(3) 应涉及青少年医学和（或）精神病学。

（三）筛选试验

1. CRAFFT 试验

酒精和其他药物滥用的筛查测试，提出适合青少年发展的问题。

评分≥2 分表示有风险，≥4 分应怀疑物质依赖。

C：你有没有曾坐在一辆车里，而司机（包括你自己）喝多了或曾酗酒、吸毒？

R：你曾经用酒精或毒品来放松自己、使自我感觉更好、适应环境吗？

A：当你独自一人时，你是否曾使用酒精或毒品？

F：你曾经忘记你在喝酒或吸毒时做过的事情吗？

F：你的家人或朋友有没有告诉过你应该少喝酒或少吸毒？

T：你在酗酒或吸毒时惹过麻烦吗？

2. 大麻筛查

美国儿科学会建议在每次健康保健、专科和急诊就诊时询问每位患者"在过去的 1 年里，你吸食过多少次大麻"，并提供结构化的回答类别（从不，1 次或 2 次，每月，每周或更多）。

可以获得轻度、中度或重度大麻使用障碍风险水平的可靠指标。

五、物质

（一）酒精

1. 酒精是青少年最常使用的物质。

2. 青少年饮酒模式往往是间歇性的，而且很严重。

超过 90% 的青少年饮酒是在酗酒的背景下，

在过去 2 周内，在一个或多个场合连续喝了 5 杯或更多。重要的是，青少年知道什么是豪饮，认为是成熟的标志。

3. 酗酒在以下几类年轻人中较常见。

(1) 经常醉酒或经历长期、反复酒精戒断症状的人。

(2) 能耐受大量酒精的人。

(3) 试图减少或停止饮酒，但没有成功。

(4) 有过饮酒导致的昏厥经历的人；或者那些不顾不良的社会、教育、职业、身体或心理后果或与酒精有关的伤害而继续饮酒的人。

4. 采用减少危害理念的项目成功地降低了危险的酒精使用。

健康危害

1. 青少年早期大量饮酒会损害发育中的海马体，从而损害记忆功能。

2. 酗酒的青少年更可能有以下情况。

(1) 学习成绩较差。

(2) 比同龄人更容易发生车祸、打架和意外伤害。

(3) 高风险的性行为可能导致早孕、性传播感染等。

3. 妊娠期间饮酒可导致胎儿酒精综合征和其他行为影响：妊娠期间没有安全的饮酒量。

（二）烟草

吸烟是美国可预防疾病和死亡的主要原因。吸烟通常始于青春期，90% 的人首次吸烟的年龄在 11—16 岁。与开始吸烟相关的因素：社会经济地位低，父母教育水平低。

每天吸 10 支烟或以上的人可能受益于尼古丁替代疗法和（或）盐酸安非他酮结合行为技术，但青少年的数据有限。

健康危害

1. 尼古丁会导致大脑产生结构性和化学性改变，增加未来酒精和其他药物成瘾、恐慌发作和抑郁的风险。

2. 服用含雌激素避孕药易引起血栓栓塞事件。

3. 引起妊娠相关风险，如异位妊娠、低体重儿。

4. 增加未来患肺部疾病和癌症的风险。

（三）电子烟

自 20 世纪 90 年代以来，烟草使用率大幅下降，但电子烟在青少年中越来越受欢迎。

电子烟设备（电子香烟）是一种手持设备，旨在通过蒸汽而不是烟雾来传递液化的尼古丁（有时是大麻），以及调味化学物质。

使用增加的原因包括：小巧光滑的外形，可以秘密使用设备（有些看起来像 USB 闪存驱动器），味道像棉花糖和泡泡糖。

健康危害

1. 青少年认为电子烟危害不大。

2. 由于电子烟上市才 10 年左右，而且产品变化很快，相关危害的科学数据有限，而且还会不断涌现。

3. 在电子烟溶液和排放物中发现了毒物和致癌物。

4. 细颗粒物和超细颗粒物都可以被吸入肺部并进入体循环。

(1) 可能导致电子烟相关的肺损伤，包括"胸部成像异常"。

(2) 其他特定的肺部疾病

① 急性嗜酸性粒细胞性肺炎。

② 弥漫性肺泡损伤。

③ 组织肺炎。

④ 类脂性肺炎。

5. 研究表明，尼古丁依赖会影响大脑中控制执行功能、记忆和情绪的区域。

6. 许多电子烟设备中使用的锂电池可能会爆炸，爆炸曾导致严重火灾和烧伤。

（四）大麻

四氢大麻酚（Tetrahydrocannabinol，THC）和大麻二酚（cannabidiol，CBD）是两种最常见的大麻素。THC 具有精神活性，可诱导出欣快感，并显著改变感知、警觉性、协调性、情绪和精力。

CBD 不具有精神活性。

越来越多的青少年女孩每天使用这种药物。

1. 健康危害

(1) 青少年时期使用大麻与智力、动力和终身成就的永久性下降有关。

(2) 使用大麻的群体日后患慢性精神健康障碍（如抑郁、焦虑和精神分裂症）的概率增加 2～5 倍，这可能是由于内源性多巴胺分泌的中断和灰质的变化，导致动力不足和心理健康症状。

尽管大麻比尼古丁、可卡因或海洛因等其他精神活性物质相比不容易上瘾，但它仍然具有高度成瘾性，使用者经常出现戒断症状如下。

① 易怒。

② 睡眠困难。

③ 食欲不振。

④ 恶心。

⑤ 腹部疼痛。

⑥ 通常在最后一次使用后 1～2 天内开始，可延长至 4～8 周。

2. 大麻使用与妇科疾病

(1) 疼痛：一些研究表明，大麻素可能是治疗子宫内膜异位症相关的盆腔疼痛和痛经的一种有前景的治疗方法。

内源性大麻素系统的相互作用，可减少炎症、神经性疼痛和伤害性疼痛。

证据仍然不足以支持使用大麻素治疗儿童和青少年疼痛状况的有效性。

(2) 月经管理：经常使用大麻会破坏下丘脑促性腺激素释放激素的释放，导致雌激素和孕激素的产生减少，导致无排卵周期频率增加。

大麻素和口服避孕药都在肝脏中由细胞色素 P_{450} 酶代谢。

没有证据表明同时使用大麻会降低口服避孕药的有效性。

可能影响其他药物，像某些抗炎药，如萘普生，以及几种抗抑郁药和抗精神病药。

(3) 性传播疾病、妊娠

青少年时期吸食大麻已被证明是性传播疾病

感染的独立风险因素。

使用大麻的年轻女性意外妊娠的概率增加。

不建议在妊娠和哺乳期使用大麻，使用大麻可导致低出生体重、妊娠高血压、自发性早产，以及后代认知和行为问题。

（五）阿片类药物

青少年对处方药阿片类药物的非医疗使用目前超过了除大麻以外的所有其他非法物质的使用；超过 10% 的高年级学生称，他们将处方药阿片类药物用于非医疗目的。

1. 健康危害

阿片类药物成瘾的青少年发生相关并发症的风险很高，包括过渡到注射用药和致命过量。

与不吸毒的同龄人相比，这些青少年在过去 3 个月发生性行为的可能性几乎是前者的 4 倍。

2. 管理

物质滥用的治疗只能由对精神健康疾病的细微差别有经验并有特别许可证的提供者进行。

一般不建议在普通的 PAG 诊所尝试美沙酮或丁丙诺啡治疗。

如果可疑阿片类药物滥用，也可以考虑用纳洛酮治疗。

3. 青少年滥用增加的其他物质的简要清单

(1) 迷幻药（摇头丸、冰毒）。

(2) γ- 羟基丁酸（GHB、液体迷魂药、G 水）。

(3) 氟硝西泮（迷药、忘忧丸）。

(4) 氯胺酮（K 他命、K 粉）：可能导致幻觉、永久性记忆丧失、思维混乱和情绪变化。

(5) 吸入物（挥发性碳氢化合物，如甲苯、汽油、溶剂、胶水、喷漆）：导致癫痫发作、低氧血症和心律失常。

(6) 海洛因。

(7) 麦角酸二乙基酰胺、五氯苯酚：可能导致暴力、伤害。

(8) 甲基苯丙胺（冰毒、冰、快克）：导致暴力、幻觉和记忆丧失。

六、资源

最好资源来自父母。鼓励父母成为孩子的榜样。

https://www.cdc.gov/ncbddd/fasd/features/teen-substance-use.html#first-ref.

https://pcssnow.org/.

参 考 文 献

[1] Center for Disease Control and Prevention. Substance use screening and implementation guide: no amount of substance use is safe for adolescents. *Subst Abuse.* 2020. https://www.aap.org/en-us/Documents/substance_use_screening_implementation.pdf. Substance Use Screening and Implementation Guide.

[2] Chadi N, Levy S. What every pediatric gynecologist should know about marijuana use in adolescents. *J Pediatr Adolesc Gynecol.* 2019; 32(4):349–353.

[3] Kelpin SS, Rusteikas SG, Karjane NW, Svikis DS. Screening for at-risk alcohol and drug use in the antenatal period: how do young women compare with older adult women? *J Pediatr Adolesc Gynecol.* 2019; 32(3):325–329.

[4] Levy SJL, Williams JF. Substance use screening, brief intervention, and referral to treatment. *Pediatrics.* 2016. 138: e1–e15.

[5] SAMHSA-HRSA Center for Integrated Health Solutions. SBIRT: *Screening, Brief Intervention, and Referral to Treatment Opportunities for Implementation and Points for Consideration.* SAMHSA-HRSA Center for Integrated Health Solutions 2021.

第 50 章　中毒性休克综合征
Toxic Shock Syndrome (TSS)

Patricia Amorado　Kathryn Stambough　著

杨乃萍　译　孙亚兵　校

一、定义

中毒性休克综合征（toxic shock syndrome，TSS）是一种典型的由革兰阳性菌感染引起的，以高热、晒伤样皮疹、脱皮、低血压和多器官系统异常为特征的疾病。

二、要点

- 通常与使用卫生棉条有关，因为阴道内定植的金黄色葡萄球菌，产生中毒性休克综合征毒素 -1（toxic shock syndrome toxin-1，TSST-1）。
- 非经期 TSS 的来源包括手术伤口定植、烧伤、鼻腔填塞、流感后肺炎、产后感染、胰岛素泵输注部位或不明来源。其他妇科来源包括隔膜来源和使用避孕海绵。
- 最常见的细菌是金黄色葡萄球菌，它可能与化脓性链球菌有关。
- 耐甲氧西林金黄色葡萄球菌（MRSA）经常被报道。
- 自 FDA 发布了卫生棉条吸收力的明确标注，并鼓励使用者根据最低吸收力来更换棉条，月经相关的 TSS 有所下降。

三、临床表现 / 诊断标准（CDC 标准）

1. 发热：体温≥102 ℉（38.9℃）。
2. 皮疹：弥漫性黄斑红皮病（通常从躯干扩散到四肢）。
3. 脱屑：出疹后 1～2 周。
4. 低血压：成人收缩压≤90mmHg，16 岁以下儿童收缩压小于同龄血压第 5 百分位。

5. 多器官受累（必须涉及 3 个或 3 个以上的器官系统）。

(1) 胃肠道：发病时呕吐或腹泻。

(2) 肌肉：严重肌痛或磷酸肌酸激酶（creatine phosphokinase，CPK）升高至少 2 倍于正常上限。

(3) 肾脏：血尿素氮（blood urea nitrogen，BUN）或肌酐升高至少 2 倍于正常上限，无尿路感染情况下伴有脓尿。

(4) 肝脏：总胆红素、谷丙转氨酶（ALT）或谷草转氨酶（AST）升高至少 2 倍于正常上限。

(5) 血液学：血小板＜100 000/mm^3。

(6) 中枢神经系统：无发热和低血压时，定向障碍或意识改变，且无局灶性神经体征。

四、实验室诊断标准

化脓性链球菌引起的 TSS 在高达 90% 的病例中血培养阳性，在免疫功能低下的患者中更容易被发现。

获得下列测试的阴性结果：脑脊液培养结果，落基山斑疹热、钩端螺旋体病或麻疹的血清学结果。

（一）疑似诊断

符合实验室标准，且符合上述临床标准中的 4 项。

（二）确诊诊断

符合实验室标准，且上述 5 项临床标准均存在，包括脱屑，除非患者在脱屑发生前死亡。

五、管理

管理的七项内容如下所示。

1. 识别。

2. 复苏。

3. 去除感染源。

4. 合理选择抗生素。

5. 辅助治疗的作用。

6. 评估进展。

7. 降低密切接触者继发病例和患者再感染风险。

必须尽早认识到 TSS 的最常见症状，特别是有已知的感染来源，并立即开始治疗。

1. 让患者住院并立即实施基本的复苏措施，包括静脉输液复苏和血流动力学支持。

2. 尽快去除感染源（卫生棉条、伤口清创等），因为感染的传播很快。

3. 进行适当的实验室检查：全血细胞计数、全代谢组、凝血试验、CPK 水平、血培养、任何疑似感染源的培养（血液、直肠、阴道、口咽、鼻孔、尿液）。

4. 送阴道拭子进行革兰染色。

5. 送阴道拭子进行 TSST-1 的 PCR 检测。

6. 进行落基山斑疹热、钩端螺旋体病、麻疹血清学检查（TSS 诊断此项结果需为阴性）。

7. 合理选择经验性抗生素治疗，包括抗葡萄球菌抗生素。

(1) 苯唑西林和第三代头孢菌素。

(2) 如果怀疑 MRSA，需要使用万古霉素。

8. 考虑辅助治疗的作用。

(1) 使用克林霉素，但必须与其他抗生素联合使用。

(2) 尽管一些研究使用静脉注射免疫球蛋白（intravenous immunoglobulin，IVIG），但仍存在争议。

9. 回顾进展，包括需要根据培养结果调整治疗。静脉注射抗生素应持续到临床症状改善，通常至少 7 天后才过渡到口服抗生素。

10. 降低复发风险。

(1) TSS 的复发率高达 30%。

(2) 考虑对有危险因素的密切接触者（如有已知疾病的母婴）采取预防措施，包括使用青霉素 V、利福平或头孢氨苄。

(3) 避免使用高吸水性卫生棉条。

① 卫生棉条的吸收能力应与当前月经流量相匹配。

② 卫生棉条应每 4～6 小时更换 1 次，不要过夜使用。

③ 有 TSS 病史的人，应避免使用卫生棉条至少 6 个月。

④ TSST-1 抗体的存在可能具有保护作用。

参 考 文 献

[1] Burnham JP, Kollef MH. Understanding toxic shock syndrome. Intensive Care Med. 2015; 41:1701–1710.

[2] CDC guidelines, https://wwwn.cdc.gov/nndss/conditions/toxic-shock-syndrome-other-than-streptococcal/ case-definition/2011/

[3] Curtis N. Toxic shock syndrome; under-recognised and undertreatment? Arch Dis Child. 2014; 99(12):1062–1064.

[4] Patel BN, Hoefgen HR, Nour N, Merritt DF (2020). Chapter 16: Genital Trauma. In Emans SJ, Laufer MR, DiVasta AD, eds., *Pediatric & Adolescent Gynecology* (7th ed.). Wolters Kluwer.

[5] Wilkins AL, Steer AC, Smeesters PR, Curtis N. Toxic shock syndrome—the seven Rs of management and treatment. J Infect. 2017; 74(S1):S147–S152.

第51章 跨性别和性别多样化治疗
Transgender and Gender Diverse Care

Frances Grimstad 著

李 彧 译 陈露婷 李红 校

一、定义

"跨性别"一词指的是持有与自己出生时性别不一致的人,出生性别通常由第二性征来确定。

相比之下,"顺性别"者的身份和表达与出生时被赋予的身份和表达相一致。

性别不一致是指从出生开始,在没有混杂的心理健康等问题影响的情况下,性别认同与解剖性别特征之间的持续不一致。

性别焦虑症是指一些人在出生时性别认同和解剖学性别特征之间的不一致而可能产生的不适。

二、要点

- 约 0.6% 的美国人口被认定为跨性别或性别多样化(transgender or gender diverse,TGD)。
- TGD 社区还包括那些不认同二元性别(如男性或女性),而是使用"非二元"和"性别酷儿"等术语来描述超越传统规范性性别经验的人。
- 由于医学界强加给他们的耻辱和创伤,大多数 TGD 患者并不"出去"寻找医护人员,这最终损害了他们所得到的护理的质量。
- 以不分性别和性取向的方式提供医疗护理是非常重要的,这样患者才能放心地披露敏感信息并满足其全面的医疗需求。
- 确认性别的医疗护理的一个重要组成部分是使用正确的术语,并知道如何适当地应用。
- 在 TGD 青年中,对身份的肯定可以改善他们的心理健康和生活质量。

三、评估

创建一个舒适的临床环境。

入院文书应记录患者的姓名、适当的代名词和性取向。

电子病历也应反映上述内容,以便所有工作人员对每位患者使用正确的姓名和代名词。

随着时间的推移,应反复对患者进行调查,因为这些指标可能会发生变化,例如"我是 × 医生,我使用代词她/他。你喜欢被如何称呼?"。在每次访问中为每个患者做这件事,可使就诊过程正常化,并避免单独挑出 TGD 患者。

(一)病史

1. 既往病史

(1)社会性别肯定:患者在着装、举止和社会交往方面选择如何展现自己来传递性别身份,以及该情况持续时间。

(2)青春期阻断治疗史;使用性别确认激素疗法(gender-affirming hormones therapy,GAT),如外源性雌二醇、睾酮或抗雄激素。

(3)多毛症、男性化或其他两性特征史。

2. 手术史

特别是任何性别确认的手术,如子宫切除术,上半身胸部手术或下半身下体手术。

3. 生育史

(1)对于有子宫/卵巢的患者:月经初潮年龄;青春期阻滞药、性别确认激素疗法前的月经模式;使用阻滞药或 GAT 时有无出血现象。

(2) 对于有阴茎 / 睾丸的患者：阴毛初现年龄。

(3) 是否希望未来能生育或建立家庭或希望进行生育力保存。

4. 性生活史

(1) 询问性取向。

(2) 性活动：使用解剖学驱动的、开放式的问题，以获得最全面的信息，如"你在性生活中会接触身体的哪些部位？""当你与某人亲密接触时，你会触摸哪些身体部位？"

（二）体格检查

测量身高、体重、血压。在整个检查过程中使用患者描述其解剖结构的术语。

不需要生殖器检查：对于那些有盆腔主诉的患者，确保以安全的性别确认方式提供检查。首先提供非侵入性技术（仅外部检查、自拭子、盆腹腔超声），并允许患者参与检查。

四、管理

在治疗前就风险、益处、预期结果，以及治疗时机向每一位患者提供咨询。如果不提供青春期阻断或 GAT，请向在这一领域具有专业知识的儿科专家进行适当的转诊。

（一）青春期阻断治疗

启动标准（根据世界跨性别健康护理专业协会标准第 7 版）。

一名合格的心理健康服务提供者（mental health provider，MHP）已经证实，青少年有长期强烈的性别不一致或焦虑；随着青春期的开始而恶化；并且不存在任何可能干扰治疗的心理、医疗或社会问题；且青少年有能力对治疗给予知情同意。

青少年已被告知治疗的效果和不良反应，并且知情同意 / 家长或监护人已经同意和支持治疗。

医疗提供者同意治疗的指征为已确认青春期启动（Tanner 2 期）并已确认治疗无医学禁忌证。

1. 典型疗法

(1) 亮丙瑞林：每月肌内注射 3.75mg 或每 3 个月肌内注射 11.25mg。

(2) 组氨瑞林植入：每 15～18 个月皮下植入 50mg；内源性睾酮的抑制。

(3) 给予出生时为男性的患者高剂量孕激素治疗。

如果患者不能使用青春期阻滞药，可以给予出生时为女性的患者月经抑制药物。

(4) 跨性男患者通常会优先选择非雌二醇方法。

(5) 通常认为没有一种方法是完美的，但有些方法在抑制月经方面优于其他方法。

(6) 在选择方法时需要考虑避孕。

2. 随访

(1) 每 3 个月测量身高、体重、血压，评估 Tanner 分期。

(2) 每 6～12 个月复查：黄体生成素、卵泡刺激素、雌二醇、睾酮、维生素 D。

(3) 每 1～2 年：CMP、血脂、血糖、糖化血红蛋白、DEXA、根据青年基线健康状况指示的骨龄。

（二）GAT

仅可由具有 TGD 青少年医疗专业知识的医疗专业人士提供给患者。

启动标准（根据世界跨性别健康护理专业协会标准第 7 版）。

有资质的 MHP 已诊断性别焦虑症，且不存在可能干扰治疗的心理、医疗或社会问题，同时青少年有足够的心理能力来估计后果和权衡治疗的益处或风险，并给予同意。

青少年已被告知治疗的效果和不良反应，并且知情同意 / 父母或监护人已经知情同意。

医疗提供者认为有治疗的适应证，并确认无医疗禁忌证。

通常满 16 岁（在 18 岁为成年年龄的国家，须经父母同意）才能开始。从年轻患者个案基础考虑，治疗不可以早于青春期开始几乎没有证据支持 13.5 岁以下人群使用。

1. 睾酮青春期诱导

(1) 用于青春期阻断治疗的诱导。

① 每 2 周肌内或皮下注射 1 次睾酮酯 25mg/m²（若每周注射 1 次剂量为 12.5mg/m²，若每 4 周注射 1 次剂量为 50mg/m²）。

② 每 6 个月增加 1 次剂量。

③ 成人目标剂量为每 2 周 100~200mg。

(2) 对于青春期后的青年，剂量可以增加更迅速。

① 每 2 周肌内或皮下注射 1 次睾酮酯 75mg，持续 6 个月。

② 然后每 2 周 125mg。

③ 治疗方案见表 51-1。

(3) 随访。

① 每 3 个月测量身高、体重、血压，评估 Tanner 分期。

② 每 6~12 个月复查：黄体生成素、卵泡刺激素、睾酮、全血细胞计数、血脂、维生素 D。

③ 每 1~2 年：DEXA，骨龄（直到 25—30 岁或达到骨量峰值）。

(4) 治疗相关风险。

① 极高风险：红细胞增多症（红细胞压积＞50%）。

② 中度风险：严重肝功能不全、冠状动脉疾病、脑血管疾病、高血压、乳腺癌或子宫癌。

(3) 男性化效果

① 前 1~6 个月，变为油性皮肤或出现粉刺，脂肪再分布，停经，阴蒂增大，阴道萎缩。

② 第 6~12 个月，面部及体毛生长，头皮脱发，肌肉质量和力量增加，声音加深。

③ 在治疗 4~5 年时达到最大效应。

2. 雌激素青春期诱导

(1) 在青春期阻断治疗之后

① 口服 17β- 雌二醇 5μg/（kg·d），每 6 个月增加 1 次剂量，可考虑 10μg/（kg·d）、15μg/（kg·d）、20μg/（kg·d）。成人剂量 2~6mg/d。

② 经皮 17β- 雌二醇 6.25~12.5μg/d，可考虑 25/37.5μg/d，成人剂量 50~200μg/d。

(2) 对于青春期后的青年，剂量可以增加地更快。

口服 17β- 雌二醇 1~2mg/d，每 6 个月增加 1 次，治疗方案见表 51-2。

(3) 随访

① 每 3 个月测量身高、体重、血压，评估 Tanner 分期。

② 每 6~12 个月复查：黄体生成素、卵泡刺激素、雌二醇、总睾酮、维生素 D。

③ 每 1~2 年：DEXA，骨龄（直到 25—30

表 51-1 ＞ 16 岁且已进入内源性青春期患者睾酮使用剂量				
药　物	起始低剂量	标准剂量	中期剂量	最大剂量
睾酮环戊丙酸酯 / 乙酸酯（肌内 / 皮下注射）	20mg 每周 1 次 ª	50mg 每周 1 次	75mg 每周 1 次	100mg 每周 1 次
睾酮贴片	1~2mg qPM	每贴 4mg qPM	每贴 6mg qPM	每贴 8mg qPM
1% 睾酮凝胶	12.5~25mg qAM ᵇ	50mg qAM	75mg qAM	100mg qd
5% 睾酮乳膏	10mg	50mg	75mg	100mg
睾酮微丸 ᶜ	×	×	10 粒（每粒 75mg）	

每 2~3 个月调整剂量，以达到预期的变化和（或）使睾酮水平达到 400~700ng/dl

a. 可每 2 周给药

b. 如果有近距离皮肤接触，应先将贴片取下干燥至少 2h 以后再清洗皮肤，以减少接触转移

c. 更新的配方，剂量建议可能会有所不同。通常只有当患者睾丸激素稳定时才开始使用（微丸使用量为 6~12 粒）

qAM. 每天上午 1 次；qPM. 每天下午 1 次；qd. 每天 1 次

岁或达到骨量峰值），根据需要补充检查催乳素、A1C、血脂。

(4) 治疗相关风险

① 极高风险：血栓栓塞性疾病。

② 中等风险：巨催乳素瘤、乳腺癌、冠状动脉疾病、脑血管病、胆石症、高甘油三酯血症。

(5) 女性化效应

① 第 1 个月，性欲减退 / 自发性勃起减少。

② 接下来的 3～6 个月，体脂重新分布、肌肉质量和力量下降、皮肤软化、乳房生长、睾丸体积减小。

③ 精子生成减少和性功能障碍是可变的。

④ 没有声音变化。

⑤ 在治疗 2～3 年时达到最大效应。

（三）性别确认手术

这些手术应由经过专门培训的合格外科医生进行，符合（性别确认手术）无菌标准。有持续的、有据可查的性别障碍。到达法定成年年龄。通常推荐连续 GAT＞12 个月的患者（但这可能取决于外科医生、患者和手术）。已成功并以新性别全时持续生活＞12 个月。

任何重大的医疗或心理健康问题都得到很好的控制。

解释手术所有方面的知识。

已阐明该手术的永久性，并已在必要时寻求生育力保存。

1. 男性化手术

(1) 子宫切除术（经患者同意，优先保留卵巢）。

(2) 阴蒂阴茎化手术或阴茎成形术（"下半身手术"）。

2. 女性化手术：阴道成形术（"下半身手术"）。

3. 所有其他手术的纳入标准

(1) 持续的、有据可查的性别认同障碍。

(2) 通常是在法定成年年龄之后完成，但可以在父母同意的情况下提前完成，胸部手术已被证明对青少年的健康有改善作用。

(3) 通常建议连续 GAT＞12 个月的患者手术（但这可能取决于外科医生、患者和手术）。

表 51-2　＞16 岁且已进入内源性青春期患者雌激素 / 抗雄激素药物 / 黄体酮使用剂量

类型	药物	低剂量起始	标准起始	中期	最大
雌激素	17-β 雌二醇口服 / 舌下含服	1mg/d	2mg/d	4mg/d*	8mg/d
	雌二醇贴片	50μg	100μg	200μg	400μg
	戊酸雌二醇肌内注射**	5mg，每周 1 次	10mg，每周 1 次	15mg，每周 1 次	20mg，每周 1 次
	环戊丙酸雌二醇肌内注射**	0.5mg，每周 1 次	1mg，每周 1 次	1.5～2mg，每周 1 次	2.5mg，每周 1 次
抗雄激素药物	螺内酯	×	50mg/d	100mg/d	200mg/d
	非那雄胺	×	5mg/d	×	×
	度他雄胺	×	0.5mg/d	×	×
	促性腺激素释放激素类似物	给药见青春期阻滞部分			
黄体酮	醋酸甲羟孕酮	×	2.5mg/d	5mg/d	10mg/d
	微粒化黄体酮	×	100mg/qHS	150mg/qHS	200mg/qHS

每 2～3 个月调整 1 次剂量以达到理想的变化和（或）使睾酮＜55ng/dl。

*. 当给药剂量＞2mg 时，建议每天分 2 次给药

**. 可合并给药，每 2 周给药 1 次

（4）已成功并以新性别全时持续生活 >12 个月（但这可能取决于外科医生、患者和手术）。

（5）任何重大的医疗或心理健康问题都得到很好的控制。

（6）展示了手术的所有实际方面的知识。

4. 男性化程序：乳房切除术（"上半身手术"）。

5. 女性化程序

（1）隆乳（"上半身手术"）。

（2）面部女性化手术。

（3）甲状腺软骨成形术。

（四）生殖健康问题

1. 生育力

应在开始使用性别确认激素或手术前进行讨论，并提供所有生育力保存的选择。

（1）精子库、卵母细胞或胚胎冷冻保存。

（2）卵巢和睾丸组织冷冻保存：目前正在研究方案中，使用青春期阻滞药后进行 GAT 是患者的唯一选择。

如果 GAT 已经启动大多数数据表明睾酮可以保持卵巢功能。

在尝试取卵前停用睾酮，停用睾酮后可妊娠。

数据显示雌激素即使在停药后也能降低生育力。但目前人们已经成功地在停用雌激素后产生精子，因此，建议在使用激素之前进行冷冻保存。

2. 睾酮治疗后突破性出血

可因其他常见原因导致异常子宫出血（见"第 1 章 异常子宫出血"）。

也可能是由于突破性出血，如其他月经抑制激素也会有出血状况。

确保睾酮剂量在顺性别男性范围内，如果确定安全，可考虑增加月经抑制剂量，确认没有跳过 / 遗漏剂量。

用于月经抑制的所有形式的孕激素、雌激素和雌孕激素组合都可以用来诱导使用睾酮患者的月经抑制，GnRHa 和达那唑也可与睾酮同时使用。

3. 避孕

（1）对于有子宫 / 卵巢的患者，睾酮不是 FDA 批准的避孕形式。

① 所有形式的避孕措施都可以提供给睾酮使用者（见"第 12 章 避孕"）。

② 对于所有需要高效避孕的患者，临床医生应该强烈考虑 LARC 方法，包括宫内节育器。

（2）对于有睾丸的患者，雌激素不是 FDA 批准的避孕方式。

4. 阴道成形术后护理

已行阴茎内翻阴道成形术的患者需要持续的阴道扩张。可能出现与其他阴道成形术相似的并发症，包括未愈合的肉芽组织、网状组织、狭窄和瘘管。

新阴道没有内源性的激素自净功能：分泌物不太可能具有传染性，更有可能保留皮脂、润滑、脱屑细胞，定期冲洗可能会有帮助。

参考文献

[1] Grimstad F, Boskey ER, Taghinia A, Ganor O. Gender-affirming surgeries in transgender and gender diverse adolescent and young adults: a pediatric and adolescent gynecology primer. J Pediatr Adolesc Gynecol. 2021. 34(4):442–448. https://pubmed.ncbi.nlm.nih.gov/33852937/

[2] Guidelines for the primary and gender-affirming care of transgender and gender nonbinary people. UCSF Transgender Care Program. 2016. https://transcare.ucsf.edu/guidelines

[3] Hembree WC, Cohen-Kettenis PT, Gooren L, et al. Endocrine treatment of gender-dysphoric/genderincongruent persons: an endocrine society clinic practice guideline. J Clin Endocrinol Metab. 2017;102(11):3869–3903.

第52章 输卵管肿块
Tubal Mass

Swetha Naroji 著

李 彧 译 梁 艳 许 泓 校

一、要点

- 输卵管肿块在初潮前患者中最易发生扭转。
- 输卵管旁囊肿对激素敏感,与多囊卵巢综合征(PCOS)密切相关。
- 静脉注射抗生素是输卵管卵巢脓肿(TOA)有效的一线治疗方法。
- 如无禁忌证可考虑药物治疗宫外孕。

二、分类

(一)初潮前输卵管肿块:罕见

1. 简单型:囊肿可能。
2. 复杂型:可能发生扭转(见"第36章 卵巢/附件扭转")。

(二)初潮后输卵管肿块

1. 简单型:输卵管旁囊肿(与青春期相关)。
2. 复杂型:扭转(见"第36章 卵巢/附件扭转")、输卵管积水、TOA、异位妊娠。

三、诊断

(一)病史

1. 生育史:青春期开始时间,月经状况,性生活,月经不规律。
2. 多毛症/痤疮病史。
3. 疼痛症状、发作和持续时间。
4. 既往有关肿块的影像学检查病史。

(二)体格检查

1. 身高、体重。

2. 皮肤:多毛症。
3. 腹部:疼痛、肿块。

(三)影像/实验室检查

1. 初潮前:腹部盆腔超声检查。
2. 初潮后

(1) 腹部盆腔超声检查(如果有性生活可经阴道检查,但非必要)。

(2) 如果有性生活:妊娠试验、性传播感染检查、盆腔检查。

(3) 如果妊娠试验阳性:考虑异位妊娠。

四、管理

(一)单纯囊肿

如果患者无症状,定期超声检查直到肿块>5cm;如肿块>5cm或囊肿持续存在,则行腹腔镜囊肿切除术。排除/治疗PCOS。

(二)输卵管扭转

见"第36章 卵巢/附件扭转"。

首选保留输卵管的腹腔镜手术,如有指征,在诊断时进行输卵管切除术。

(三)输卵管积水

可能与扭转或盆腔炎(PID)有关。不需要引流或其他治疗,除非发现它是引起不孕症的病因。参考生殖内分泌学/不孕症,认为进行输卵管切除术可以改善辅助生殖治疗(assisted reproductive treatment,ART)的结局。

（四）输卵管卵巢脓肿

1. 建议住院管理至少 24～72h。

2. 性传播疾病筛查

(1) 通常与既往 PID 相关（很少从脓肿液中分离出淋病和衣原体）。

(2) 可能是由于感染了上生殖道病原菌而自发形成的。

3. 静脉注射抗生素治疗盆腔炎（见"第 37 章 盆腔炎性疾病"）。

4. 如果患者静脉注射抗生素后临床症状没有改善，或者肿块＞7cm，考虑腹腔镜手术进行引流。如果当地技术允许，通过介入放射治疗进行引流、缓解症状和确定病原体以指导药物治疗。

5. 如果进行了充分的外科及药物治疗，但效果持续欠佳，请咨询传染病科获得进一步的建议。

（五）异位妊娠

1. 妊娠试验阳性的有性生活的青少年应高度怀疑。

2. 诊断

(1) 附件区见复杂包块合并有妊娠囊或胚胎有心管搏动。

(2) 没有宫内妊娠迹象，每 48 小时进行 1 次，连续评估血清 hCG 水平异常升高。

3. 管理

(1) 手术治疗

① 血流动力学不稳定的患者急诊手术治疗。

② 如果输卵管严重受损，腹腔镜输卵管切除术优于输卵管开窗术。

(2) 药物治疗（甲氨蝶呤）

① 如果血流动力学稳定，未破裂且无禁忌证（表 52-1）。

② 患者必须同意立即接受治疗和密切门诊随访。

③ 治疗前的其他实验室检查：CBC、血型、Rh 血型、AST/ALT、肌酐、定量 β-hCG。

④ 如果 Rh 阴性（300g IM），则给予 Rho（D）免疫球蛋白（RhoGAM）。

⑤ 单剂量、双剂量和固定多剂量方案治疗需要密切随访（表 52-2）。

⑥ 如果患者在治疗过程中出现盆、腹部疼痛，则需进行临床评估，进行超声和全血细胞计数检查。如考虑异位妊娠破裂，则手术治疗。

表 52-1 输卵管妊娠药物治疗的禁忌证

绝对禁忌证	相对禁忌证
• 宫内妊娠或母乳喂养	
• 中重度贫血、白细胞减少、血小板减少	• 在异位妊娠中见心管搏动
• 活动性肺部疾病或消化性溃疡	• 首次检查 β- 人绒毛膜促性腺激素值高（＞5000mU/ml）
• 肝、肾功能异常	
• 异位妊娠破裂	• 肿块大小＞4cm
• 血流动力学不稳定	• 拒绝接受输血
• 无法进行随访	

表 52-2 输卵管异位妊娠的甲氨蝶呤（MTX）方案 *

给药方法	具体方案
单剂量给药	• 步骤 1：第 1 天给予单次 MTX（50mg/m^2），肌内注射 • 步骤 2：在第 4 天和第 7 天检测 β- 人绒毛膜促性腺激素（β-hCG） 　– 下降＞15%，每周检测 β-hCG 直至非妊娠水平 　– 下降＜15%，第 2 次 MTX（50mg/m^2）肌内注射，从步骤 1 开始 　– 如果 2 次给药后下降＜15%，β-hCG 水平升高或平台期，考虑手术治疗

（续表）

给药方法	具体方案
双剂量给药	<ul><li>第 1 天给予第 1 次 MTX（50mg/m²）肌内注射</li><li>第 4 天给予第 2 次 MTX（50mg/m²）肌内注射</li><li>在第 4 天和第 7 天测量 β-hCG<ul><li>下降＞15%：每周检测 β-hCG 直至非妊娠水平</li><li>下降＜15%：第 7 天进行第 3 次 MTX（50mg/m²）肌内注射，第 11 天查 β-hCG<ul><li>下降＞15%：每周检测 β-hCG 直至非妊娠水平</li><li>下降＜15%：第 11 天进行第 4 次 MTX（50mg/m²）肌内注射，第 14 天查 β-hCG</li></ul></li></ul></li><li>若 4 次用药后下降仍然＜15%，β-hCG 水平升高或平台期，考虑手术治疗</li></ul>
固定多次给药	<ul><li>第 1、3、5、7 天给予 MTX（1mg/kg）肌内注射，第 2、4、6、8 天给予叶酸（0.1mg/kg）肌内注射</li><li>注射 MTX 当日测 β-hCG<ul><li>下降＞15%：停用 MTX 和叶酸，每周监测 β-hCG 直至非妊娠水平</li><li>下降＜15%：继续方案</li></ul></li><li>若 4 次用药后＜15%，β-hCG 水平升高或平台期，考虑手术治疗</li></ul>

*. 身高和体重分别以厘米和千克为单位，体表面积以平方米计

参考文献

[1] Rossi BV, Ference EH, Zurakowski D, Scholz S, Feins NR, Chow JS, Laufer MR. The clinical presentation and surgical management of adnexal torsion in the pediatric and adolescent population. J Pediatr Adolesc Gynecol. 2012 Apr;25(2):109–113. Doi: 10.1016/j.jpag.2011.10.006. Epub 2011 Dec 28. PMID: 22206683.

[2] Tubal ectopic pregnancy: correction. ACOG Practice Bulletin No. 193. American College of Obstetricians and Gynecologists. Obstet Gynecol. 2019;133(5):1059. Erratum for: Obstet Gynecol. 2018;131(3):e91–e103.

第 53 章　Turner 综合征
Turner Syndrome (TS)

Ashli Lawson　Julie Strickland　著

朱晨锋　译　　孙亚兵　许　泓　校

一、定义

Turner 综合征（Turner syndrome，TS）患者具有特殊躯体特征，如身材矮小、性腺发育不良、心血管畸形、心身障碍等。患者有一条 X 染色体完全或部分缺失，伴或不伴有嵌合体。

二、要点

- 美国最常见的原发性闭经病因。
- 具有身材矮小、原发性闭经或青春发育延迟的女性可考虑 Turner 综合征。
- 除性腺发育不良外，此病常伴有其他器官受累，如心血管畸形、听力丧失、肾脏畸形、心理疾病等。因此该疾病推荐多学科联合诊治。
- 患者主动脉根部扩张直径＞40～45mm 是妊娠的禁忌证。
- 在具有 Y 染色体的患者中，切除性腺可预防性腺母细胞瘤和无性细胞瘤的发生。

三、诊断

（一）女性患者

1. 无法解释的生长迟缓或身材矮小。
2. 青春期发育延迟。

（二）新生儿

1. 手足水肿。
2. 项部皮肤增厚。
3. 心血管畸形：主动脉缩窄、左心异常、左心发育不良。

4. 短头畸形。
5. 发际线低。
6. 耳位低。
7. 小下颌。
8. 肾脏畸形。

（三）小儿

1. 身材矮小，生长速度迟缓（＜同龄儿童生长曲线的第 10 百分位）。
2. 卵泡刺激素（FSH）水平升高。
3. 符合下列任意一项躯体特征。
(1) 具有上述在新生儿期的症状。
(2) 肘外翻。
(3) 指甲发育不良。
(4) 指甲突起。
(5) 皮肤色素痣增多。
(6) 特殊的面部特征。
(7) 第 4 掌骨短。
(8) 高腭穹。

（四）青少年

1. 13 岁时无胸部发育。
2. 青春期发育延迟。
3. 原发或继发性闭经，伴 FSH 水平升高。
4. 无法解释的身材矮小。

四、疾病评估

（一）体格检查

1. 身高、体重、血压。

2. 颅面部及颈部检查：耳、眼、颈部的外观及听力检查。

3. 胸部：观察 Tanner 分期，是否有盾状胸、乳间距增宽。

4. 心脏：听诊是否有心律不齐或杂音。

5. 泌尿生殖系统：观察 Tanner 分期，是否有阴道。

（二）实验室检查

行原发性闭经相关检查（见"第 4 章　闭经"）。

外周血染色体核型分析：若外周血核型分析结果正常，但临床仍高度疑诊 Turner 综合征，可取其他组织行染色体核型分析（如皮肤）。若核型分析结果符合 Turner 综合征并含有 Y 染色体，则推荐预防性切除性腺，降低性腺母细胞瘤和无性细胞瘤的发生风险。

五、管理

该疾病推荐采用以下多学科联合诊治。

（一）心脏

30% 的 Turner 综合征有先天性心脏异常（以二尖瓣异常、主动脉缩窄最常见）。即便在无心脏畸形的患者中，高血压也十分常见。

每年健康检查时需检测血压、心超检查（即便产前超声提示正常心脏结构）。若发现畸形，则需转诊至心脏科，若无畸形，在患者 12—15 岁时再次行心超评估主动脉根部。

（二）肾脏

30% 的 Turner 综合征患者存在先天性肾脏畸形（以双集合管系统畸形、旋转不良等最为常见）。需行肾脏超声检查。

（三）耳鼻喉

1. 耳：30%～50% 的 Turner 综合征患者具有外耳畸形；其中 50%～90% 可出现感应神经性听力丧失。

若无感应神经性听力下降，每 10 年行 1 次听力评估；若有则需 3～5 年 1 次。

2. 语言系统：多伴语言障碍。建议咨询语言治疗师。

3. 视觉：常见斜视、弱视、上睑下垂。建议行眼科检查。

4. 牙齿：下颌后缩。因下颌后缩的原因，患者在 8—10 岁需行牙齿矫正。

（四）内分泌

1. 甲状腺功能：10%～30% 的患者可发展为原发性甲状腺功能减退。每隔 1～2 年检查 TSH/ 游离 T_4 水平。

2. 身材矮小：咨询内分泌医师。

测量身高体重，并使用 Turner 综合征特殊的生长曲线。可使用内分泌医师开具的生长激素进行治疗，直至长至预期的高度或骨龄达 14 岁。

3. 代谢问题：易患肥胖症。采用健康的生活习惯。

葡萄糖耐受不良：增加糖尿病患病风险，但在儿童时期少见，儿童时期无须监测。

（五）妇科

1. 青春期

(1) 90% 的患者会出现早发性卵巢功能不全。

(2) 30% 的患者可出现自发性性发育。

(3) 2%～5% 的患者可有自发月经（有妊娠可能）。

① 需根据患者的生长情况和目标，采取雌激素的个体化治疗。

② 经皮雌激素最迟需在 15 岁前开始使用。起始剂量为成人剂量的 1/6（0.0125mg，需将皮肤贴剪半使用），根据胸部发育及身高生长情况，每 3～6 个月增加 1 次剂量。

③ 在雌激素治疗 12～24 个月或第一次突破性出血发生后，加用孕激素。

醋酸甲羟孕酮，10mg 每天，持续 10 天；或者微粒化黄体酮 100mg 每天；可考虑孕激素 IUD（见"第 40 章　早发性卵巢功能不全"）。

④ 不可使用复方口服避孕药诱导青春期发育，也不可将其作为激素替代的标准。35μg 或更多的

雌激素药物已用于激素替代治疗。

⑤ 若患者尚未有性腺衰竭表现，继续每年进行评估。

2. 生殖功能

(1) 对所有患者行性传播疾病预防宣教。

(2) 若患者有自发月经，且没有性腺衰竭表现。了解患者对避孕、生育力保存、妊娠的愿望。

(3) 若患者有性腺功能不全表现，并有妊娠需求。与生殖内分泌（REI）、母胎医学（MFM）等专家共同探讨体外受精或卵巢组织、卵细胞冷冻保存的风险及益处（实验性，见"第 18 章 生育力保存"）。患者主动脉根部扩张直径＞40～45mm是妊娠的禁忌证，因其有主动脉撕裂及死亡的风险。

(4) 对具有 XY 嵌合体的患者，需切除性腺，降低腺母细胞瘤和无性细胞瘤的发生，切除时机根据个人情况而定。

3. 心理健康

Turner 综合征患者可有社会认知障碍、行为、受教育困难等。

(1) 高度的焦虑、因不成熟所致的适应困难、社会认知障碍、视觉 – 空间组织缺陷。

(2) 不会使精神发育迟滞加重。

(3) 雌激素治疗可能会对以上缺陷有所帮助，但相关研究尚无定论。

参考文献

[1] Dabrowski, E, et al. Turner syndrome with Y chromosome: spontaneous thelarche, menarche, and risk of malignancy. J Pediatr Adolesc Gynecol. 2020; 33(1):10–14.

[2] Klein, KO, Phillips SA. Review of hormone replacement therapy in girls and adolescents with hypogonadism. J Pediatr Adolesc Gynecol. 2019; 32(5):460–468.

[3] Saenger, P. Recommendations for the diagnosis and management of Turner syndrome. J Clin Endocrinol Metab. 2001; 86(7):3061–3069.

第54章 泌尿道感染
Urinary Tract Infection (UTI)

Shashwati Pradhan 著

卫晨萱 译　　孙亚兵 校

一、定义

在泌尿道，如尿道、膀胱、输尿管、肾脏中发生的感染，以下尿路感染（膀胱和尿道）最为常见。

二、要点

- 泌尿道感染常见于幼儿，8% 的女孩在 7 岁前至少发生过一次泌尿道感染（urinary tract infection，UTI）。

- 大肠埃希菌是最常见的致病菌，占 85%～90%。

- 若 2 月龄至 2 岁的婴儿出现发热且无其他感染途径可循，可考虑 UTI。

- 尿检阳性结果与菌尿都是诊断 UTI 的必要条件。

三、诊断

（一）病史

1. 临床症状：排尿困难、血尿、尿频 / 尿急、遗尿、发热、腹痛、恶心呕吐。

(1) 内源性排尿困难 / 腹痛：更有可能是 UTI。

(2) 外源性排尿困难 / 尿飞溅：更有可能是外阴问题，考虑行外阴检查。

2. 既往 UTI 病史：尿培养证实或经验性治疗有效的病史。

3. 有便秘或肠道功能障碍、尿路解剖或功能异常及脊髓损伤病史。

4. 对年龄稍大的患者可考虑询问性生活史：STI 检查或询问性伴侣是否有症状。

（二）体格检查

1. 生命体征：是否发热、心动过速。

2. 腹部体格检查：是否便秘、膀胱触诊、肋脊角压痛。

3. 背部体格检查：是否有脊柱裂伤、骶骨凹陷、骶骨发育不全。

4. 外阴：可造成排尿时疼痛的外部损伤（如疱疹、外阴炎）；可导致尿潴留的解剖异常（如阴唇粘连、泄殖腔畸形）。

（三）实验室检查

尿常规 / 尿培养。尽管尿培养是尿路感染的金标准，但检测细菌生长需至少 18h，药敏需至少 48～72h。因此，需更多依靠临床经验及尿干化学分析来诊断。

能够上厕所的儿童：获取干净的中段尿样本。幼儿：导尿获取样本。

1. 阳性尿检结果

(1) 尿亚硝酸盐可提示尿路感染（但不作为儿童 UTI 的诊断标志）。

(2) 白细胞酯酶（经常假阳性）。

(3) 亚硝酸盐、白细胞酯酶阳性；且镜检见白细胞及细菌。

2. 阳性尿培养结果

(1) 中段尿样本：$> 5 \times 10^5$ CFU/ml。

(2) 导尿样本：$> 10^4$ CFU/ml。

若有性生活史，则需加做子宫 / 宫颈拭子检测淋病及衣原体。

四、管理

（一）治疗

1. 就药效而言，口服或肠外用抗生素没有区别。对病重或无法口服抗生素的儿童可考虑肠外给药。当患儿情况好转，需将肠外给药改为口服给药。

2. 抗生素的选用应综合考虑药敏性、既往尿培养结果及当地流行病学因素。

3. 对＞2 月龄的单纯 UTI 患者

(1) 第一代头孢（如头孢氨苄 50～100mg/kg，口服，每日 2 次；或者复方甲氧苄啶 / 磺胺甲噁唑，2～4 次服药剂量中含 8～10mg/kg 甲氧苄啶）。

(2) 大肠埃希菌对该治疗的耐药性不超过 15%。

4. 治疗时长

(1) 下尿路感染：＞3 岁的患者需治疗 3～5 日；＜3 岁的患者需治疗 10 日。

(2) 上尿路感染：7～14 日。

（二）复发

80% 的学龄女孩在 6 个月内会再发生 UTI。

（三）改善排尿习惯

1. 给患者制订排尿计划，每日排尿 3～5 次。

2. 排尿时双腿分开，防止尿液回流至阴道。

3. 避免泡泡浴或任何会刺激会阴部的物品。

4. 排便后，由前向后擦拭。

5. 若有性生活，性交后应排尿。

五、特殊考虑

在 2 岁及以上曾有过发热及 UTI 的儿童，需行肾脏及膀胱超声检查，超声是发现肾盂积水、输尿管积水、膀胱壁异常、UTI 急性并发症（肾或肾周脓肿）的非侵入性检查手段。

对非典型 UTI、反复 UTI 或肾盂肾炎的患者，推荐行膀胱尿路造影（voiding cystourethro-gram，VCUG）。VCUG 是诊断并分级膀胱输尿管反流的金标准。若 VCUG 结果阳性：建议在 UTI 发生后的 4～6 个月用锝标记的二巯基丁二酸（dimercaptosuccinic acid，DMSA）行肾核素扫描。

参 考 文 献

[1] American Academy of Pediatrics. (2018). Tables of Antibacterial Drug Dosages. In Kimberlin DW, Brady MT, Jackson MA, Long SS, eds., *Red Book; 2018 Report of the Committee of Infectious Diseases* (31st ed., p. 914). Itasca, IL: American Academy of Pediatrics.

[2] Korbel L, Howell M, Spencer JD. The clinical diagnosis and management of urinary tract infections in children and adolescents. Paediatr Int Child Health. 2017; 37(4):273–279.

[3] Okarska-Napierla, M, Wasilewska A, Kuchar E. Urinary tract infection in children: diagnosis, treatment, imaging – comparison of current guidelines. J Pediatr Urol. 2017; 13(6):567–573.

[4] Pool NM, Kronman MP, Rutman L, et al. Improving antibiotic prescribing for children with urinary tract infection in emergency and urgent care settings. Ped Emer Care. 2010; 36(6):e332–e339.

第 55 章 子宫异常及肿物
Uterine Anomalies and Masses

Swetha Naroji 著

卫晨萱 译 张 健 校

一、要点

• 成人常见的子宫相关疾病（如子宫肌瘤、子宫腺肌症、息肉、内膜增厚）在青少年患者中很少发生。

• 治疗以缓解症状为主，必要时可手术治疗。

• 盆腔超声及 MRI 是最佳的影像工具，CT 在大部分情况下是没有用的。

• 青少年子宫异常需考虑是否为米勒管发育异常所致。

二、正常子宫超声

（一）青春期前

1. 子宫长度 2～4.5cm。

2. 内膜厚度最薄。

3. 宫底 = 宫颈大小。

（二）青春期后

1. 子宫长度 5～8cm。

2. 子宫内膜＞4mm。

3. 宫底＞宫颈大小。

三、疾病评估

（一）病史

1. 生育史：月经情况、月经持续时间 / 频率、与月经相关的痉挛或疼痛、经间期出血。

2. 腹痛。

3. 是否有雄激素过多症的症状或迹象。

4. 性生活史。

（二）体格检查

1. 腹部体格检查。

2. 若有性生活，可行盆腔检查。

3. 若无性生活，可行肛检。

（三）影像学检查

1. 盆腔超声（经腹，若有性生活可行经阴道超声）。

2. 若提示复杂盆腔解剖结构，可行 MRI 检查。

3. 若有米勒管发育异常，可行影像学检查明确是否有骨骼或肾脏畸形。

（四）实验室检查

妊娠检查。

四、管理

（一）纤维瘤（子宫平滑肌瘤）

在青少年中少见，且多无症状，无须治疗。若有症状，可有盆腔疼痛，且伴月经增多。

尚无针对青少年的药物 / 手术指南。生育力保存、控制症状是治疗原则。

1. 药物治疗

(1) 激素联合治疗。

(2) 选择性孕激素受体调节药。

(3) 芳香化酶抑制药。

2. 手术治疗：在药物治疗无法控制症状，或者病灶导致宫颈阻塞时需考虑肌瘤切除术。

（二）子宫腺肌症

1. 青少年少见，难治疾病，根治性治疗手段为子宫切除术。可表现为月经增多、严重的痛经，伴腺肌症或子宫内膜异位症家族史。若有症状，考虑持续性口服避孕药，置入含激素的 IUD，或者在使用口服避孕药的同时使用 GnRH 激动药。

2. 子宫附腔畸形（accessory cavitated uterine masses，ACUM）较子宫腺肌症更为常见，为子宫腺肌症的囊性形式，渐进性痛经加重，药物治疗无效。

MRI 诊断：可与宫腔不相通的残角子宫混淆，但 ACUM 在影像学上表现得更像囊性结构。囊液在 T_1 相呈高信号。囊壁 / 子宫壁在 T_2 相呈低信号。

（三）子宫内膜息肉

1. 青少年少见，伴有持续阴道出血。

2. 可在超声图像中表现为子宫内膜增厚。

3. 若有症状，行宫腔镜下子宫内膜息肉切除术。

（四）子宫内膜增生

1. 青少年少见，与未受抑制的雌激素状态有关，尤其在 PCOS 患者中。

2. 经激素治疗后仍有突破性阴道出血。

3. 诊断需子宫内膜活检或诊断性刮宫。

4. 治疗：孕激素治疗及长期监测直至生育。

5. 可考虑妇科肿瘤咨询。

（五）米勒乳头状瘤

1. 罕见病变，多因阴道出血行阴道镜检查，可见子宫 / 宫颈处的息肉样肿块。

2. 良性肿物。

3. 病灶活检是诊断的金标准。

4. 根治性治疗手段为病灶切除术。

（六）米勒管发育异常（相关分类信息见 Pfeifer 等，2021）

多伴其他脏器受累，如骨骼、肾脏需行脊柱及肾脏的影像学检查。

1. 双角子宫

(1) 青少年时期没有并发症。

(2) 可能会增加

① 流产 / 自发性流产。

② 胎儿生长受限。

③ 早产。

④ 胎位不正，如臀位。

(3) 若因子宫畸形导致不良妊娠结局，如妊娠晚期流产，需寻求专家诊治。

(4) 母胎医学。

(5) IUD 放置的相对禁忌证。

(6) 无须治疗。

2. 单角子宫

(1) IUD 放置的禁忌证。

(2) 可能会使痛经加重，可选择其他治疗方式（见"第 14 章　痛经"）。

(3) 因其会增加流产、早产、胎位不正的风险，患者需进行产前咨询。

(4) 若合并残角子宫，建议仅行患侧子宫切除。

3. 双子宫

(1) IUD 放置的禁忌证。

(2) 因胚胎可能种植在单个或两个子宫中，增加流产、早产、胎位不正的风险，患者需行产前咨询。

(3) 双子宫通常与两个宫颈相通，两个宫颈都需要进行宫颈刮片检查。

(4) 排除其他需要手术矫正的畸形如阴道斜隔综合征（obstructed hemivagina ipsilateral renal agenesis，OHVIRA）。

4. 残角子宫

(1) 若残角子宫内含有子宫内膜，则会导致周期性疼痛及经血逆流。

(2) MRI 是最佳的影像学工具。

(3) 可尝试持续激素治疗抑制月经，直至患者准备好行根治性手术。

(4) 腹腔镜或经腹手术切除都可。

(5) 若残角子宫与正常子宫相连，且该子宫在术中未受损，患者可以尝试妊娠及经阴道分娩。

(6) 若残角子宫与单角子宫腔相通，需咨询妊娠发生在残角中的可能性与妊娠期间子宫破裂的可能性。

5. 己烯雌酚相关异常

(1) 继发于宫内己烯雌酚暴露（在美国，最后一起相关暴露事件发生在 20 世纪 80 年代早期）。

(2) 宫腔呈 T 字形，同时伴有束带畸形、发育不全、粘连。

(3) 可包含宫颈畸形。

① 条索状子宫颈。

② Hoods：部分覆盖宫颈的环形皱褶。

③ 鸡冠饰：宫颈前壁不规则凸起。

④ 发育不良。

⑤ 假息肉。

6. 肿瘤

(1) 肿瘤在青少年群体的发生率十分罕见，若有则多为恶性肿瘤。腺癌罕见。

① 巨大息肉样，可充满子宫腔或位于子宫肌壁间，或者两者兼具。

② MRI 有助于疾病管理。

③ 手术治疗为首选：全子宫切除 + 双侧输卵管卵巢切除术。

(2) 胚胎型横纹肌肉瘤

① 子宫原发为非典型表现，但影像学上可表现为子宫源性。

② 可表现为异常子宫出血，尤其是接近青春期的患者。

③ 与 *DICER 1* 突变有关。

④ 对化疗敏感，若条件允许，推荐行子宫保留手术。

参考文献

[1] Breech LB, Laufer MR (2019). Chapter 35 Uterine and Cervical Masses. In Emans SJ, Laufer MR, DiVasta AD (eds), *Emans, Laufer, Goldstein's Pediatric and Adolescent Gynecology* (7th ed., pp 548–555). Philadelphia, PA: Wolters Kluwer.

[2] Dietrich JE, Millar DM, Quint EH. Non-obstructive müllerian anomalies. J Pediatr Adolesc Gynecol. 2014 Dec;27(6):386–395. Doi: 10.1016/j.jpag.2014.07.001. Epub 2014 Jul 17. PMID: 25438707.

[3] Itam SP 2nd, Ayensu-Coker L, Sanchez J, Zurawin RK, Dietrich JE.

Adenomyosis in the adolescent population: a case report and review of the literature. J Pediatr Adolesc Gynecol. 2009 Oct;22(5):e146–e147. Doi: 10.1016/j.jpag.2009.01.067. Epub 2009 Jul 8. PMID: 19589704.

[4] Pfeifer SM, Attaran M, Goldstein J, Lindheim SR, Petrozza JC, Rackow BW, Siegelman E, Troiano R, Winter T, Zuckerman A, Ramaiah SD. ASRM Mullerian anomalies classification 2021. Fertil Steril 2021 Nov;116 (5):1238–1251. https://doi.org/10/1016/j.fertnstert.2021.09.025

第56章 先天性无子宫无阴道综合征

Uterovaginal/Müllerian Agenesis (Mayer-Rokitansky-Küster-Hauser Syndrome)

Christine M. Pennesi Yuan Yuan（Jackie）Gong Melina L. Dendrinos 著

卫晨萱 译 孙亚兵 张 健 校

一、要点

- 先天性无子宫无阴道综合征（Mayer-Rokitansky-Kuster-Hausersyndrome，MRKH）是由于副中肾管未发育所致。

- 罕见（发病率为 1/5000～1/4000）。

- 可能会难以区分 MRKH 与处女膜闭锁、阴道横隔等疾病，需努力做出正确诊断（仔细的体格检查及影像学检查）。

- 寻找与之相关的其他脏器畸形。

- 多学科联合支持（包括心理学、社会工作 / 性健康咨询师）对该病的诊治十分重要。

二、鉴别诊断

1. 雄激素不敏感综合征。
2. 阴道横隔。
3. 远端阴道闭锁。
4. 处女膜闭锁。

三、临床表现

原发性闭经（有或无周期性腹痛），在青春期症状典型。在健康儿童体格检查或影像结果中偶然发现。

四、诊断

（一）病史

1. 患者多为 15—18 岁，有原发性闭经。

2. 青春期发育的时间乳房与阴毛的发育与年龄相符。

3. 其他脏器先天畸形的病史（骨骼、肾脏、心脏、耳）。

4. 分析周期性腹痛的原因。

（二）体格检查

1. 检查乳房及阴毛发育情况（多为 Tanner 分期的第 4、5 期）。

2. 视诊外生殖器（可见典型的女性外生殖器外观，处女膜边缘可见一浅凹窝）。

3. 用润滑的棉签测量阴道长度。

4. 若无盆腔影像资料，可考虑肛检（若触及宫颈 / 子宫则可排除 MRKH）。

5. 避免用于诊断目的的腹腔镜检查。

6. 评估外生殖器畸形情况（MURCS——米勒管发育不良、肾缺如 / 异位、颈胸段体节发育畸形）。

（三）实验室检查

1. FSH、睾酮水平（与正常女性一致）。

2. 核型分析（46, XX；至今未发现相关致病基因突变）。

（四）影像学检查

1. 盆腔超声为诊断金标准。

2. 考虑盆腔 MRI：若患者有盆腔痛，可行盆腔 MRI 评估是否存在含子宫内膜的米勒管残端。

当超声结果不明确 / 评估脊柱和肾脏时使用。

3. 肾脏超声（若肾脏还未被检查）。

4. 脊柱 X 线。

5. 根据病史，可考虑行心脏超声、听力测定等。

五、管理

（一）阴道重建

使患者可行插入式性行为。治疗时间应以患者自身的意愿为主。目前的研究建议阴道重建术的时间应在 16 岁后，或特定的更年轻的患者。咨询每种重建术的优缺点非常重要。

重建方式选择

1. 阴道扩张

(1) 一线治疗选择，最有效的治疗方法。

(2) 与手术重建阴道相比，在多学科团队的支持下（妇科医生、性健康咨询师、盆底理疗师），通过此方法重建功能性阴道的成功率高于 90%，且无并发症。

(3) 需完整评估是否存在处女膜发育异常（如处女膜纵隔），因其会在阴道扩张治疗中引发疼痛。

(4) 通常需要自行扩张，但也可以通过性交进行阴道扩张。

(5) 重建的阴道需有正常的感觉与润滑功能。

(6) 推荐的阴道扩张方法。

① 初次就诊时，教会患者正确的扩张技术（图 56-1）。可使用镜子向患者展示相关解剖标志，让患者了解自己的阴蒂、尿道、阴道及肛门的位置。

② 使用最小号的阴道扩张器，置于会阴处轻轻顶压，每天 3 次，每次 10～15min。

③ 提供阴道扩张器的说明书（https：//www.seatllechildrens.org/pdf/pe1292.pdf or https://youngwomenshealth.org/2013/10/08/vaginal-dilator-instructions）。

④ 2 周后，评估扩张情况。

⑤ 继续阴道扩张 8～12 周或直至阴道长度达 6cm，或者其功能可满足正常性生活（可能需 2 年以上）。

⑥ 为避免阴道狭窄，需保持每周 3 次的阴道扩张或性生活。

2. 手术治疗

(1) 术后仍需阴道扩张维持。

(2) 多种手术方式。

① McIndoe：游离皮瓣移植。

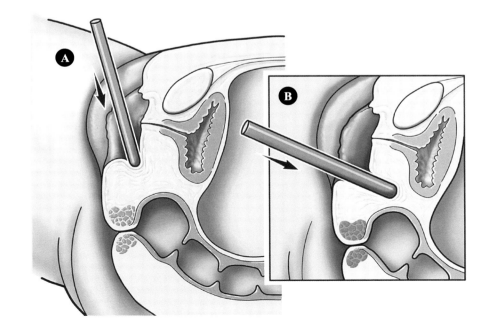

◀ 图 56-1　阴道扩张

A. 米勒管完全缺如的矢状面结构。图中可见阴道扩张器斜 45° 插入前庭陷窝，这样可以避免尿道扩张。B. 在插入后，将阴道扩张器转至接近水平，并向内轻轻顶压（经许可转载，引自 Dwiggins M, Gomez-Lobo Congenital anomalies of the reproductive tract, in Sanfilippo JS, Lara-Torre E, Gomez-Lobo V, eds, Sanfilippo's Textbook of Pediatric and Adolescent Gynecology Second Edition. CRC Press, Boca Raton, 2020.）

② Vecchietti：腹腔镜牵引扩张术。

③ Davydov：腹腔镜腹膜阴道成形术。

④ Williams 阴唇皮瓣阴道成形术：会阴阴道"口袋"。

⑤ 肠道阴道成形术：肠腔移植。

⑥ Sheare：无皮瓣移植的 McIndoe 术。

(3) 术式选择建议咨询有经验的外科医生。

(4) 术后并发症较常见（15%），包括阴道脱垂、性交困难、阴道狭窄、排便增多（见于肠道阴道形成术）。

（二）残留子宫

对阴道缺如但具有活性内膜的患者，建议行子宫切除术。有上皮化生的宫颈处来源的逆行感染风险，发病率 / 死亡率较高。

（三）生育咨询及家庭建设

1. 患者的卵巢功能正常，可选择取卵代孕。

2. 子宫移植术目前尚在研究中。

3. 领养。

（四）社会心理问题

患者及其家庭可通过各种不同的方式应对该诊断，且他们的感受会随着时间而改变。

在整个治疗过程中，应向患者提供多学科联合诊治（包括心理学、社会工作、性健康咨询、MRKH 综合征的互助小组 / 导师，如 Beautiful You MRKH organization，www.beautifulyoumrkh.org ）。

参考文献

[1] Choussein, S., Nasioudis, D., Schizas, D. et al. Müllerian dysgenesis: a critical review of the literature. Arch Gynecol Obstet. 2017;295:1369–1381.

[2] Dwiggins, M., Gomez-Lobo, V. Congenital anomalies of the reproductive tract. In Sanfilippo, J.S., Lara-Torre, E., Gomez-Lobo, V., eds, *Sanfilippo's Textbook of Pediatric and Adolescent Gynecology* (2nd ed.). CRC Press/Taylor & Francis Group 2020, 48–69.

[3] Müllerian agenesis: diagnosis, management, and treatment. ACOG Committee opinion no. 728. American College of Obstetricians and Gynecologists. Obstet Gynecol. 2018;131:e35–e42.

[4] Oelschlager, Anne-Marie Amies, and Katherine Debiec. Vaginal dilator therapy: a guide for providers for assessing readiness and supporting patients through the process successfully. J Pediatr Adolesc Gynecol. 2019;32(4):354–358. Doi:10.1016/j.jpag.2019.05.002

第 57 章　青春期前患者阴道流血
Vaginal Bleeding in the Prepubertal Patient

Maggie L. Dwiggins　著

李　森　译　　吴丹丹　顾卓伟　校

一、要点

• 有很多鉴别诊断；有针对性的病史询问和体格检查通常可以引出病因。

• 必须始终排除性侵犯因素。

• 首选使用阴道镜，避免使用腔内窥器，因为会引起不适和增加脆弱的未雌激素化组织的损伤风险。

• 在紧急情况下最常见的原因包括异物和创伤；在门诊，最常见的原因是非特异性外阴阴道炎（75% 的病例）。

二、鉴别诊断

1. 异物：通常是厕纸，也包括小玩具。

2. 外伤：意外（骑跨伤），非意外（性侵犯）（见"第 19 章　生殖器创伤"）。

3. 尿道脱垂：甜甜圈状或息肉状尿道内肿块，可能更常见的是腹部或盆腔内压力增加（即肥胖、哮喘、便秘）。

4. 外阴阴道皮肤异常：特应性皮炎、牛皮癣、湿疹、硬化性苔藓（见"第 59 章　外阴疾病"）、非特异性 / 病原体特异性外阴阴道炎。

5. 内分泌功能障碍：性早熟，孤立性早潮（见"第 44 章　青春期"），甲状腺功能减退。

6. 肿瘤：内胚层窦瘤，颗粒细胞瘤（见"第 35 章　卵巢肿物"），横纹肌肉瘤，良性米勒乳头状瘤，血管瘤，淋巴血管畸形。

三、诊断

（一）病史

1. 青春期状态：乳房发育 / 肾上腺素功能出现。

2. 症状发作 / 持续时间：持续、间歇、一次。

3. 出血严重程度：仅擦拭出血、点状出血、血凝块、粉红色或鲜红色。

4. 近期或既往损伤。

5. 近期病毒性疾病：特别是上呼吸道。

6. 皮肤状况：外阴和外生殖器。

7. 卫生习惯：独立如厕、洗澡、使用沐浴液或香水。

8. 过敏。

9. 外源性激素摄入可能。

10. 异常出血家族史。

（二）体格检查

1. 身高 / 体重。

2. 甲状腺。

3. 乳房：色素沉着期，腋毛。

皮肤：特应性皮炎，其他皮肤状况，咖啡斑、瘀青、瘀点。

4. 腹部：肿大。

5. 生殖器检查（见"第 20 章　妇科检查"）：色素沉着期，评估皮肤，评估创伤，检查肿大，可发现的许多表现如出血、分泌物、异味，存在尿道脱垂。

6. 考虑阴道冲洗：可见出血或异物。

7. 直肠：可触摸到异物或肿块。

（三）实验室检查

根据体格检查结果和疑似诊断进行个体化检查。

1. 甲状腺肿大：促甲状腺激素，催乳素。

2. 易出现瘀伤或瘀点（异常出血家族史）：血常规，凝血功能。

3. 青春期检查：激素评估（见"第 44 章　青春期"）。

4. 阴道分泌物 / 出血：有氧 / 无氧培养，志贺菌检测，性传播感染检测。

（四）影像学检查

根据疑似诊断进行个体化检查。

1. 经腹或经会阴盆腔超声检查。

2. 盆腔 X 线检查检测不透光的异物。

3. 除某些情况外，MRI 和 CT 很少用于评估疑似肿瘤。

四、治疗

（一）异物

1 阴道腔内灌洗

温生理盐水通过儿科 Foley 导管、静脉导管或其他尖端钝且可与注射器相连的导管推入。小心避免接触敏感的处女膜。

2. 阴道镜检查

当灌洗困难时，或者怀疑有沉重的异物可以诊断和治疗。

（二）创伤（见"第 19 章　生殖器创伤"）

1. 必须排除非意外性侵犯。

2. 注意：骑跨性损伤通常累及阴唇 / 外阴，但很少穿透阴道。

（三）尿道脱垂

1. 如果适用，治疗潜在原因（减肥，控制咳嗽 / 便秘）。

2. 局部外用雌激素乳膏 0.01%，每日 2 次，使用 2~6 周。

3. 卫生管理，每日 2 次坐浴。

（四）外阴皮肤疾病（见"第 59 章　外阴疾病"，了解其他疾病和治疗方法）

1. 非特异性外阴阴道炎

(1) 无病原体，避免使用抗生素或抗真菌药物治疗。

(2) 卫生建议：从前到后擦拭，双腿打开排尿，日常清水浴，避免盆浴或使用芳香肥皂 / 乳液。

(3) 根据需要使用低过敏性润肤剂，如凡士林、羊毛脂或椰子油。

2. 特异性外阴阴道炎

(1) 最常见的病原体是呼吸道（A 族链球菌、化脓性链球菌、流感嗜血杆菌）或肠道（大肠埃希菌、普雷沃菌和志贺菌），可由耐甲氧西林金黄色葡萄球菌或性传播感染引起。

(2) 根据需要进行培养，并根据结果使用抗生素治疗。

(3) 假丝酵母菌很少从青春期前的阴道中分离出来，所以避免使用制霉菌素治疗，除非出现尿疹。

(4) 卫生建议与之前相同。

（五）内分泌

1. 原发性甲状腺功能减退转内分泌科进行激素替代。

2. 性早熟 / 孤立性早潮（见"第 44 章　青春期"）。

（六）肿瘤

1. 良性

米勒乳头状瘤：切除和监测。

2. 恶性

(1) 卵巢癌：内胚窦瘤、颗粒细胞瘤（见"第 35 章　卵巢肿物"）。

(2) 胚胎横纹肌肉瘤：多见于 20 岁之前，在 2 岁前和 12 岁后呈双峰分布。

(3) 多见于青春期前后的阴道上段和宫颈。

(4) 对化学治疗敏感：建议在决定切除重要器官（如阴道、宫颈和子宫）之前，先进行联合新辅助化疗的原发性器官保留的切除术。

(5) 建议采用多学科方法，包括儿外科、儿科肿瘤学、小儿青少年妇科和儿科泌尿外科。

（七）淋巴血管（见"第 59 章　外阴疾病"）

参考文献

[1] Dwiggins M, Gomez-Lobo G. Current review of prepubertal vaginal bleeding. Curr Opin Obstet Gynecol. 2017;29(5):322–327.

[2] Sugar N, Graham E. Common gynecologic problems in prepubertal girls. Pediatr Rev. 2006:27(6);213–23

第58章 阴道畸形
Vaginal Tract Anomalies

Katherine Hayes 著

陈文雅 译 梁 艳 张 平 校

一、要点

- 生殖器检查对于识别畸形类型，区分处女膜闭锁、阴唇粘连（或阴唇疾病）和阴道畸形的患者至关重要。

- 盆腔超声是识别阴道畸形的首选影像学检查。

- 在青春期前诊断子宫阴道畸形较为困难，因为青春期前子宫体积小，缺乏子宫内膜的刺激，阴道尚未扩张。

二、评估

（一）病史

1. 育龄期：青春期状态、有无月经、月经不规律或月经间期点滴出血、性生活、阴道分泌物。

2. 腹部：疼痛、肿块、压痛。

3. 胃肠道：便秘、里急后重。

4. 家族史：泌尿生殖系统畸形。

（二）体格检查

1. 身高、体重。

2. 第二性征表现。

3. 腹部（肿块、压痛）。

4. 生殖器（确定畸形程度）。

5. 直肠（如果为青少年，考虑通过直肠触诊阴道肿块 / 月经流出道梗阻）。

（三）影像学

1. 超声为一线金标准。

(1) 经腹部识别阴道积血或阴道黏液蓄积，并明确结构。

(2) 考虑经会阴或经阴唇协助确定蓄积部位到会阴的距离。

2. 磁共振成像（MRI）：若盆腔解剖结构复杂，难以直观地显示阴道上端到会阴的距离，可选用MRI。

三、管理

1. 在计划进行任何矫正手术前，必须明确盆腔器官的解剖结构（图58-1）。

2. 不应进行简单的阴道血肿切开引流，因为这会增加上行感染、败血症和瘢痕形成的概率。

3. 通常梗阻性阴道畸形不是外科急症，由于这些疾病的复杂性与手术并发症的风险，需要转诊至在处理这些疾病具有丰富经验医疗中心。

4. 让阴道血肿使阴道扩张可增加近端阴道组织的长度。

(1) 利用这点以改变近端和远端阴道之间的距离。

(2) 推迟手术可能会使隔膜变薄，降低术后狭窄的风险。

5. 在一些病例中，如果手术需要推迟但患者有疼痛症状，可以抑制月经来潮（见"第26章 特殊人群的月经抑制"）。

(1) 连续口服复方口服避孕药，30/25μg的雌二醇 / 黄体酮。

(2) 仅含孕激素的药物（各种剂型：35μg 炔诺

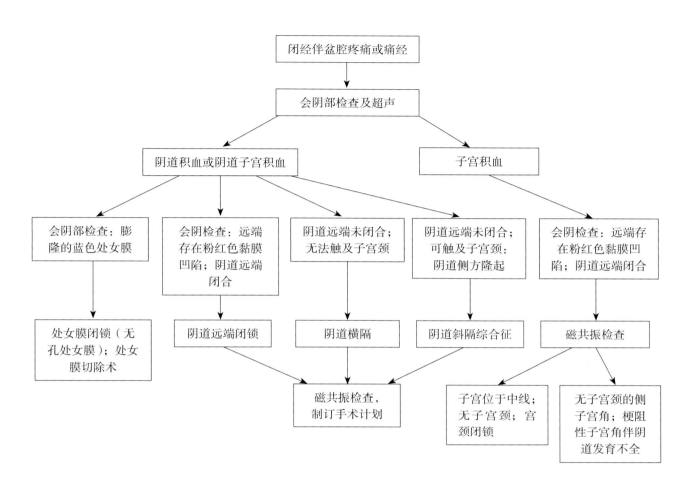

▲ 图 58-1　梗阻性子宫阴道畸形患者的诊断方法

经许可转载，引自 Dietrich，2020.

酮、5～15mg 醋酸炔诺酮、4mg 屈螺酮）。

（3）醋酸甲羟孕酮 150mg，每 12 周 1 次，肌内注射。

（4）GnRH 激动药与反添加治疗：每 3 个月肌内注射 11.25mg 或每月 3.75mg 联合每天 5mg 醋酸炔诺酮。

四、尽快手术的指征

1. 尿潴留。

2. 严重的难以控制的疼痛。

3. 子宫和（或）肾脏的上行感染。

五、具体的畸形

1. 处女膜变异：无孔、微孔、筛状、隔膜（见

"第 24 章　处女膜解剖"）。

2. 阴道横隔。

3. 阴道宫颈发育不全（见"第 56 章　先天性无子宫无阴道综合征"）。

4. 阴道闭锁。

5. 梗阻性阴道分隔伴同侧肾脏发育不良。

6. 阴道纵隔。

7. 泌尿生殖窦。

六、阴道横隔

（一）胚胎学

1. 垂直融合障碍：米勒管阴道部与泌尿生殖窦不完全融合。

2. 相关异常。

(1) 肛门闭锁。

(2) 双角子宫。

(3) 主动脉狭窄。

(4) 房间隔缺损。

(5) 腰椎畸形。

（二）临床表现

可能出现在新生儿期、婴儿期或青春期。最常出现在月经初潮前后，有周期性腹痛和原发闭经病史。

患者可能出现尿频、尿潴留、便秘或顽固性便秘，甚至极少情况下可能出现肠梗阻。如果横隔有微小孔或出现自发性隔膜穿孔，患者可能会整个月出现持续性阴道点滴出血和（或）阴道分泌物。存在微孔的患者可能要到青春期后期甚至成年后才能被诊断。

（三）诊断

1. 体格检查

(1) 体征因横隔的位置和厚度而不同。

(2) 横隔

① 低位（发生率 14%）：阴道下段极少或不存在，如果阴道上段积血或黏液积聚，则可见隆起，在肛门指检中可触及。

② 中位（发生率 40%）：阴道下段有部分存在，通过肛门指检可能感觉到隆起。

③ 高位（发生率 46%）：与中位横隔一样，阴道下段的部分存在，但因与会阴有一定的距离，肛门指检可能难以触及。

(3) 在月经期的青春期或成年患者，扩阴器检查下可见阴道盲端，而看不到子宫颈。

2. 影像学

超声、MRI：如果超声无法测量，MRI 也可以帮助确定横隔的厚度、识别宫颈，以及区分高位横隔和宫颈闭锁（见"第 56 章　先天性无子宫无阴道综合征"）。

（四）管理

1. 狭窄风险高；因此，当患者愿意进行术后扩张时，手术干预是首选。

2. 通常，横向切开隔膜到达阴道上段，切除隔膜，用可吸收线间断缝合阴道壁切口上下缘（图 58-2）。对于厚度 > 1cm 的隔膜，应采用 Z 形或 Y 形切开，以减少术后狭窄的形成。

3. 手术的复杂程度与隔膜距阴道口的距离以及隔膜的厚度呈正相关。

4. 阴道上段积血扩张可能有助于使隔膜变薄。

5. 位于阴道位置较高的厚隔膜可能需要进行广泛的剥离，并用口腔黏膜或其他材料（如肠道）进行移植覆盖。

6. 在矫正手术过程中，膀胱放置导尿管和直肠指检有助于确定合适的手术平面。

7. 注意术后应放置扩张器，以防止创面狭窄，尤其是创面张力较大、隔膜较厚者。

七、远端阴道闭锁

（一）胚胎学

类似于横隔，垂直融合障碍：米勒管和泌尿生殖窦融合不完全，导致会阴和正常阴道上段之间形成纤维带。

远端阴道闭锁与正常的阴道上段、子宫颈和子宫相关，但没有证据显示与阴道口处处女膜组织有关。

有报道合并尿道畸形、肛门直肠畸形、主动脉缩窄、房间隔缺损和腰椎畸形，极少与其他畸形有关。

（二）临床表现

可能出现在新生儿期、婴儿期或青春期。

新生儿或婴儿可能出现尿潴留、便秘或顽固性便秘，或者继发于黏膜溃疡所致的持续性呕吐。

青少年可能出现尿频、尿潴留、便秘或顽固性便秘，甚至肠梗阻（很少）。

（三）诊断

1. 体格检查

(1) 外观正常的女性外生殖器。

(2) 阴道口处有凹陷，偶尔可见膨隆并伴有大

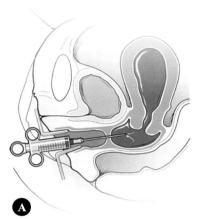 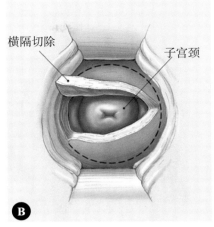 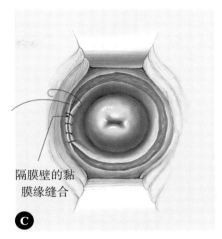

▲ 图 58–2　阴道横隔修补

A. 伴有积血的阴道横隔的矢状切面，一根脊椎穿刺针插入间隙，抽吸内容物，以提供清晰的解剖视野。B. 做一个水平切口，切开隔膜，暴露子宫颈和近端阴道。然后将隔膜的前叶和后叶环形切除，与阴道壁齐平。C. 间断缝合切缘［经许可转载，引自 Dwiggins M，Gomez-Lobo V（2019）. Congenital Anomalies of the Reproductive Tract. In Sanfilippo JS, Lara-Torre E, Gomez-Lobo V, eds., *Clinical Pediatric and Adolescent Gynecology* (2nd ed.). Boca Raton, FL: CRC Press.］

量的阴道积血。

(3) 肛门指检可在阴道上段积血处触及肿块。

2. 影像学：经腹／经阴道超声、MRI。

（四）管理

1. 通常做一个横切口切开闭锁部分到达阴道上段，使用可吸收线 Z 形缝合阴道切口上下缘。

2. 膀胱放置导尿管和直肠指检可以帮助确定尿道、膀胱和直肠之间的适当手术平面，有助于阴道成形术。

3. 手术的复杂性随着阴道闭锁的次数增加而增加，可能需要经腹手术（开腹或腹腔镜）来游离子宫和阴道上段。

4. 如果阴道上端距离阴道口＞3cm，由于术后发生狭窄的风险高，可能需要使用口腔黏膜或其他材料（如肠道）进行移植。

5. 阴道上端积血并在其下方使用钝性扩张器进行连续扩张，使闭锁部分变薄，还可能避免移植物的使用。

6. 如果梗阻部位距离阴道口＞3cm，术后则应使用扩张器，有助于防止创面狭窄。

八、非对称性梗阻性阴道分隔伴同侧肾脏发育不良

（一）胚胎学

1. 低位米勒管侧方融合失败。

2. 与同侧肾发育不全有关。

3. 梗阻的阴道里可能有异位输尿管。

（二）临床表现

如果出现在青春期后，可能会出现痛经，并通常会随着每次月经而加重。可能表现为阴道侧壁囊性肿块膨出或膀胱后方偶发的阴道积液／阴道积血。如果梗阻的一侧自发性穿孔，患者可能表现为整个月持续有分泌物。

（三）诊断

1. 体格检查

(1) 因阴道积血引起的侧壁膨出。

(2) 可能有瘘管排出梗阻的经血。

2. 影像学：盆腔和肾脏超声

当存在孤立肾时，应排除异位输尿管，因其存在于约9%的病例中，并且经常开口于梗阻的阴道分隔中。

（四）管理

1. 阴道镜检查可用于观察阴道腔道之间的微孔。

2. 尽可能切除阴道隔膜（见阴道横隔部分）。

3. 可使用脊椎针定位梗阻的阴道分隔，沿针头打开梗阻的阴道分隔并切除，将两边缝合（图 58-3）。

九、阴道纵隔

（一）胚胎学

1. 低位米勒管侧方融合失败。

2. 高位米勒管也融合失败可能。

3. 通常与双子宫、双角子宫或完全性纵隔子宫有关。

4. 相关的肾脏畸形很常见。

（二）临床表现

患者诉在少量经血的时候仍有月经从卫生棉条周围持续流出，使用卫生棉条困难或性交困难。

如果阴道的一侧梗阻，患者可能会出现周期性疼痛（见非对称性梗阻性阴道分隔伴同侧肾脏发育不良部分）。

（三）诊断

1. 体格检查

(1) 窥器检查可能会漏诊隔膜，因为它通常会被推到一侧。

(2) 仔细检查会发现 2 条阴道通道，可能存在 1 个或 2 个子宫颈。

2. 影像学：盆腔和肾脏超声

（四）管理

1. 如果患者有两条阴道通道，如果对患者没有造成困扰，无须切除隔膜，必须对患者进行有关性行为和（或）分娩可能造成的创伤性撕裂的教育。

2. 如果患者希望切除隔膜，手术可通过阴道完成。

3. 隔膜可见，将其与阴道前壁和后壁分离。

现已报道许多如缝合线的使用、单极电切术、双极电切术、超声刀等的技术，但最佳方式并未达成共识。应注意不要损伤宫颈，应在靠近宫颈部保留少量的隔膜，以避免影响宫颈的完整性。

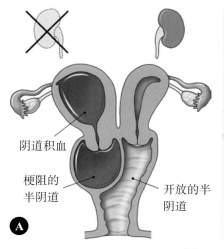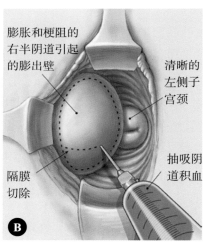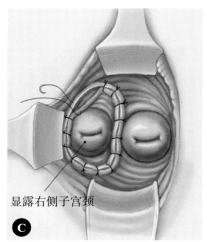

▲ 图 58-3　非对称性梗阻性阴道分隔伴同侧肾脏发育不良

A. 由于梗阻性阴道分隔，阴道内见右侧阴道侧壁膨隆，左侧子宫颈可见；可用脊椎穿刺针抽吸梗阻阴道内容物，以便清晰地观察解剖结构；B. 沿着梗阻的阴道侧壁做一个水平切口，并环形切除隔膜（虚线）；C. 在完全切除隔膜后，间断缝合切缘。两个子宫颈清晰可见，右侧梗阻性阴道分隔完全切除［经许可转载，引自 Dwiggins M，Gomez-Lobo V（2019）. Congenital Anomalies of the Reproductive Tract. In Sanfilippo JS, Lara-Torre E, Gomez-Lobo V, eds., *Clinical Pediatric and Adolescent Gynecology* (2nd ed.). Boca Raton, FL: CRC Press.］

十、泌尿生殖窦

（一）胚胎学

1. 米勒管从生殖结节到阴道前庭的移行停滞。

2. 导致阴道和尿路有一个共同的通道。

（二）诊断

1. 体格检查

(1) 阴蒂和肛门之间只有单一开口。

(2) 可能存在阴唇融合和阴蒂肿大。

(3) 肛门可能是正常位置（低位融合）或前移（高位融合）。

2. 影像学

(1) 逆行生殖道造影术，以确定共同通道的融合程度和长度（见"第 45 章 妇产科疾病的放射学检查"）。

(2) 脊柱和肾脏的超声检查。

(3) 磁共振成像有助于进一步确定解剖结构。

(4) 内镜检查，包括膀胱镜和阴道镜检查，使在进行手术矫正之前更加明确畸形情况。

（三）管理

1. 因为畸形的性质复杂，手术矫正应该由多学科团队实施，可能包括儿科泌尿外科、儿科外科和儿科妇科。

2. 手术取决于共同通道是始于括约肌上方还是下方。

3. 可以分阶段完成。

4. 如果存在，应治疗潜在的内分泌疾病，如先天性肾上腺皮质增生症。

参 考 文 献

[1] Dietrich JE (2020). Surgical Management of Reproductive Tract Anomalies. In Handa VL, Van Le L, eds. *TeLinde's Operative Gynecology* (12th ed., pp. 714–731). Wolters Kluwer.

[2] Oelschalger AMA, Berger-chen SW. Management of acute obstructive uterovaginal anomalies: ACOG committee opinion, number 779. Obstet Gynecol. 2019; 133(6):e363–e371.

第 59 章 外阴疾病
Vulvar Disorders

Tina Ho　Kaiane Habeshian　Kelsey Flood　Sameen Nooruddin　Laura Hollenbach
Kathryn Stambough　Kalyani Marathe　著
宋维周　张可可　译　　刘璟蓝　校

一、特应性皮炎

（一）要点

- 特应性皮炎是一种慢性炎症性皮肤病，影响了 10%～13% 的美国儿童。它的特点是皮肤屏障功能障碍和免疫功能失调。

- 特应性皮炎常与哮喘和过敏性鼻炎相关。

（二）诊断

1. 病史

(1) 剧烈瘙痒。

(2) 婴儿通常累及他们的脸颊、前额、头皮、躯干和四肢的伸面。

(3) 在年龄较大的儿童和青少年中，该病通常在弯曲面（如颈部、肘前窝、手腕、腘窝）最严重。

(4) 睡眠障碍常是由于瘙痒造成，可严重损害生活质量。

2. 检查

(1) 急性：流泪、红斑斑块、空斑 ± 小疱或结痂。

(2) 亚急性：定义不清的红斑、鳞状斑块和薄斑块。

(3) 慢性：增厚、苔藓样斑块和斑块 ± 色素沉着或色素沉着。

(4) 可能是多重感染。

(5) 通常穿尿布的儿童肛门生殖器部位的皮肤会幸免，然而可能会发展为肛门生殖器皮肤的刺激性或过敏性接触性皮炎。

3. 鉴别诊断

(1) 脂溢性皮炎：红斑、低色素或伴有细小的、黄色的、油性鳞屑的色素沉着。

(2) 足癣：中心清洁和边缘伴有鳞屑的环形斑块。

(3) 假丝酵母菌病：边界分明，较厚的红色斑块伴卫星病变。

（三）管理

1. 保守治疗

(1) 每天至少使用 2 次无香味面霜或软膏，并在沐浴后立即使用，使皮肤水分最大化。

(2) 使用温和、无香味的肥皂或非肥皂清洁剂，在普通的温水中沐浴 5～10min。

(3) 通过修剪指甲、穿棉质衣服限制接触相关皮肤、习惯逆转疗法来减少抓伤。

2. 类固醇

(1) 低效外用皮质类固醇，如 2.5% 氢化可的松乳膏，用于轻度皮炎，每日 2 次，持续 2 周。

(2) 中等效力的局部类固醇，如 0.1% 曲安奈德软膏，用于中度至重度皮炎，每天 2 次，持续 2 周。

(3) 高效外用类固醇通常用于年龄较大的儿童和青少年头皮、躯干和四肢的厚斑块或苔藓样斑块，而较短疗程的低效外用类固醇应用于面部、腋窝和肛门生殖器皮肤。

(4) 注意：婴儿使用外用类固醇时应格外谨慎，特别是在肛门生殖器皮肤上，因为可导致系统性吸收增加，下丘脑－垂体－肾上腺轴抑制，甚至死亡。

3. 其他治疗方法，推荐咨询皮肤科后进行治疗

(1) 0.03% 或 0.1% 的他克莫司软膏和 1% 的吡美莫司乳膏是非甾体类药物，可用于频繁发作的患者的维持，也可长期用于敏感部位，如腋窝、乳房下和肛门生殖器皮肤。

(2) 第二代抗组胺药（如西替利嗪）可能对同时患有过敏性鼻炎的患者有帮助，镇静抗组胺药（如苯海拉明或羟嗪）可能有助于睡眠。

4. 怀疑继发感染时进行培养。

5. 对于有广泛、严重或难治性疾病、复发性皮肤感染、怀疑免疫缺陷或无法茁壮成长的患者，可以考虑转诊到皮肤科。

二、烧伤

（一）要点

• 主要由热、放电、摩擦、化学物质和辐射引起的皮肤或其他组织的创伤。

• 如果儿童有烫伤，需要排除虐待儿童的可能。

• 烧伤根据组织损伤的深度进行分类。传统上，烧伤分为 1 级至 4 级；然而，这已被以下系统所取代。

浅表：局限于表皮受累。

浅Ⅱ度：包括表皮和部分真皮层。

深Ⅱ度：延伸至真皮层深层，损伤毛囊和腺体。

全层：真皮层全部破坏，皮下组织损伤。

（二）表现

伤口的外观分类如下。

1. 浅表（表皮）

(1) 干、红；按压发白。

(2) 疼痛。

2. 浅Ⅱ度

(1) 湿润、发红、渗液；水疱；按压发白。

(2) 对温度、空气和触摸有疼痛感。

3. 深Ⅱ度

(1) 潮湿或蜡质般干燥。

(2) 水疱，容易破裂。

(3) 颜色可变。

(4) 按压发白延迟。

(5) 感觉能力下降，可能只感受到深压。

4. 全层

(1) 蜡白色到灰色到焦黑。

(2) 干燥无弹性。

(3) 按压不发白。

(4) 感觉能力下降，可能只感受到深压。

（三）管理

1. 轻微烧伤（浅表，浅Ⅱ度）

(1) 受伤后 3h 内用冷自来水冷却。

(2) 使用温和的肥皂和水进行简单清洁。

(3) 浅表烧伤不推荐使用敷料。

2. 需要包扎的较深的轻微烧伤

(1) 第一层采用不粘纱布。

(2) 第二层蓬松的干纱布。

(3) 最后一层弹性纱布包裹患处。

(4) 对于生殖器烧伤的敷料选择没有共识。

(5) 每天 2 次至每周 1 次更换敷料；然而，大部分可以每天更换。

3. 考虑联合应用外用雌激素和磺胺嘧啶银乳膏。

4. 对于生殖器区域的深度烧伤：咨询儿科外科和烧伤科。

5. 在非生殖器区域

(1) 对于深层伤口，为了消除坏死组织和容易感染的组织，早期组织切除是必要的。

(2) 在切除时，还应覆盖伤口。这可以包括直接伤口闭合、皮肤移植、组织扩张或组织皮瓣，采用哪种方法取决于伤口和切除的范围。

疼痛处理是至关重要的，特别是如果烧伤位于敏感区域，包括生殖器区域。

醋酸是阴道镜检查中常用的物质，根据浓度和使用时间的不同，可能会发生醋酸烧伤。一些研究表明外用雌激素可以用于治疗。

烧伤的愈合时间如下。

浅表：3～6 天。

浅Ⅱ度：7～21 天。

深Ⅱ度：>21 天，通常需要手术治疗。

全层：需要手术治疗。

三、克罗恩病（外阴表现）

（一）要点

• 克罗恩病（Crohn's disease，CD）是一种炎症性肠道疾病，可以影响胃肠道的任何部分；组织学上以非干酪样肉芽肿性病变为特征。

• 外阴 CD 是一种肠外表现，包括阴唇水肿或硬结，但外阴 CD 的表现有很大的个体差异。

• 消化道外最常见的受累部位是皮肤。

• 外阴受累可能是唯一的初始表现，尤其是儿童；然而，所有患有皮肤性 CD 的儿童最终都被诊断为胃肠性 CD，因此应接受胃肠病学检查。

• 皮肤性 CD 的临床病程可能不同于胃肠道疾病的病程。

（二）鉴别诊断

1. 感染（即蜂窝织炎、分枝杆菌感染、放线菌感染、真菌感染）。

2. 巴氏腺囊肿（前庭大腺囊肿）。

3. 会阴子宫内膜异位症。

4. 炎症过程（苔藓样疹、白塞病、化脓性汗腺炎、结节）。

5. 性传播感染（梅毒、单纯疱疹病毒、性病淋巴肉芽肿、腹股沟肉芽肿）。

6. 性虐待。

7. 淋巴阻塞或淋巴水肿（原发性或继发性）。

8. 异物。

9. 非性获得性生殖器溃疡。

（三）诊断

1. 病史

(1) 可能在胃肠道 CD 之前、同时或之后被诊断。

(2) 疼痛、肿胀或充盈、脓肿、溃疡、瘙痒、分泌物和红斑是常见症状；性交困难可见于青少年。

(3) 筛查胃肠道症状：腹痛、腹泻、无意识的体重减轻。

(4) 筛查妇科症状：外阴阴道疼痛、外阴感染、盆腔疼痛、月经不规律。

2. 体格检查

(1) 皮肤病变可能发生在胃肠道疾病的直接延伸（连发性 CD）或与胃肠道无关的明显病变（转移性 CD）。

(2) 外阴水肿（伴或不伴红斑）、刀切样溃疡或裂隙、引流瘘、结节、红斑至紫色斑块、肛周皮赘是典型表现。

(3) 坚固的皮赘、疣状结节和淋巴管扩张可继发于慢性外阴水肿。

(4) 儿童：阴唇水肿或硬结是最常见的表现。

(5) 建议做全面的妇科检查和臀部检查；CD 可能与直肠阴道瘘或直肠前庭瘘有关。

3. 实验室检查和其他检查

(1) 粪便钙保护蛋白或乳铁蛋白水平可能升高，可作为胃肠道炎症的筛查试验。

(2) 活检显示非干酪性肉芽肿性炎症考虑特殊染色以排除感染和异物。由于病理原因，皮肤活检部位可能无法愈合，因此一些人最初提倡采用非侵入性技术（粪便研究、成像、结肠镜检查）。

(3) 其他考虑因素

① 排除直肠阴道瘘。

② 筛查性传播疾病。

③ 患者应转到胃肠科进行 CD 检查。

(4) 影像学检查，如盆腔 MRI 或超声，可能有助于确诊并排除其他疾病。

（四）管理

疾病管理应包括一个多学科团队：消化内科、妇科、皮肤科、外科、初级保健。应早期治疗，以避免解剖学畸变；然而，患者往往不愿治疗。目前没有正式的治疗指南，个性化的治疗方法是关键。无论是否累及胃肠道，对潜在 CD 的治疗都是至关重要的。

1. 局部药剂

(1) 类固醇。

(2) 他克莫司。

2. 口服抗生素

(1) 甲硝唑。

(2) 四环素。

(3) 环丙沙星。

3. 抗炎药物

(1) 类固醇。

(2) 环孢霉素。

(3) 咪唑硫嘌呤。

(4) 柳氮磺胺吡啶。

(5) 5- 氨基水杨酸盐。

(6) 甲氨蝶呤。

4. 生物制剂

(1) 肿瘤坏死因子（tumor necrosis factor，TNF）抑制药。

(2) 整合素抑制药。

5. 外科治疗

切除不常用，大多数外阴病灶最好由生物制剂处理。

6. 预后

(1) 完全治愈并不常见。

(2) 皮肤病的病程不一定与胃肠道受累的病程平行；当皮肤受累持续存在时，胃肠道症状可能会改善。

(3) 提高对这种独特表现的认识可能会导致早期诊断和预防发病。

四、化脓性汗腺炎

（一）要点

• 化脓性汗腺炎（hidradenitis suppurativa，HS）是一种慢性、间断性炎症性疾病，特征为疼痛、潜在瘢痕性炎症结节、脓肿和瘘管，典型分布在三角间区。

• 可能使人衰弱的慢性疾病，病程起伏不定。

• 考虑到对疾病的尴尬和误解，患者可能不愿与医务人员讨论他们的症状；因此，如果检查结果提示 HS，医务人员应开始与患者探讨这一问题。

• 并发症的评估至关重要，因为 HS 对患者的整体健康和社会心理健康有许多影响。

（二）鉴别诊断

1. 脓肿。

2. 毛囊炎。

3. 克罗恩病。

4. 其他感染（腹股沟肉芽肿、结核、足菌肿）。

（三）诊断

1. 病史

(1) 发病通常在青春期后。

(2) 消长过程。

(3) 部分患者存在 HS 家族史。

(4) 患者通常在 HS 诊断之前接受复发性细菌性脓肿治疗，正因如此患者可能经常在急诊科寻求处理。

(5) 青春期前女性的病例应考虑遗传易感性和激素失衡(如性早熟)的调查，尽管这是有争议的。首先对性早熟的迹象进行彻底的调查。通常与肥胖有关。

2. 体格检查

(1) 特征性病变包括炎性和非炎性结节、成双的粉刺、引流性窦道或瘘管、脓肿、瘢痕；可出现恶臭和血浆液渗出。

(2) 常见部位为摩擦的区域（乳房下皮肤、腋窝、腹股沟皱襞、臀部、会阴和其他皮肤皱襞）、阴阜和胸部中央，但也可能发生异位 HS。

(3) 可发生尿道、膀胱或直肠瘘管。

(4) Hurley 分期（图 59-1）

Ⅰ期：复发性结节和脓肿伴轻微瘢痕。

Ⅱ期：一个区域内出现一个或有限数量的鼻窦和（或）瘢痕。

Ⅲ期：多个或广泛的窦道和（或）瘢痕。

有助于记录疾病的进展和确定治疗方法。

3. 实验室检查

(1) 考虑检测基线红细胞沉降率和 C 反应蛋白等炎症标志物；纵向评估可能有助于监测对治疗的反应。

(2) 全血细胞计数对可能伴有血性恶病质（白细胞增多、血小板增多、贫血）的重症患者有帮助。

(3) 如果有激素失衡和代谢综合征，考虑内分泌评估。

(4) 活检和创面培养的作用有限，通常检查结果正常。

（四）管理

1. 患者教育

(1) 患者支持团队：HS 基金会。

(2) 伤口护理。

① 避免破坏脓疱，因为这可能会恶化疾病。

② 保持清洁，避免继发感染。

(3) 如果适用，提供减肥方面的建议。

(4) 建议戒烟（如适用）。

(5) 考虑转诊营养咨询。

(6) 考虑忌乳制品，低糖饮食。

(7) Hurley Ⅰ期或Ⅱ期考虑补充。

① 如果缺乏维生素 D，根据需要给药。

② 葡萄糖酸锌每日 90mg（可导致铜缺乏症长期使用）。

2. 疼痛管理

(1) 利多卡因，口服对乙酰氨基酚，优先口服非甾体抗炎药。

(2) 如果疼痛不能很好地控制，可使用普瑞巴林和加巴喷丁等抗惊厥药物。

(3) 不推荐使用麻醉药。

(4) 转诊到疼痛管理。

3. 治疗管理（图 59-1）

(1) 外用药物

① 1% 克林霉素洗液。

② 含有过氧化苯甲酰、氯己定、吡啶硫锌的洗剂（去屑洗发水）。

③ 氨苯砜。

(2) 抗生素

① 通常与局部治疗一起使用。

② 克林霉素和利福平联合用药，300mg，每日 2 次，8～12 周。

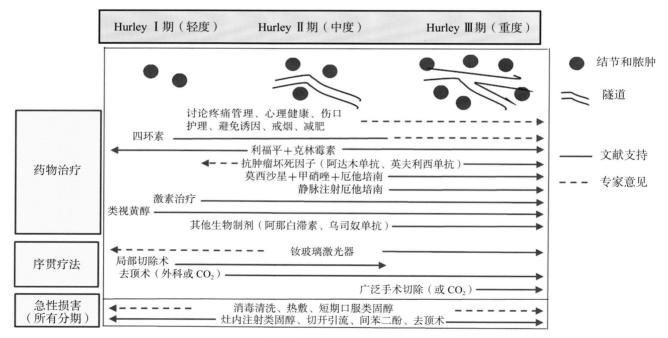

▲ 图 59-1 化脓性汗腺炎治疗

经许可转载，引自 Alikhan A, Sayed C, Alavi A, et al. North American clinical management guidelines for hidradenitis suppurativa: A publication from the United States and Canadian Hidradenitis Suppurativa Foundations: Part II: Topical, intralesional, and systemic medical management. J Am Acad Dermatol. 2019;81(1):91–101

③ 四环素 500mg，每日 2 次。

④ 厄他培南作为补救治疗或手术准备（考虑到家庭输液的困难性，以及抗生素耐药性，仅在极端情况下使用）。

(3) 激素

① 抗雄激素避孕药（Yasmin，Yaz），有限的证据提示螺内酯每日 100～150mg。

② 避免只使用黄体酮的避孕药，因为这种避孕药被认为会加重 HS。

③ 二甲双胍和非那雄胺的使用。

(4) 生物制剂：严重者由皮肤科管理，包括阿达木单抗及英夫利西单抗和依那西普的适应证外用药。

(5) 全身抗炎药物

① 全身类固醇（有助于急性皮炎的管理）。

② 口服葡萄糖酸锌 30mg，每日 3 次，或者 50mg，每日 3 次。

③ 其他抗炎药物的数据不太可靠，主要研究对象为成人（如甲氨蝶呤、阿普斯特）。

(6) 类视黄醇：由皮肤科管理，包括阿维 A、异维 A 酸，育龄女性慎用。

(7) 序贯干预疗法

① 病灶内用脱氢皮质醇注射类固醇。

② 激光脱毛 / 其他激光干预。

(8) 手术

① 去皮：去除覆盖在窦道或脓肿腔上的皮肤，基底部不予处理。

② 局部广泛切除：可导致无病状态。如果要去除大面积病灶，特别是肛门生殖器区域，请谨慎。

③ 切开和引流应谨慎进行，因为有瘢痕的通道可能形成病灶，进一步形成炎症，复发率接近 100%。可能有助于缓解疼痛，并可能进行更小范围的手术。

(9) 并发症

① 痤疮。

② 超重和肥胖。

③ 吸烟（包括接触二手烟）。

④ 多毛症。

⑤ 针状囊肿。

⑥ 唐氏综合征。

⑦ 牛皮癣。

⑧ 内分泌并发症（即性早熟）。

⑨ 疼痛。

⑩ 社会心理共病（焦虑、抑郁）。

⑪ 炎症性肠病。

(10) 预后

① 早发型 HS 患者可能有更严重的疾病。

② 目前尚无治愈方法；治疗应侧重于控制疼痛，防止疾病恶化和留下瘢痕。

五、硬化性苔藓

（一）要点

1. 硬化性苔藓（lichen sclerosus，LS）是一种慢性多因素自身免疫性瘢痕性疾病，在儿童和绝经后女性中呈双峰分布。

2. 最常影响肛门生殖器区域。

3. 促发因素包括刺激物，如低雌激素组织环境中的尿液。

4. LS 常未被确诊或误诊。

5. 延迟或不充分的治疗可导致永久性瘢痕、社会心理并发症和外阴鳞状细胞癌的风险（成年女性中 5%）。

6. 与教学讲义所述不同，LS 通常不会在青春期消退；虽然症状可能会改善，但疾病活动可能会持续。

（二）诊断

诊断主要是临床诊断。儿童很少需要皮肤活检。

1. 症状

包括瘙痒，排尿和排便疼痛，性交困难，尿血或便血，便秘。阴道分泌物改变不是 LS 的疾病特征。

2. 检查

(1) 外阴对称卵圆形白色斑块。

① 典型的包括阴蒂包皮，延伸到大阴唇、小阴唇、会阴和肛门形成一个"8"的分布。

② 表皮上覆盖着"烟卷纸"的皱纹，外观有光泽。

③ 偶尔可见表面溃疡。

(2) 可出现角化过度的白色丘疹、裂隙、瘀点和血肿。

(3) 小阴唇的凝集（再吸收）、粘连、阴蒂包皮的掩盖、阴蒂内腔狭窄和外阴解剖结构的消失可能出现在长期疾病中。

3. 鉴别诊断

(1) 白癜风：不对称的白色斑块，典型的不累及阴蒂。

(2) 白癜风样 LS：临床表现类似白癜风，但有 LS 症状，经治疗改善，活检显示 LS 组织学特征。

(3) 刺激性接触性皮炎或特应性皮炎。

(4) 非特异性外阴阴道炎。

(5) 与蛲虫感染有关的肛周瘙痒。

（三）管理

1. 一线治疗为高效外用皮质类固醇软膏（如氯倍他索软膏）。

2. 标准疗程包括每日使用类固醇，持续 4～6 周；隔日使用持续 4～6 周；每周 2 次，持续 1 个月——具体方案应个体化。

(1) 可以考虑降低类固醇的效力，而不是逐渐减少。

(2) 建议每 4～6 周随访 1 次，以监测改善情况。

(3) 长期使用局部类固醇可导致持续性红斑，皮肤萎缩伴可见毛细血管扩张和小静脉，周围皮肤出现痤疮样肿块。

3. 中低效外用皮质类固醇和外用钙调磷酸酶抑制药可用于逐渐减药或维持阶段。

4. 建议保持卫生和定期盥洗。

(1) 避免使用刺激性物质，包括肥皂、湿纸巾、泡泡浴和香水。

(2) 坐浴、稀释漂白浴和爱普生盐浴可能有助于缓解症状和冲洗皮肤。

(3) 使用温和的润肤剂或椰子油来治愈和保护皮肤；柔软的屏障可能有助于减少排尿困难。

(4) 通过增加水和纤维的摄入量和粪便软化剂治疗相关便秘。

复发是很常见的。LS 可在青春期和成年期持续存在，需要长期随访。

六、外阴痣

（一）要点

• 外阴痣在小儿中不常见，更常见于青少年，但其真实发病率很可能被低估。

• 该年龄段的外阴深色病变大多为雀斑（上皮基底层黑色素良性增生）或良性痣；外阴黑色素瘤在小儿中非常少见。

• 良性外阴痣和痣在临床中的表现可能不典型，在组织学上可表现为异型性，使其难与黑色素瘤区别。

• 基于上述原因，在决定活检时应谨慎。

（二）疾病分类

1. 良性痣

(1) 交界痣

① 直径较小（2～10mm）。

② 平坦或于皮肤表面轻微隆起。

③ 仅累及表皮 / 真皮交界处。

④ 颜色均一，可为棕褐色至黑色。

⑤ 界限清楚，轮廓光滑。

⑥ 建议每 6～12 个月随访 1 次。

⑦ 若出现快速进展的颜色、大小、形状变化，应考虑活检。

(2) 复合痣：起源于复合痣或为原发

① 可累及上皮和真皮。

② 直径 4～10mm。

③ 颜色均一，边界规则。

④ 可发展为流行性、息肉样或带蒂痣。

⑤ 若出现快速进展、非对称性的颜色、大小、形状变化，应考虑活检。

2. 黑色素瘤

(1) 少见于小儿和青少年，尤其在外阴处；大多数外阴黑色素瘤发生于 70—80 岁。

(2) 约 1/4 的外阴黑色素瘤为无黑色素性（无色素性）；出血是该病的相关征象。

(3) 该病为继鳞状细胞癌后的外阴第二常见恶性疾病。

（三）危险因素

1. 黑色素瘤

(1) 先天性黑素细胞痣。

(2) 发育不良性痣。

(3) 着色性干皮病。

(4) 免疫抑制状态。

2. 小儿生殖器雀斑

(1) Bannayan-Riley-Ruvalcaba 综合征（PTEN 错构瘤综合征谱系疾病；与脂肪瘤、巨头畸形伴发）。

(2) 有雀斑的 Noonan 综合征（旧称 Leopard 综合征；伴有全身深色痣、生殖器异常、身材矮小）。

（四）诊断

1. 病史

(1) 病灶持续时间。

(2) 病灶变化：大小、颜色、形状、边界。

(3) 有无出血。

(4) 黑色素瘤家族史。

2. 体格检查

(1) 进行全面的皮肤检查，应包括其他部位的痣。

(2) 识别关键病灶。

（五）管理

1. 儿童的痣可能会逐渐增长、演变。

2. 若有快速进展或突发的，尤其非对称性的变化，或者有出血，应更加关注。

3. 决定活检时应谨慎，其结果可能导致其成为非必要干预。连续照片通常是临床上可行的监测手段。

4. 针对怀疑恶性的病灶应行切除活检（快速增长、变化或出血）。

5. 对无黑色素性隆起型病灶行刮片活检。

6. 对于无法确定性质的病灶，应咨询小儿皮肤科意见。

7. 处理与随访依据镜下皮肤病理学检验结果进行。

LS 引起的痣在组织病理学上可与黑色素瘤类似。同时，在部分患者中，黑色素瘤可能会刺激 LS 的进展。这些病例需要多学科的合作诊疗，其活检读片应由专门研究色素病变的病理学专家进行。

七、银屑病

（一）要点

• 银屑病是一种由免疫介导的慢性炎症性疾病，典型表现为界限清楚的、明亮的鳞屑性红斑。

• 约 10% 的银屑病患者有关节炎表现。

• 在累及可见皮肤的银屑病患者中，60% 同时存在肛门生殖器区受累。

（二）诊断

1. 病史

(1) 病灶很少有瘙痒。

(2) 可为突发或由感染诱发，特别是 A 族链球菌感染。

(3) 同形反应：皮肤损伤可导致该区域发生该患者已患有的同种皮肤病损（例如，抓挠、刺激物、擦拭可导致尿布区银屑病）。

(4) 生殖器银屑病可在性交时发作，并导致性交困难。

2. 检查

(1) 边界明显的圆形红斑斑块，上有银白色鳞屑，常累及头皮、肘部、膝盖、腰骶部和肛门生殖器区域。

(2) 逆行型银屑病主要累及有摩擦的区域（如腋窝、腹股沟皱襞、会阴、脐周和乳房下皮肤）。

(3) 鳞屑很少或无鳞屑的边界清晰、有光泽、鲜明的红色裂隙斑块（由于病灶周围区域湿度较大而不存在鳞屑）。

3. 鉴别诊断

(1) 脂溢性皮炎：红色、低色素性或色素沉着性斑块，伴有细小、黄色、油性的皮屑。

(2) 股癣：中央正常、边缘有鳞屑的环状斑块。

(3) 假丝酵母菌病：带有卫星病灶的、边界明显的红色斑块。

（三）管理

1. 轻至中度皮肤病

(1) 局部使用类固醇（如 2.5% 氢化可的松乳膏或 0.1% 曲安奈德软膏），每日 2 次，持续 2~4 周。

(2) 在选择局部类固醇种类时应考虑疾病的严重程度、病灶位置、病灶斑块厚度、患儿的年龄及预期吸收效果。

(3) 肛门生殖器皮肤病灶可同时使用 0.005% 卡泊三醇软膏（维生素 D 类似物）以改善疗效。

2. 严重及顽固疾病：由皮肤科管理，可联合使用光疗、甲氨蝶呤、环孢素、全身性维 A 酸。

3. 若考虑银屑病性关节炎，应转诊至风湿科。

4. 肥胖及代谢综合征患者应倡导其改善生活方式。

5. 筛查抑郁及焦虑状态：中至重度银屑病可导致身心状态、社会功能及学习能力降低。

八、Stevens-Johnson 综合征和中毒性表皮坏死松解症

（一）要点

- Stevens-Johnson 综合征（Stevens-Johnson syndrome，SJS）和中毒性表皮坏死松解症（toxic epidermal necrolysis，TEN）都是罕见的、可危及生命的急性皮肤黏膜反应。

- 高达 70% 的 SJS/TEN 患者会出现糜烂性溃疡性阴道炎、外阴大疱和阴道粘连等生殖器病变。

- 大多数病例由严重药物不良反应引起，产生不良反应风险最高的药物包括：别嘌醇、甲氧苄啶 – 磺胺甲噁唑（及其他磺胺类抗生素）、氨

基青霉素类、头孢菌素类、喹诺酮类、卡马西平、苯妥英、苯巴比妥、拉莫三嗪和昔康类非甾体抗炎药。

- 由感染引发的病例罕见，包括肺炎支原体（肺炎支原体诱导的皮疹和黏膜炎）和单纯疱疹感染。

- SJS/TEN 与 HLA-B 基因变异密切相关。

- SJS 的死亡率为 1%~5%。

- TEN 的死亡率达 30%。

（二）临床表现

1. 最初表现为发热和流感样症状。

2. 皮肤病变在初始症状发生数天后出现。

3. 早期病变包括中央暗红、扁平或轻微隆起的粉红色斑点，后演变为有痛的、烫伤样的皮肤糜烂。

4. 尼氏征（指机械力可导致皮肤脱落）通常为阳性，但并无诊断的特异性。

5. 糜烂多由面部和胸部开始出现，随后扩散至其他部位。

6. 皮肤糜烂随后进展为大面积表皮松解。

7. SJS 定义为受累皮肤面积＜总体表面积的 10%。

8. TEN/SJS 重叠型受累皮肤面积达体表面积 10%~30%。

9. TEN 累及＞30% 体表面积的皮肤。

10. 严重病例中可累及口腔和气道黏膜，影响呼吸和吞咽功能。

11. 眼黏膜受累可引起结膜炎和其他严重眼部并发症。

12. 严重的皮肤和黏膜损伤可导致严重的体液丢失，感染风险增加，易发生肺炎、败血症、休克及多器官功能衰竭。

（三）鉴别诊断

1. 自身免疫性线状 IgA 大疱性皮肤病（如副肿瘤性天疱疮、寻常型天疱疮、大疱性类天疱疮）。

2. 急性泛发性发疹性脓疱病（acute generalized

exanthematous pustulosis，AGEP）。

3. 播散性固定性大疱性药疹。

4. 葡萄球菌烫伤样皮肤综合征（staphylococcal scalded skin syndrome，SSSS）。

（四）妇科并发症

1. 生殖器黏膜糜烂。

2. 瘢痕形成。

3. 尿道 / 阴道狭窄。

4. 阴道粘连。

5. 排尿 / 性功能障碍。

（五）管理

1. 在急性发作期，应评估疾病严重程度，停用致病药物，启动支持疗法，尤其是液体和电解质复苏。

2. 在严重病例中，专业的烧伤中心治疗对降低死亡率至关重要。

3. 应每天对患者进行生殖器检查，包括定期的窥镜检查，以监测阴道壁是否出现狭窄。

4. 外阴阴道受累的治疗。

(1) 外阴应用局部糖皮质激素防止阴唇粘连，阴道内应用预防阴道狭窄。

(2) 使用卫生棉条或性生活活跃患者放置阴道内模具，以防止阴道粘连形成。

(3) 月经抑制以防止疾病活跃期阴道腺病的发展。

(4) 一旦疾病被清除后，考虑行持续的阴道窥镜，对任何病灶活检评估是否为腺病。

详尽的用药史采集对确定 SJS/TEN 的病因至关重要。由于 SJS/TEN 有复发的风险，不应进行药物皮内测试。

九、外阴溃疡

（一）要点

• 性传播疾病在小儿患者中并不常见，但在发生外阴溃疡的患儿中应注意排查。

• 患儿通常疼痛剧烈，需要支持治疗。

• 临床怀疑发生反复感染时应行病原学培养，

仅在有指征时应用抗菌药物治疗。

（二）疾病分类

1. 感染性疾病

(1) 柯萨奇病毒(手足口病)：臀部、阴道黏膜、口腔黏膜及手掌、足底可见水疱及红色、水肿性丘疹。

(2) 水痘：在红斑之上为有压痛的成簇水疱或皮肤糜烂，常见于免疫缺陷状态的患者。

2. 性传播疾病

(1) 单纯疱疹：见 "第 48 章 性传播感染"。

(2) 梅毒：见 "第 48 章 性传播感染"。

(3) 淋巴肉芽肿：初期在外阴、阴道或宫颈(罕见)上可见无痛的水疱或糜烂。随后于腹股沟、直肠旁或髂淋巴结出现淋巴结病，肿大的淋巴结可出现破溃。

(4) 软下疳：外阴、子宫颈或肛周皮肤上可见丘疹和脓疱，破裂后形成有痛、柔软、粗糙的溃疡，溃疡易出血，可能与局部淋巴结病有关。

(5) 腹股沟肉芽肿(杜凡诺病)：无痛、进行性、柔软的红色溃疡，无局部淋巴结病变。

3. 系统性疾病

(1) 外阴阿弗他溃疡（非性获得性生殖器溃疡，或者称利普舒茨溃疡)：近期存在病毒感染或病毒引起的症状患者，于小阴唇、前庭或大阴唇处出现单个或多个界限清楚的深层溃疡，基底稍硬，周围有红晕，疼痛剧烈。

(2) 白塞病：复发性的、界限清楚的有痛口腔和生殖器溃疡，伴有眼部疾病和过敏反应。

(3) 克罗恩病：见 "克罗恩病（外阴表现)" 章节。

4. 自身免疫病

(1) 大疱性类天疱疮：紧致的皮下大疱，伴有瘙痒，破裂后留下裸露的皮下区域。

(2) 线状 IgA 病（儿童慢性大疱病）：在躯干下部、臀部、生殖器和大腿上呈环状排列的水疱和大疱，伴有瘙痒

(3) 川崎病：会阴红斑或脱屑，伴长期高热。

(4) 系统性红斑狼疮：外阴、前庭或肛周皮肤上的红斑、糜烂或溃疡。

5. 皮肤药物反应

(1) 固定性药疹：外阴或会阴处圆形糜烂，直径数厘米。

(2) 多形性红斑：口腔、肛门生殖器黏膜、手掌、足底及其他部位的硬化性斑块、靶形病灶或有痛的皮肤糜烂。

(3) SJS/TEN（见 "Stevens-Johnson 综合征和中毒性表皮坏死松解症" 章节）。

（三）诊断

1. 获得详尽的现病史、手术史、家族史、社会史和用药史。

2. 进行完整的体格检查，包括所有可累及部位黏膜（眼、口、阴道、肛门），手、足及全身皮肤表面。

3. 对怀疑感染的细菌和病毒进行检测。

4. 可行全血细胞计数、红细胞沉降率、C 反应蛋白、血清学、粪便钙卫蛋白及抗核抗体检验。

5. 若疾病严重且诊断尚不明确，活检可能有用。

6. 若患者有生殖器外皮肤表现，可于局部麻醉下行皮肤活检；然而，小儿外阴活检多在全身麻醉下进行。

（四）管理

1. 感染性疾病

(1) 柯萨奇病毒（手足口病）

① 支持治疗：局部润肤剂、冰敷或坐浴。

② 低效价局部类固醇和局部麻醉药亦可使用。

③ 生殖器溃疡通常于约 7 天内自愈。

(2) 水痘：视感染严重程度开始使用口服或静脉注射阿昔洛韦。因存在 Reye 综合征风险，应避免使用阿司匹林。

2. 性传播疾病

(1) 单纯疱疹：见 "第 48 章 性传播感染"。

(2) 梅毒：见 "第 48 章 性传播感染"。

(3) 淋巴肉芽肿

① 治疗：多西环素 100mg 口服，每日 2 次，

服用 21 天，或者红霉素碱 500mg 口服，每日 4 次，服用 21 天。

② 近期性伴侣需同时接受治疗。

③ 为防止破裂，可能需对病变淋巴结进行穿刺抽吸。

(4) 软下疳

① 治疗：阿奇霉素 1g 口服，单剂量，或者头孢曲松 250mg 肌内注射，单剂量，或者环丙沙星 500mg 口服，每日 2 次，服用 3 天，或者红霉素碱 500mg 口服，每日 4 次，服用 7 天。

② 近期性伴侣需同时接受治疗。

③ 溃疡于治疗 3 天内疼痛减轻，7 天内客观改善。

(5) 腹股沟肉芽肿（杜凡诺病）

① 治疗：多西环素 100mg 口服，每日 2 次，或者甲氧苄啶 – 磺胺甲噁唑 800～160mg 口服，每日 2 次，服用 21 天或至溃疡痊愈，两者取较长者。

② 溃疡应在治疗后数天内有所改善。

3. 系统性疾病

(1) 外阴阿弗他溃疡

① 为排查白塞病，应进行完整的系统回顾。

② 疼痛管理：按需使用坐浴、局部麻醉药、对乙酰氨基酚、布洛芬或阿片类药物。

③ 强效局部或全身性类固醇激素。

④ 对复发性疾病，可口服多西环素、氨苯砜、秋水仙碱、沙利度胺或 TNF 拮抗药。

(2) 白塞病

① 请眼科会诊评估眼部受累情况。

② 支持治疗，如硫糖铝悬液。

③ 溃疡多可自愈。

④ 秋水仙碱和氨苯砜可降低发作频率和严重程度。

4. 自身免疫病

(1) 大疱性类天疱疮：根据疾病的严重程度，使用局部类固醇激素、多西环素与烟酰胺、氨苯砜、全身性类固醇激素、硫唑嘌呤或霉酚酸酯进行治疗。

（2）线状 IgA 病：根据疾病的严重程度，使用局部类固醇激素、磺胺吡啶、氨苯砜、其他抗生素，或者全身性类固醇激素、硫唑嘌呤、霉酚酸酯和静脉注射免疫球蛋白进行治疗。多数患儿病情在青春期前缓解。

（3）川崎病

① 请心脏科会诊，行超声心动图检查。

② 与 COVID-19 感染相关，应考虑是否存在感染性疾病。

③ 使用阿司匹林、静脉注射免疫球蛋白治疗，也可全身使用类固醇。

（4）系统性红斑狼疮

① 评估其他器官、系统受累情况。

② 药物治疗包括局部类固醇激素和羟氯喹。

5. 皮肤药物反应

（1）固定性药疹。

① 详尽的用药史。

② 应杜绝接触致病药物。

（2）多形性红斑

① 支持治疗。

② 对复发患者，可考虑长期使用伐昔洛韦进行抑制治疗。

十、外阴血管异常

（一）要点

● 虽然这些异常都是罕见的，但由于它们所需处理不同，正确的诊断十分重要。

● 大致可分为两类：①血管肿瘤，血管内皮细胞增生，更局限于外生殖器，包括血管瘤、卡波西样血管内皮瘤（Kaposiform hemangioendothelioma，KHE）、卡波西样淋巴管内皮瘤（Kaposiform lymphangioendothelioma，KLE）和簇状血管瘤；②血管畸形，先天性血管畸形，可累及内生殖器，如阴道和子宫，复杂的混合血管畸形可延伸至膀胱、肛门直肠、臀部和下肢，包括毛细血管畸形（capillary malformation，CM）、淋巴管畸形（lymphatic malformation，LM）、静脉畸形（venous malformation，VM）、动脉血管畸形（arteriovascular

malform-ation，AVM）和复杂混合畸形〔毛细血管 – 淋巴静脉畸形（capillary-lymphatic venous malformation，CLVM；或者 Klippel-Trenaunay 综合征）、复杂淋巴动脉畸形（complex lympha-ticoarteriovascular malformation，CLAVM，又称 Parkes-Weber 综合征）〕。

（二）疾病特点

1. 区分血管瘤与血管畸形很重要。

2. 血管畸形包括发育不良及退化不良。

3. 血管瘤

（1）1%～2% 的血管瘤可累及生殖器。

（2）婴儿的血管瘤并非遗传性的。

（3）多见于女性、白种人、多胞胎和出生体重低的婴儿。

（4）若出生时未出现，可在 1 个月内出现，6 个月内快速进展。

（5）婴儿期和儿童期的良性肿瘤，在婴儿期迅速生长，至 5 岁时逐渐退化。

4. 当在下肢、臀部或会阴处发现网状血管瘤时，应考虑是否属于下列之一。

① Lumbar 综合征（下肢血管瘤及其他皮肤病损、泌尿生殖系统异常、溃疡、脊髓病、骨畸形、肛肠畸形、动脉异常和肾脏异常）。

② Pelvis 综合征（会阴血管瘤、外生殖器畸形、脂肪脊髓脊膜膨出、膀胱肾脏异常、肛门闭锁和皮赘）。

③ Sacral 综合征（腰骶部血管瘤相关的脊柱发育不良、肛门生殖器异常、皮肤异常、肾脏及泌尿系统异常）。

④ 适当的影像学检查进行评估。

（三）诊断

1. 血管瘤

（1）临床表现多样，可为极为微小的血管性丘疹或巨大的扭曲样肿块。

（2）影像学评估及专业血管畸形的小儿外科医生（皮肤科、血管外科或整形外科医生）可帮助诊断。

① 彩色多普勒超声有助于血管瘤的诊断：非常依赖操作者的临床经验，血管瘤在超声中显示为一团动脉阻力降低、静脉流速增加的致密软组织影。

② MRI 十分有助于诊断：小儿在检查时多需要镇静，当血管瘤涉及多层组织时，MRI 效果最佳。

(3) 不要进行活检。

2. 卡波西样血管内皮瘤 / 卡波西样内皮瘤

(1) 表现为广泛的瘀斑性皮肤病变。

(2) 极具侵袭性，可侵犯、跨越多个组织层面。

(3) 具有特征性临床 / 影像学表现。

(4) 可并发严重的血小板减少症（Kasabach-Merritt 现象）。

3. 血管畸形 / 淋巴管畸形

(1) 慢血流病变。

(2) 病灶的生长可能在青春期或妊娠期加剧。

(3) 可并发局部软组织或骨骼过度生长。

(4) 病灶表现

① 血管畸形（vascular malformations，VM）可呈现柔软的蓝色可压缩性肿块。

② 淋巴管畸形（lymphathic malformation，LM）为深层畸形，其上覆盖的皮肤可无异常；可伴有淋巴水肿。

(5) 可与疼痛 / 出血有关，或者为自发性或继发于创伤。

(6) 其诊断基于磁共振成像

① LM 含水量高，在 T_2WI 中表现为高信号（可能有液 – 液平面）。

② VM 在 T_2WI 中为高信号，T_1 中血管通道信号增强。

③ 横断面图像有助于准确诊断。

(7) CLVM（Klippel-Trenaunay 综合征）

① 一种最常累及骨盆、躯干和上肢血管的血管畸形。

② 伴有骨骼和软组织肥大 / 异常静脉引流。

③ 患者有出血、疼痛、易感染症状，且常有消极的自我身体意象。

④ 伴发静脉血栓者可能需要阿司匹林治疗以减轻疼痛。

⑤ 复发性感染者需要预防性抗生素治疗。

（四）管理

1. 血管瘤

不论其大小如何，大多数血管瘤会逐渐退化。通常退化完全或残留一较小、主要由纤维化组织构成的肿块。若有需要，可在年龄稍大后切除。相较于手术干预，鼓励期待治疗，这对于患儿和其家长来说可能很艰难，在此过程中需要大量支持与咨询，照片有助于追踪血管瘤退化的过程，与其他类似血管瘤患者进行比较。

(1) 生长阶段血管瘤的治疗指征

① 膨大严重导致毁容。

② 导致功能损害，出现坏死、溃疡。

(2) 生长阶段的治疗方案

① 口服全剂量糖皮质激素［泼尼松 2～3mg/（kg·d）］，与早餐一同服用，持续 6 周，2 个月后逐渐减量。70% 的婴儿血管瘤对泼尼松有反应。

不良反应：库欣样特征、线性发育不良、躯干型肥胖、高血压、易激惹、胃溃疡。

② 糖皮质激素（每月皮下注射 1～3mU）治疗无效后换用 α 干扰素治疗，每周 3～7 次。血管瘤消退率 75%～80%。

不良反应：痉挛型双瘫可在 20% 的患者中发生，尽早停药可缓解。

③ 普萘洛尔［2～3mg/（kg·d），分 3 次服用］，不是 FDA 批准的婴儿血管瘤治疗用药。初始治疗 24～48h 内可见血管瘤大小改善，治疗 6 个月后血管瘤完全消退。普萘洛尔的起始与监测在临床实践中有很大的差异；在使用前应咨询心脏科意见，并做心电图检查。

④ 不良反应：低血糖、症状性低血压。

⑤ 可与食物一起服用以减轻降糖作用。

(3) 溃疡性血管瘤的治疗方案选择

① 局部应用抗生素预防感染(7% 甲硝唑凝胶、庆大霉素乳膏、莫匹罗星)。

② 局部使用利多卡因凝胶。

③ 脉冲染料激光可促进浅表血管瘤的减轻与消退。

④ 对药物难治的溃疡及疼痛，应考虑手术切除；常有瘢痕残留。

⑤ 冷冻手术可用于浅表血管瘤治疗。

2. 卡波西样血管内皮瘤 / 卡波西样内皮瘤

(1) 系统性使用糖皮质激素进行抗血管生成治疗。

(2) 对初始治疗失败者，可使用干扰素或长春新碱。

(3) 由于大多数病灶涉及解剖部位较广，手术治疗不可行。

3. 血管畸形 / 淋巴管畸形

(1) 联合使用硬化治疗与手术切除，尤其对于反复感染、渗液、肿胀者，手术操作应由有经验的介入科医生或有治疗血管畸形经验的外科医生完成。

(2) 复发很常见，可能需要多次治疗。

(3) 复杂病变最好由血管畸形治疗经验丰富的多学科团队进行诊治。

参考文献

[1] Alikhan A, Sayed C, Alavi A, et al. North American clinical management guidelines for hidradenitis suppativativa: a publication from the United States and Canadian Hidradenitis Suppurativa Foundations: Part I: Diagnosis, evaluation, and the use of complementary and procedural management. J Am Acad Dermatol. 2019; 81(1):76–90.

[2] Alikhan A, Sayed C, Alavi A, et al. North American clinical management guidelines for hidradenitis suppurativa: a publication from the United States and Canadian Hidradenitis Suppurativa Foundations: Part II: Topical, intralesional, and systemic medical management. J Am Acad Dermatol. 2019; 81(1):91–101.

[3] Barnhill RL, Albert LS, Shama SK, Goldenhersh MA, Rhodes AR, Sober AJ. Genital lentiginosis: a clinical and histopathologic study. J Am Acad Dermatol. 1990; 22(3):453–460.

[4] Bohl TG. Vulvar ulcers and erosions: a clinical approach. Clin Obstet Gynecol. 2015;58:492–502.

[5] Boxhoorn L, Stoof T., De Meij T., et al. Clinical experience and diagnostic algorithmic of vulvar Crohn's disease. Eur J Gastreoenterol Hepatol. 2017; 29:838–843.

[6] Casey GA, Cooper SM, Powell JJ. Treatment of vulvar lichen sclerosus with topical corticosteroids in children: a study of 72 children. Clin Exp Dermatol. 2015; 40(3):289–292.

[7] Egan CA, Bradley RR, Logsdon VK et al. Vulvar melanoma in childhood. Arch Dermatol. 1997; 133:345–348.

[8] Fiorella L. Therapy of pediatric genital diseases. Dermatol Ther. 2004;17:117–128.

[9] Granese R, Calagna G, Morabito G, et al. Vulvar involvement in pediatric Crohn's disease: a systematic review. Arch Gynecol Obstet. 2018;297(1):3–11.

[10] Lee KC, Bercovitch L. Update on infantile hemangiomas. Semin Perinatol. 2013;37:49–58.

[11] Lewis FM, Tatnall FM, Velangi SS, et al. British Association of Dermatologists guidelines for the management of lichen sclerosus, 2018. Br J Dermatol. 2018; 178(4):839–853.

[12] Liy-Wong C, Pope E, Lara-Corrales I. Hidradenitis suppurativa in the pediatric population. J Am Acad Dermatol. 2015; 73(5 Suppl 1):S36–S41.

[13] Mauskar MM, Marathe K, Venkatesan A, Schlosser BJ, Edwarfds L. Vulvar diseases: conditions in adults and children. J Am Acad Dermatol 2020;82:1287–1298.

[14] Menter A, Cordoro KM, Davis DMR, Kroshinsky D, Paller AS, Armstrong AW et al. Joint American Academy of Dermatology-National Psoriasis Foundation guidelines of care for the management and treatment of psoriasis in pediatric patients. J Am Acad Dermatol. 2020;82:161–201.

[15] Mikkelsen PR, Jemec GB. Hidradenitis suppurativa in children and adolescents: a review of treatment options. Paediatr Drugs. 2014;16(6):483–489.

[16] Morris A, Rogers M, Fischer G, Williams K. Childhood psoriasis: a clinical review of 1262 cases. Pediatr Dermatol. 2001;18:188–198.

[17] Murzaku EC, Penn LA, Hale CS, Pomeranz MK, Polsky D. Vulvar nevi, melanosis, and melanoma: an epidemiologic, clinical, and histopathologic review. J Am Acad Dermatol. 2014; 71(6):1241–1249.

[18] Palamaras I., El-Jabbour J. Pietropaolo N., et al. Metastatic Crohn's disease: a review. JEADV. 22:1033–1043.

[19] Paller A, Mancini AJ. *Hurwitz* Clinical Pediatric Dermatology. Elsevier; 2016.

[20] Patel BN, Hoefgen HR, Nour N, Merritt DF (2020). Genital Trauma. In Emans SJ, Laufer M, DiVasta A, eds, *Pediatric & Adolescent Gynecology* (7th ed.). Wolters Kluwer.

[21] Powell J, Wojnarowska F. Childhood vulvar lichen sclerosus. The course after puberty. J Reprod Med. 2002; 47(9):706–709.

[22] Rock B, Hood AF, Rock JA. Prospective study of vulvar nevi. J Am Acad Dermatol. 1990;22:104–105.

[23] Sand FL, Thomsen SF. Skin diseases of the vulva: infectious diseases. J Obstet Gynaecol. 2017;37:840–848.

[24] Schroeder B. Vulvar disorders in adolescents. Obstet Gynecol Clin North Am. 2000; 27:35–48.

[25] Vogel AM, Alesbury JA, Burrows PE, Fishman SJ. Vascular Anomalies of the female external genitalia. J Ped Surg. 2006;41:993–999.

[26] Workowski KA, Bolan GA. Sexually transmitted diseases treatment guidelines, 2015. MMWR. 2015;64:1–137.

第 60 章　外阴阴道炎
Vulvovaginitis

Judith Simms-Cendan　著

陈文雅　译　　刘璟蓝　校

一、小儿患者

（一）要点

• 典型的主诉是分泌物多、排尿困难、瘙痒或外阴红肿。

• 大多数病例是"非特异性外阴阴道炎"，没有特定的感染病因。

• 这些症状常被误认为是酵母菌感染，而这在如厕训练过的青春期前女孩身上并不常见。

• 大多数非特异性外阴阴道炎病例经卫生和支持治疗后可改善。

• 一般来说，非特异性病例有慢性病史，细菌 / 特异性病因造成更急性的表现。

• 出现血性、恶臭的分泌物，最常见的原因是阴道异物。

（二）定义

外阴阴道炎：引起外阴瘙痒、刺激、阴道分泌物增多伴灼痛的症状。

（三）鉴别诊断

1. 非特异性外阴阴道炎：症状出现在正常菌群的环境中，正常菌群。

(1) 需氧菌：表皮葡萄球菌、肠球菌、大肠埃希菌、乳酸杆菌、草绿色链球菌。

(2) 厌氧菌：消化球菌属和类杆菌。

2. 特异性外阴阴道炎：症状由病原体引起——最常见的是呼吸道 / 肠道的菌群。

(1) 呼吸道：A 族乙型溶血性链球菌（化脓性链球菌）、B 族乙型溶血性链球菌（无乳链球菌）、脑膜炎奈瑟菌、金黄色葡萄球菌、流感嗜血杆菌、黏膜炎布兰汉菌、肺炎克雷伯菌。

(2) 肠道：大肠埃希菌、志贺菌、耶尔森菌。

(3) 性传播疾病。

(4) 蛲虫病（蛲虫）。

3. 酵母菌感染：在如厕训练过的青春期前女孩身上并不常见，除非最近使用抗生素或糖尿病控制不佳或免疫抑制。

4. 硬化性苔藓（见"第 59 章　外阴疾病"）。

5. 阴道异物（卫生纸最常见）。

6. 皮肤病（如湿疹、牛皮癣、接触性皮炎；见"第 59 章　外阴疾病"）。

（四）高危因素

1. 解剖和生理性青春期前低雌激素状态

(1) 薄而敏感的外阴皮肤。

(2) 由于缺乏外阴脂肪垫和阴毛，薄而萎缩的阴道上皮更加裸露。

(3) 碱性阴道 pH 支持粪便和口咽细菌的生长。

2. 卫生 / 行为习惯不良

(1) 洗手不当。

(2) 排尿或排便后外阴清洁不充分。

(3) 暴露于外阴刺激物（如污垢、沙子、肥皂、泡泡浴）。

(4) 双腿并拢排尿时尿液滞留在阴道内。

(5) 异物放置：最常见小块卫生纸。

3. 性虐待（见"第 46 章　性虐待、性交易和强奸"）。

（五）诊断

1. 病史

(1) 尝试对儿童 / 患者直接提问。

① 会阴卫生：让患者演示排便后擦拭：从前到后或从后到前。

② 询问瘙痒、抓挠、疼痛（肛周瘙痒——考虑蛲虫）。

(2) 询问分泌物的颜色、量、气味和持续时间

① 分泌物的颜色：白色、黄色、绿色、化脓性或血性。

血性分泌物：考虑异物、志贺菌、A 族乙型溶血性链球菌、外伤、外阴抓挠、湿疣，以及很少见的性早熟或肿瘤。

绿色分泌物：可以是非特异性的，但要考虑具体的原因，如葡萄球菌或链球菌、流感嗜血杆菌、淋病或异物。

② 分泌物是否有任何气味。恶臭的分泌物与异物有关。

(3) 刺激物史

① 泡泡浴。

② 有强烈气味的肥皂和洗发水（如接触性皮炎）。

③ 长时间穿着潮湿的衣服（游泳池 / 海滩）。

(4) 特应性皮肤反应 / 过敏史。

(5) 患者或家人近期上呼吸道、咽部、皮肤感染史。

(6) 近期腹泻病史。

(7) 关于性虐待的任何线索 / 疑虑：行为改变、做噩梦。

2. 体格检查

(1) 皮肤

① 寻找牛皮癣、湿疹。

② 寻找瘀伤、外伤的证据：虐待的证据。

(2) 评估第二性征：乳房萌芽 / 腋毛（性早熟）。

(3) 检查外生殖器：会阴、外阴和阴道。

① 寻找严重的红斑，尤其是在前庭（链球菌和葡萄球菌）。

② 寻找分泌物、色素脱失、表皮脱落、溃疡、尖锐湿疣、肿瘤。

③ 牵引阴唇以更好地观察阴道（见"第 20 章　妇科检查"）。

④ 考虑采用膝胸位以对阴道进行全面评估（见"第 20 章　妇科检查"）。

⑤ 可能能够看到阴道上部，从而有助于排除异物。

3. 分泌物评估

(1) 使用小型 Dacron Calgiswab（拭子）获取标本（刺激性较小）。

(2) 送往需氧培养。如果担心性虐待，则进行淋病、衣原体、滴虫的 PCR 检测。

(3) 替代技术：使用连接到注射器或导管的小型儿科喂养管，采用导管技术（见"第 20 章　妇科检查"），将一两滴液体滴入阴道并抽吸标本。

4. 异物评估

(1) 使用一个小的儿科喂食管连接到一个装满温水的 20ml 注射器。牵引阴唇让处女膜张开，并在不接触处女膜的情况下将饲管轻轻地穿过阴道，尝试从阴道中冲洗异物。

(2) 如果可以，考虑使用柔性宫腔镜（如 Endosee、Cooper Surgical）。

（六）管理

1. 非特异性外阴阴道炎（75% 的病例）

(1) 教育护理人员向患者提供有关青春期前外阴阴道炎的资料（北美儿科和青少年妇科学会；www.naspag.org）。

(2) 改善卫生状况

① 便后从前向后擦拭。

② 良好的洗手习惯。

③ 小便时双腿分开以限制尿液回流到阴道（考虑向后坐在马桶座上）。

④ 避免外阴皮肤刺激物（如泡泡浴）。

⑤ 淋浴时用洗发水洗头以避免坐在肮脏的肥皂水中。

⑥ 避免穿紧身衣服；换掉湿泳衣。

（3）在温热的自来水中坐浴：每天 2～3 次，每次 15min。

（4）避免将肥皂弄到外阴。

（5）拍干外阴或在凉爽的环境下用吹风机吹干。

（6）在外阴涂抹保护性屏障霜，如 A&D 软膏或 Aqua-phor®。

（7）如果明显刺激 / 发红，考虑使用低效局部类固醇。

2. 如果对卫生管理无反应 / 持续性非特异性阴道炎。

（1）针对蛲虫病（蛲虫）的经验性治疗，甲苯达唑（100mg），双羟萘酸噻嘧啶（1g，无须处方）或阿苯达唑（400mg）。在 2 周内重复给药。

（2）用阿莫西林、阿莫西林克拉维酸盐或头孢菌素经验性治疗 10 天。

（3）在麻醉 / 阴道镜检查下检查。

3. 特异性外阴阴道炎

抗生素剂量见表 60-1。考虑使用局部润肤剂治疗皮肤刺激。

二、青春期患者

（一）要点

• 生理性白带（正常雌激素相关的上皮细胞脱落）是青春期女孩最常见的分泌物。

• 青少年外阴阴道炎最常见的原因是感染，包括酵母菌、细菌性阴道病或性传播疾病。

• 阴道分泌物可能是青春期性传播疾病的首发症状。

（二）发病机制及高危因素

1. 生理变化

• 生理变化不是外阴阴道炎，但会引起患者 /

病原体	细菌	抗生素	<20kg	>20kg
皮肤 / 会阴部菌群	金黄色葡萄球菌、表皮葡萄球菌、草绿色链球菌、化脓性链球菌	氨苄西林或阿莫西林或阿奇霉素* 或甲氧苄啶 /** 磺胺甲噁唑	• 25mg/kg，每 6 小时 1 次，持续 5～10 天 • 20mg/kg，每 12 小时 1 次，持续 5～10 天 • *. 10mg/kg 用 1 天，5mg/kg 持续 4 天 • **. 5mg/kg，每 12 小时 1 次，持续 5～10 天	• 500mg，每 6 小时 1 次，持续 5～10 天 • 20mg/kg，每 12 小时 1 次，持续 5～10 天 • 10mg/kg 用 1 天，5mg/kg 持续 4 天 • 5mg/kg，每 12 小时 1 次，持续 5～10 天
肠道菌群	大肠埃希菌	阿奇霉素	同上	同上
	普通变形杆菌	甲氧苄啶 / 磺胺甲噁唑	同上	同上
	志贺菌	阿莫西林	同上	同上
	耶尔森菌	甲氧苄啶 / 磺胺甲噁唑	同上	同上
	肠球菌	氨苄西林	同上	同上
	无乳链球菌			
		阿莫西林	同上	
呼吸道病原体	流感嗜血杆菌	阿莫西林克拉维酸	30mg/(kg·d)，每 12 小时 1 次，持续 7 天	30mg/(kg·d)，每 12 小时 1 次，持续 7 天
	肺炎链球菌	头孢氨苄	25～50mg/(kg·d)，口服，每 6～8 小时 1 次，持续 10 天	25～50mg/(kg·d)，口服，每 6～8 小时 1 次，持续 10 天

表 60-1 外阴阴道炎的具体病因和治疗

父母的担忧。青春期正常白带开始增加，产生生理性分泌物，通常开始于乳房发育后但月经开始之前。汗液增多和汗腺的正常细菌可产生气味。

2. 非感染性外阴阴道炎

(1) 特应性反应和毛囊炎：剃须次数增加，肥皂和女性卫生用品的使用增加。

(2) 运动增加，穿紧身衣会引起刺激。

(3) 性行为时润滑不足导致的摩擦损伤会引起刺激和分泌物。

(4) 残留的卫生棉条和避孕套会导致阴道分泌物恶臭。

(5) 米勒管发育异常引起的月经流出部分受阻可产生血性、恶臭的分泌物。

3. 感染性外阴阴道炎

(1) 外阴阴道假丝酵母菌病

① 白色假丝酵母菌、热带假丝酵母菌和光滑假丝酵母菌最常见。

② 定植菌群是正常的，症状是由于过度生长所致。

③ 不常见，除非有抗生素使用史、免疫抑制、糖尿病、妊娠。

④ 卫生条件差可能是一个危险因素。

(2) 细菌性阴道病（bacterial vaginosis，BV）

① 由阴道加德纳菌、普雷沃菌、支原体、脲原体、异位菌、动弯杆菌引起。

② 月经量多会改变阴道 pH，会引发产胺细菌过度生长。

③ 冲洗和性活动会增加风险（但不被视为性传播感染）。

(3) 毛滴虫

① 与刺激性阴道分泌物相关。

② 非常常见的性传播感染。

③ 与细菌性阴道病合并感染很常见。

（三）诊断

1. 病史

(1) 症状

① 瘙痒、灼痛、分泌物、异味、症状持续。

② 强烈的瘙痒和浓稠的白色分泌物——酵母菌。

③ 恶臭的鱼腥分泌物——BV。

④ 泡沫状、大量、恶臭的分泌物——毛滴虫。

(2) 月经史

① 周期长度、持续时间、经量、与月经有关的分泌物开始时间。

② BV 症状可在月经后恶化。

(3) 卫生史

① 剃须、护垫（除臭剂）、香皂 / 沐浴露、女性卫生用品。

② 月经期间更换护垫 / 卫生棉条的频率。

(4) 性生活史（没有父母或监护人的情况下）

① 初次性生活年龄、安全套使用。

② 伴侣 / 新伴侣的数量。

③ 性交痛。

④ 童年性虐待或性侵犯的历史，增加对错误 / 肮脏 / 感染的恐惧。

(5) 避孕药的使用

① 复方口服避孕药可引发易感女性的外阴痛（由于睾酮降低）。考虑改用左炔诺孕酮宫内节育器。

② 长效甲羟孕酮可引起萎缩性阴道炎。

2. 体格检查

(1) 用镜子检查外生殖器，这样患者可以看到、参与并减少恐惧。

① 注意任何炎症、红斑、溃疡、病损、外伤迹象。

② 寻找湿疹、牛皮癣、特应性反应的迹象。

③ 外阴水肿、表皮脱落红斑可见于酵母菌感染。

(2) 如果患者从来没有性生活和（或）不能忍受小的扩阴器。

① 考虑使用盲拭子或对患者行 BV、酵母菌、性传播感染疾病的拭子检查（如果有指征）。

② 使用蘸有盐水的棉签或涤纶尿道拭子插入处女膜环内获取标本。

(3) 除性活跃的人之外，许多性生活不活跃的青少年患者，尤其是那些使用卫生棉条的青少年患者，可以忍受使用小型扩阴器进行窥器检查。

① 浓稠的凝乳状结块状分泌物——酵母菌。

② 稀薄的白色泡沫状恶臭、鱼腥味分泌物——BV。

③ 如果出现以下情况，请考虑滴虫：泡沫状、黄色恶臭分泌物，伴有外阴阴道刺激；肉眼可见的宫颈点状出血（草莓宫颈）。

(4) 市售的拭子分子定量检测可报告假丝酵母菌种类，并同时引起 BV 的病原体和性传播疾病（滴虫、淋病、衣原体）。

① 尤其对临床诊断有疑问或症状反复发作的病例有用。

② 核酸扩增检测是淋病奈瑟菌、沙眼衣原体、阴道毛滴虫检测的金标准。

③ 滴虫核酸扩增检测灵敏度比湿涂片法高 3～5 倍。阴道拭子和尿检都很敏感。

(5) pH 测试和阴道分泌物湿涂片可以提供即时信息。

① pH＞4.5：细菌性阴道病或滴虫病。

② pH＜4.5：生理性白带或假丝酵母菌病。

③ 湿涂片

盐水制备：线索细胞（边缘有细菌的鳞状细胞）；BV；带鞭毛的活动微生物：毛滴虫；大量白细胞：筛查性传播疾病。KOH：寻找出芽酵母或菌丝——酵母菌。

（四）管理

1. 生理性分泌物

(1) 教育：大多数青少年没有意识到激素变化对白带的周期性和影响；通常是自限性的。

(2) 支持：鼓励使用护垫或卫生巾。

(3) 不鼓励冲洗阴道作为正常清洁程序。

2. 外阴阴道假丝酵母菌病

(1) 非复杂性的，初始治疗。

① 氟康唑 150mg 口服 1 次。如果严重感染（广泛的外阴红斑、水肿、表皮脱落、裂隙形成），可在 3 天内重复给药。通常为青少年首选。

② 部分 OTC 治疗，首选短期局部治疗：4% 咪康唑阴道乳膏，每天 5g，持续 3 天；咪康唑 1200mg 栓剂用 1 天；2% 克霉唑乳膏，每天 5g，持续 3 天。

③ 阴道内处方：特康唑栓剂 80mg，持续 3 天；0.8% 特康唑，1 个完整的涂药器（5g）每天 1 次，持续 3 天。

④ 如果患者对酵母菌有红斑、严重瘙痒性炎症反应，可考虑局部使用低效类固醇。

(2) 复杂、复发性外阴阴道假丝酵母菌病（vulvovaginal candidiasis，VVC）

① 每 3 天口服 100mg、150mg 或 200mg 氟康唑，共 3 剂（第 1、4 和 7 天）。

② 复发性 VVC 的维持治疗：氟康唑 100mg，每周口服 1 次，持续 6 个月。

③ 非白色假丝酵母菌 VVC：0.4% 特康唑局部用药 7～14 天；氟康唑对此效果不佳；硼酸胶囊，每次阴道给药 600mg，每天 1 次，持续 14 天。

④ 考虑筛查糖尿病、HIV。

3. 细菌性阴道病

(1) 一线药物

① 甲硝唑 500mg，每天 2 次，持续 7 天。

② 0.75% 甲硝唑凝胶，每天 1 次阴道内给药（5g），持续 5 天。

③ 2% 克林霉素乳膏，每天 1 次阴道内给药（5g），睡前连续 7 天。

(2) 二线药物

① 克林霉素 300mg，每天 2 次，持续 7 天。

② 替硝唑 2g，口服，持续 2 天。

③ 克林霉素胶囊 100mg，睡前阴道给药，持续 3 天。

(3) 注意

① 提醒患者在服用硝基咪唑时避免饮酒：直到最后一次服甲硝唑后 24h，最后一剂替硝唑后 72h。

② 甲硝唑有强烈的金属味。

③ 克林霉素乳膏和胚珠含有可分解乳胶避孕套的油性成分。

④ 口服克林霉素会增加艰难梭菌结肠炎的风险。

4. 阴道毛滴虫

(1) 甲硝唑 500mg，每天 2 次，持续 7 天（见上文注意事项）或单剂量口服替硝唑 2g。

(2) 3 个月内再次检测。

(3) 进行性传播疾病检测并强调使用安全套，毛滴虫会增加感染 HIV 的风险。

(4) 性伴侣也必须同时接受相同的药物治疗，再感染很常见。

(5) 对于耐药菌株，考虑通过疾控中心进行甲硝唑药敏试验。

参考文献

[1] Centers for Disease Control and Prevention. (2021). *Sexually Transmitted Diseases Treatment Guidelines*, July 22, 2021. https://www.cdc.gov/std/treatment-guidelines/default.htm

[2] Loveless M, Myint O. Vulvovaginitis-presentation of more common problems in pediatric and adolescent gynecology. Best Pract Res Clin Obstetr Gynaecol. 2018; 48:14–27.

[3] Zuckerman A, Romano M. NASPAG clinical recommendations: vulvovaginitis. JPAG. 2016; 29:673–679.

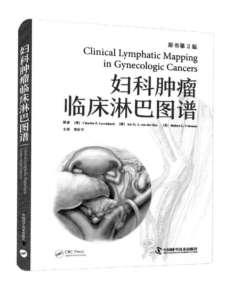

原著 [美] Charles F. Levenback 等

主译 李征宇

定价 158.00 元

本书引进自 CRC 出版社，由美国 MD 安德森癌症中心的 Charles F. Levenback、荷兰 Groningen 大学医学中心的 Ate G. J. van der Zee 及美国 McKesson 专业健康中心的 Robert L. Coleman 等妇科肿瘤专家共同编写。本书为全新第 2 版，围绕临床上妇科恶性肿瘤前哨淋巴结显影进行了详细阐述，其中包括淋巴显影技术的历史、淋巴解剖生理学、女性生殖系统（外阴、子宫颈、子宫体、卵巢、乳腺）淋巴解剖学、淋巴显影中前哨淋巴结的检测方法及其超分期、外阴癌和子宫内膜癌前哨淋巴结活检、宫颈癌和乳腺癌前哨淋巴结显影、前哨淋巴结显影对患者生活质量的影响、基于前哨淋巴结活检术后放射治疗相关靶点，以及淋巴显影在阴道癌、早期卵巢癌、外阴黑色素瘤中的应用及相关最新临床试验结果分析。妇科恶性肿瘤区域淋巴结切除的利与弊一直是妇科肿瘤界讨论的热点，淋巴结切除在阻断肿瘤细胞经淋巴转移的同时也破坏了机体免疫系统结构完整性和正常功能，会对后续免疫治疗造成负面影响。前哨淋巴结显影以最小损伤评估区域淋巴结转移状态，不失为一种理想策略，可为临床妇科恶性肿瘤患者制订个体化手术策略提供有利指导。本书内容系统全面、阐释深入浅出，配有大量彩色解剖图及注解，可作为妇科肿瘤医师与研究人员的实用参考书。

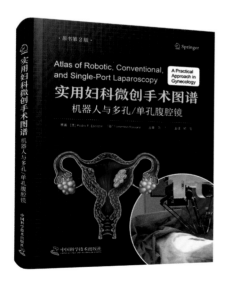

原著 [美] Pedro F. Escobar 等

主译 郑 莹

定价 188.00 元

本书引进自 Springer 出版社，是一部专门探讨妇科微创手术的实用著作。著者在前一版基础上更新了本领域的前沿进展，补充了新近的研究证据，内容更加丰富全面。全书共两篇 21 章，涵盖了传统腹腔镜、单孔腹腔镜及机器人手术下的各类妇科术式，借助清晰的手术照片和形象的解剖绘图生动展示了各类妇科微创手术的操作技巧及要点，同时列举了大量临床试验的最新数据，将科学证据与临床经验相结合，以论证妇科微创手术的临床疗效，探讨其在妇科领域的应用现状和未来展望。本书内容实用，图文并茂，可为妇科医生更好地开展各类妇科微创手术提供启迪、帮助和参考，同时也有助于读者洞悉妇科微创技术的发展方向和未来趋势。

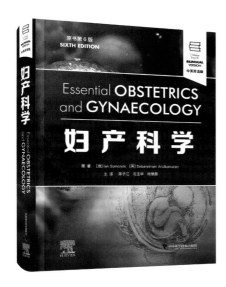

原著 [澳] Ian Symonds 等

主译 陈子江 石玉华 杨慧霞

定价 458.00 元

本书引进自 Elsevier 出版社，由澳大利亚产科专家 Ian Symonds 和英国产科专家 Sabaratnam Arulkumaran 共同编写。本书为全新第 6 版，是教科书级别的妇产科著作，包括基础生殖科学、产科学和妇科学三篇，共 21 章，主要阐述了女性骨盆解剖，妊娠期的生理变化，胚胎及胎儿生长发育，围产期孕产妇死亡率，妇科、产科疾病，母体医学，先天性异常与胎儿健康评估，正常妊娠、早孕、产前、产后和新生儿护理，妇科肿瘤，泌尿道脱垂和疾病等主题。为了便于阅读，本书在每章的结尾均总结了要点，既包括了基础知识阐释又涵盖了临床常见问题。本书为中英双语版，临床场景、要点、图表等内容丰富，可作为妇产科专业研究生及住院医师的案头参考书。

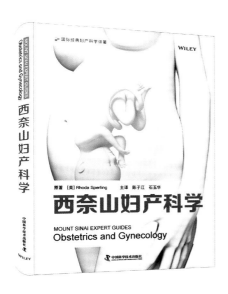

原著 [美] Rhoda Sperling

主译 陈子江 石玉华

定价 198.00 元

本书引进自 WILEY 出版社，由西奈山伊坎医学院妇产科和生殖科学系 RhodaSperling 博士领衔编写，是一部系统介绍妇产科疾病的实用性指导用书。全书分为产科学、妇科学、生殖内分泌学、妇科肿瘤和计划生育五篇，共 45 章，内容全面，涵盖妇产科学各个领域。本书从妇产科学各种疾病的背景入手，详细介绍了疾病的定义、发病率、病因学、病理机制和危险因素等基础知识，展开阐述了疾病筛查和早期预防的方法，重点强调了疾病的诊治及预后，同时还加入不同疾病的循证依据和全新的国际 / 国家指南。本书内容丰富、图文并茂，深入浅出、紧扣临床、条理分明，便于速查和系统学习，可作为妇产科相关专业学生及临床工作者的参考用书。

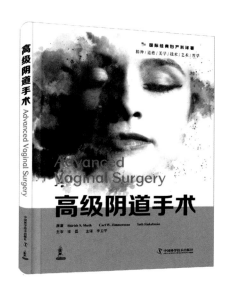

原著　Shirish S.Sheth 等

主译　李卫平

定价　158.00 元

本书引进自 Jaypee Brothers 出版社，由国际知名妇科阴式手术专家 Shirish S. Sheth 教授及其同事共同撰写，由国内 10 余位资深妇产科诊疗专家联袂翻译而成，是一部关于妇科阴式手术技巧与经验的经典著作。全书共 8 章，在总结回顾著者团队开展的阴式手术经验基础上，详细介绍了 81 个经典案例，阐述了妇科阴式手术的适应证及禁忌证、术前风险评估、手术步骤、操作难点和解决对策等内容，尤其通过对典型病例及疑难病例的精辟论述，展示了作者努力克服手术禁忌证，不言放弃、勇于探索，实现患者利益最大化的历程，同时了反映了阴式手术治疗盆腔疾病的巨大潜力和实用性。本书图文并茂，内容详尽实用，适合探讨先进阴式手术挑战的妇科医生、妇产科医学相关工作人员及医学生阅读参考。

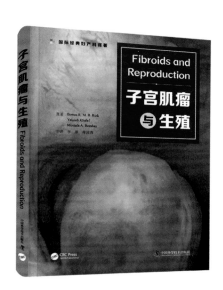

原著　[埃及] Botros R. M. B. Rizk 等

主译　李　萍　蒋清清

定价　108.00 元

本书引进自世界知名的 CRC 出版集团，由国际妇产科专家 Botros R. M. B. Rizk 教授、Yakoub Khalaf 教授及 Mostafa A. Borahay 教授联合生殖及影像领域的权威专家共同打造，是一部临床实践与指南推荐相结合的实用著作。本书全面阐述了子宫肌瘤与生殖的各种问题，立意新颖，内容丰富，不仅讨论了子宫肌瘤对生殖、辅助生殖技术及子宫内膜容受性（胚胎移植）的影响，还论述了子宫肌瘤与复发性流产的关系问题、妊娠合并子宫肌瘤后如何处理、子宫肌瘤在生殖方面医疗干预的选择及避免子宫肌瘤对生殖影响的新技术、新理念等。本书从临床实际出发，紧贴医患共同关注的子宫肌瘤对生殖的影响与处理问题，运用简洁的语言和直观的图表，对最新循证证据进行梳理和提炼，不仅可满足妇产科与生殖医学工作人员在实际工作中的需求，还可启发相关临床医生进一步思考，对该领域感兴趣的研究人员亦可从中获益。